自体免疫疾病是可以治愈的!

现在，
你已握有逆转自体免疫疾病并重拾健康的钥匙了，
就由你做主来使用这些钥匙，开启健康之门。

逆转

自体免疫疾病

[美] 帕尔默·基波拉 / 著

萧斐 / 译

天津出版传媒集团

天津科学技术出版社

著作权合同登记号：图字 02-2023-160 号

BEAT AUTOIMMUNE: THE 6 KEYS TO REVERSE YOUR CONDITION
AND RECLAIM YOUR HEALTH WRITTEN BY PALMER KIPPOLA,
FOREWORD BY MARK HYMAN
Copyright © 2019 BY PALMER KIPPOLA
This edition arranged with KENSINGTON PUBLISHING CORP
through BIG APPLE AGENCY, LABUAN, MALAYSIA.
Simplified Chinese edition copyright:
2023 Beijing Zito Books Co., Ltd.
All rights reserved.

图书在版编目（CIP）数据

逆转自体免疫疾病 /（美）帕尔默·基波拉著；萧
斐译 . -- 天津：天津科学技术出版社，2023.8
书名原文：Beat Autoimmune: The 6 keys to
reverse your condition and reclaim your health
ISBN 978-7-5742-1482-8

Ⅰ . ①逆… Ⅱ . ①帕… ②萧… Ⅲ . ①免疫性疾病 –
诊疗 Ⅳ . ① R593

中国国家版本馆 CIP 数据核字 (2023) 第 140793 号

逆转自体免疫疾病
NIZHUAN ZITI MIANYI JIBING

责任编辑：孟祥刚

责任印制：兰　毅

出　　版：天津出版传媒集团
　　　　　　天津科学技术出版社

地　　址：天津市西康路 35 号

邮　　编：300051

电　　话：（022）23332490

网　　址：www.tjkjcbs.com.cn

发　　行：新华书店经销

印　　刷：艺堂印刷（天津）有限公司

开本 710×1 000　1/16　印张 25　字数 317 000
2023 年 8 月第 1 版第 1 次印刷
定价：69.90 元

献给我的父母，埃德加（Edgar）与
贝弗利·贝尔·拉比（Beverly Beyer Rabey），
他们爱我、相信我胜过一切。

献给我的灵魂伴侣汤姆（Tom），我的谋士与头号支持者。

本书是为被诊断出"无法治疗"的自体免疫疾病，
并被告知除了服药外别无他法的每个人而写的。

好 评 推 荐

现在是恢复健康的时候了！自体免疫疾病是可以逆转的，但需要针对根本原因迎头痛击。帕尔默·基波拉曾罹患多发性硬化症，现在她将帮助那些急于逆转或准备预防自体免疫疾病的人，视为自己的任务。本书是能给予力量及可行的指导书籍，并且将恢复健康的步骤加以简化。强烈推荐本书！

——伊莎贝拉·温兹（Izabella Wentz）
药学博士、美国临床病理学学会会员，著有《纽约时报》畅销书
《桥本甲状腺炎 90 天治疗方案》（*Hashimoto's Protocol*）

帕尔默·基波拉不仅提高了我们对自体免疫疾病急剧增加背后的重要机制的认识，更是为读者提供有力的行动计划来逆转甚至预防这些问题的绝佳方法。

——戴维·珀尔玛特（David Perlmutter），医学博士、美国营养学院会员，
著有《纽约时报》畅销书《谷物大脑》（*Grain Brain*）
及《菌群大脑》（*Brain Maker*）

现在是时候进行一场针对根本原因的革命了！本书是任何人寻求当代流行病的真正解决之道所需的极佳指南。帕尔默·基波拉将健康的步骤简化，让你能够击败自体免疫疾病并强壮起来。

——弗兰克·李普曼（Frank Lipman），医学博士，
著有《纽约时报》畅销书《如何变得健康》（*How to Be Well*）

对于想要利用综合医学及功能医学方法治疗的患者来说，本书是极好的资源！

——特里·华尔斯（Terry Wahls），医学博士、临床医学教授，
著有《细胞的奇迹：吃出来的免疫力》（*The Wahls Protocol*）

本书提供了解决自体免疫失调的根本原因的有效方法。如果你已准备好要恢复自己的健康，我强烈推荐你阅读本书，并遵照帕尔默所制定的步骤。这将会改变你的生活。

——乔希·阿克斯博士（Dr.Josh Axe），
自然医学专家、整脊师、美国营养学院注册营养专家，
著有《吃土：强健肠道、提升免疫的整体健康革命》（*Eat Dirt*）

帕尔默提供了简单易懂的方法，同时融合了自己的生活经验和对功能医学科学的洞察，是一本非常实用的书，也是面向自体免疫疾病患者的重要工具书。

——唐娜·杰克逊-中泽（Donna Jackson-Nakazawa），得奖科学记者，
著有《童年逆境如何影响一生健康》（*Childhood Disrupted*）、
《自体免疫流行病》（*The Autoimmune Epidemic*）

这本书的内容，不同于其他介绍健康知识的书，也与一般常识及西方医学认为的自体免疫疾病是"无药可医"相悖。现代科学的飞速发展，已经让许多专业人士感到主流医学过时了。身为一个研读过化学、生物化学、营养学和新陈代谢法的科学家，我可以证明每个月她都有惊人的研究成果被发表。帕尔默就是要和大家分享关于自体免疫疾病的好消息。她不只是从知识层面撰写这个主题，她曾被诊断出自体免疫疾病，并切身体会到了这种疾病带来的严重影响，直到她采取了行动。现在你也可以。

——史蒂文·福克斯（Steven Wm. Fowkes），
有机化学家、生物黑客（biohacker）、健康教育者及作家

随着肠道菌群和肠道渗透性修复研究领域的兴起，自体免疫疾病的新治疗途径无疑将在不久的未来有所发展。与此同时，帕尔默·基波拉通过改变饮食、恢复睡眠和其他生活方式，来改善自体免疫疾病，这些建议给许多患有此类疾病的人提供了好方法。

——阿莱西奥·法萨诺（Alessio Fasano），医学博士，
美国麻省总医院腹腔研究与
治疗中心（Center for Celiac Research and Treatment）主任

帕尔默完成了一件惊人的事，揭示出食物和肠漏对提高自体免疫力的重要性，并给了我们实用的工具来逆转此问题！

——吉尔·卡纳汉（Jill C.Carnahan），医学博士、美国家庭医学委员会、
美国综合医学委员会、功能医学认证医师

本书提供了有针对性的治疗方案，来克服或抵御自体免疫疾病，给患者带来了希望。由于自体免疫疾病目前是日益隐蔽的流行病，帕尔默·基波拉的书给我们提供了每天提升免疫力所需要的正确方法。我们所面临的环境和遗传问题，没有帕尔默的建议来指引是不可能的。

——安·露易丝·吉特尔曼（Ann Louise Gittleman）博士，
美国营养学院注册营养专家，
超过 30 本健康与营养著作的得奖作家和《纽约时报》畅销书作家，
包括《击溃脂肪 21 天激进代谢法》（*Radical Metabolism*）、
《冲掉脂肪新计划》（*The New Fat Flush Plan*）、
《猜猜来了什么晚餐》（*Guess What Came to Dinner*）

帕尔默深入研究了疾病和免疫失调的根本原因，给我们提供了有依据的综合方法，重塑我们的健康并恢复免疫力。这是一本必读的书！

——海蒂·汉纳（Heidi Hanna）博士，
美国压力机构（American Institute of Stress）执行董事，
著有《纽约时报》畅销书《敏锐的解决之道》（*The SHARP Solution*）
和《压力成瘾》（*Stressaholic*）

自体免疫与慢性炎症疾病数量正在上升，我们必须处理这个问题。在本书中，帕尔默·基波拉阐述了为什么会有炎症流行病，以及我们能做些什么。本书的内容十分全面，涵盖了关键的实验测试以找出根本原因，提供饮食、生活方式、补充治疗肠道和平衡免疫系统的方法。我大力推荐这本书给想要改善健康的人和想要为患者和客户找到更好治疗效果的医疗从业者。

——戴维·乔克斯（David Jockers），
自然医学专家、整脊师、理学硕士

这本书对患有自体免疫疾病的人来说，是一本必要的书籍。因为患者们不仅希望自己身体能好一点，还想要了解根本原因及治疗方法。帕尔默完美地结合尖端研究及个人经验，创作出一本浅显易懂且能改变你生活的指南。

——德博拉·安德森（Deborah Anderson），
自然疗法医生、功能医学医生及自体免疫疾病专家

因为大多数医生都专注在慢性疾病的症状而不是根本原因上，让患者失望了。幸亏我们现在知道该如何从源头治疗及预防自体免疫疾病。本书提供了明确的道路和既全面又易懂的友好方法给自体免疫疾病患者。帕尔默对生命的热情奉献，会启发读者们改变长久以来的习惯，最终实现真正的幸福！

——莎拉·米希尔（Sarah Myhill）医生，
内外全科医学学士、外科医学学士、自体免疫疾病专家

自体免疫疾病是有选择性的！在这本杰出的指南里，帕尔默·基波拉收集了所有能让这类疾病远离你的、你需要知道的事。她将个人的康复经验以及多位世界级专家指导的所有内容，集成一本容易阅读的书。自体免疫疾病在过去是很罕见的，但现在则是流行病。这本书将会让它再度成为罕见疾病，和有选择性的疾病！

——雅各布·泰特尔鲍姆（Jacob Teitelbaum），医学博士，
著有《疲劳与纤维肌痛解决之道》（The Fatigue and Fibromyalgia Solution）、
《糖尿病是可选择的》（Diabetes Is Optional）

上百万人在面对与炎症和自体免疫疾病相关的症状时，光是筛选此主题的所有信息就够吓人的了。我知道这一点，是因为自己就与自体免疫疾病抗争了许多年，直到通过排毒和现代的原始人饮食法的帮助而痊愈。这也就是为什么我在发现《逆转自体免疫疾病》时，会感到兴奋的原因。帕尔默·基波拉创造出的资源，包括你在治疗肠道、减少压力、解决激素失衡，以及真正让你重获健康上所需要知道并运用的所有行动步骤，今天你就可以开始行动！

——温迪·迈尔斯（Wendy Myers），
功能性诊断营养师、营养教练、注册整体健康顾问，
以及迈尔斯排毒（Myers DetoxTM）的创办人

在与帕尔默合作之前，我每一天都过得很艰难。我有肚子痛和肠易激综合征，状况糟糕到几乎出不了门。累到常常在工作时就睡着了，连运动的精力都没有。激素水平的不正常让我每个月在月经期间都很虚弱，体重也无法减轻。在采取了帕尔默的抗炎食物计划，服用针对性的补充剂以及缓慢地排毒后，终于能够治愈肠道，逆转麦胶性肠病和桥本甲状腺炎的症状。现在，我可以和女儿一起跑 5 公里，享受生活，而不是害怕生活。如果我能治愈自体免疫疾病，你也可以！

——温迪·麦卡特（Wendy McCarter），会计人员／办公室经理，母亲，骑马爱好者

帕尔默·基波拉对自体免疫疾病的应对，使这本全面性的书籍，能让那些只想抓重点的人从头到尾地认真阅读，在未来有具体细节需要参考时，也随时可查阅。

——肯·沙林（Ken Sharlin），医学博士、
公共卫生学硕士、功能医学研究院认证医生、神经学家，
著有《健康大脑工具箱》（The Healthy Brain Toolbox）

降低炎症和治愈自体免疫疾病的力量，现在已经在你手中！这本书以简明扼要又有证可循的方法，从内到外地治疗疾病。

——玛迪哈·萨义德（Madiha Saeed），
医学博士、"整体妈咪"（Holisti 厘米 om，MD），
著有《整体处方》（The Holistic Rx）

帕尔默承诺"不再让其他人像她一样受苦"，确实鼓舞人心，也成就了这本书。我会大力推荐这本书给我的患者。

——安娜·卡贝卡（Anna M.Cabeca），
妇产科医师、美国妇产科学会会员、
美国抗衰老医学专科医师、美国综合医学委员会认证医师，
著有《激素修复》（The Hormone Fix）

帕尔默·基波拉分享感人的美丽记录，这是关于她如何学会逆转 26 年严重多发性硬化症的历史，多数人相信这种疾病在传统医学中是不可治愈的。帕尔默运用营养学和功能医学的方法，不仅对受多发性硬化症所苦的人有帮助，也对正在与慢性疾病搏斗的人有帮助。

——卡特·图普斯（Kat Toups），医学博士、美国精神病协会特聘研究员、
功能医学研究院认证医生、阿兹海默病研究员，
著有《失智症揭秘》（*Dementia Demystified*）

与帕尔默合作改变了我的人生。我在 2016 年 11 月 1 日被诊断为多发性硬化症，很幸运地从那时起就开始与她合作。遵循帕尔默的建议，我开始通过去除促炎食物：麸质、乳制品、玉米、糖和大豆，以及遵照原始人饮食模式来治疗。数周内，我的多发性硬化症的症状消退了，而我也已准备好应对折磨我数十年的压力和童年创伤。现在，我的家人和朋友视我为健康与幸福的榜样。本书中的方法改变了我和家人的生活，我有充分的理由相信这些方法也会改变你的生活。

——艾普丽尔·萨恩斯（April Saenz），
行政助理、妻子、两个孩子的母亲，曾患多发性硬化症

推荐序

你握有健康的钥匙

马克·海曼（Mark Hyman）博士

　　五分之一的美国人患有一百多种自体免疫疾病中的一种。确切来说，自体免疫疾病的患病率与治疗费用，比癌症、心脏疾病及糖尿病的总和还多，这也是 64 岁以下女性的十大死因之一。

　　自体免疫疾病有很多且还在增加，其中包括了桥本甲状腺炎（Hashimoto's thyroiditis，即甲状腺功能减退）、格雷夫斯病（Graves'disease，即甲状腺功能亢进）、1 型糖尿病、炎症性肠病（inflammatory bowel disease）、克罗恩病（Crohn's disease）、多发性硬化症（multiple sclerosis）、麦胶性肠病（celiac disease，又称乳糜泻）、类风湿关节炎（rheumatoid art-hritis）、硬皮病（scleroderma）、干燥综合征（Sjögren's syndrome）、狼疮（lupus）、湿疹（eczema）、银屑病（psoriasis），以及白癜风（vitiligo）。甚至慢性莱姆病（chronic Lyme disease）和某些心脏疾病，最近都被归类为自体免疫疾病。在确诊的前几年，其症状从令人沮丧到逐渐衰弱。严重的疲劳、失眠、脑雾（brain fog）、身体疼痛、麻痹、刺痛、脱发、肿胀以及难减的多余体重，是常见的主要症状。（各疾病简介请见第12页的译注补充。）

由于环境中有毒物质的急剧增加，饮食中充满了糖和单一碳水化合物，过度强调抗生素，以及对基本减压方法重视不足，使我们面临自体免疫疾病的流行。如今，10岁大的孩子有甲状腺功能减退问题，甚至类风湿关节炎出现在我的诊所，都已经是很寻常的事了。

西方医学擅长为心脏病、创伤及骨折等疾病急性救治，但不幸的是，它不适用于解决自体免疫疾病等慢性疾病。尽管类固醇、免疫抑制剂及强效止痛药，可短暂地减轻症状，但它们对身体具有长期的破坏性，甚至可能导致自体免疫疾病及癌症。

如果你患有一些神秘的症状，或者一种或多种自体免疫疾病，而且无法用西医疗法治疗，或被医生告知你无法治愈，你可能会渴望采用一些有效的自然疗法。幸运的是，过去20年来，我一直处在一个非常适合用来处理自体免疫疾病且相当新颖的医学前线——"功能医学"（Functional Medicine），它是以全人为主的科学疗法，从根源处理并解决健康问题。

现在，我们已具备科学、信息和方法，能够逆转及预防自体免疫疾病。与曾经一度受大多数人所相信的观点相反，自体免疫疾病并不是一条单行道。多亏了过去10年的研究和创新，我们现在已有了可逆转并预防自体免疫疾病的方法：从根源来检测并消除炎症来治愈肠道。

虽然自体免疫疾病种类颇多，但它们都只是一种失调症状，在你的基因薄弱环节有无数种变体。每一种自体免疫疾病，都是一种受慢性炎症引起的免疫系统问题。我最大的炎症来源是汞中毒，它引发了令我虚弱的慢性疲劳综合征。通过寻找原因及解决汞中毒，治愈了我的肠道，最终我康复了。遵循这些经得起时间考验的方法，来到我诊所的上百位病人痊愈了；多位医生和医疗从业人员也获得了康复的方法，现在正指导他们的病人重获健康。

当帕尔默在 19 岁被诊断出罹患多发性硬化症时，幸好她不屈服于"你拿它没办法"这个解释。通过顽强地寻找自己罹患多发性硬化症的根源，然后正面迎击。

这正是功能医学教导我们的，通过从根本原因入手并寻找炎症的来源，我们就能找到康复的关键。我的根源是汞，帕尔默的则是麸质和慢性压力。你的原因或许不同，但极有可能是食物（Food）、感染（Infections）、肠道健康（Gut health）、激素平衡（Hormone balance）、毒素（Toxins）及压力（Stress），帕尔默称这六大类别为"F.I.G.H.T.S."。

帕尔默是你踏上治愈之旅的理想向导，因为她曾和你一样，渴望找到答案并迫切地想要身体状况好一点，希望自己能拥有这本你正在阅读的书籍。她在逆转多发性硬化症之后，开始研究自体免疫疾病的根源及解决之道，并受认证成为功能医学健康教练，她把帮助那些仍在遭受痛苦的人作为自己的毕生事业。她要让人们在通往健康的道路上尽可能地轻松。在这本书中，帕尔默简化了科学论述并提供了治疗方法，我有幸见证众多的成功案例。

通过减少日常生活中的炎症因素，增加营养成分，遵循对自己有利的生活方式，健康的天平就能向你倾斜。若要从根本上治愈，就需要主动、积极地选择，帕尔默将方法分为可行动和可管理的步骤，让每个人都能遵循。例如，去除有害物质——减少加工食品中的有毒物质、去除家用和个人保养用品中的化学成分、解决有毒的压力。然后添加好东西——食用真正的完整的食物、优先考虑睡眠、采取简易的每日放松练习。换句话说，无论你是处理自体免疫疾病还是想要保持健康，只要你提供身体所需要的，身体就会自动修复，让你重新拥有健康。

现在你已握有逆转状况并重拾健康的钥匙了。就由你做主来使用这些钥匙，开启健康之门，茁壮成长。

◆ 译注补充

· 桥本甲状腺炎：使甲状腺有炎症的自体免疫疾病。已知与遗传、碘摄取量高、硒不足、烟草暴露等环境因素有关。主要表现为甲状腺肿大。

· 格雷夫斯病：自体免疫疾病，与遗传有关，但发病主要以环境为诱因，如压力等。外观表现是脖子肿大等。

· 1型糖尿病：又称胰岛素依赖型糖尿病，或青少年糖尿病。是一种因身体无法制造胰岛素，需依赖外来的胰岛素才能维生的疾病，易产生口渴、多尿等症状。

· 炎症性肠病：慢性肠胃道黏膜因免疫失调，引发炎症而受破坏的疾病。

· 克罗恩病：炎症性肠道疾病的一种，影响部位从口腔至肛门，腹痛、腹泻皆为其症状。

· 多发性硬化症：免疫系统攻击神经系统，造成髓鞘受到破坏而无法正常传导信号。所谓硬化指的是因髓鞘受破坏而产生疤痕，使组织变硬。由于可能会产生多个新硬块，故称多发性，症状受被影响的神经组织而定，且因人而异。医学界尚无法找出病症元凶，一般认为是一种自体免疫疾病。

· 麦胶性肠病：为自体免疫疾病，免疫组织攻击小肠绒毛所产生的问题，症状包括腹胀、腹泻等，并发症含缺铁性贫血甚至癌症等。治疗法为终身执行无麸质饮食。

· 类风湿关节炎：自体免疫失调造成的慢性关节炎症，使关节疼痛肿胀进而变形，而且会侵犯其他身体器官。原因尚不明，但遗传为原因之一。发病年龄为 20 ~ 45 岁。

· 硬皮病：不明原因的自体免疫疾病，结缔组织过度增生并沉积在皮肤、血管，造成皮肤紧绷硬化，以及血管内壁细胞异常增生。因常表现于皮肤硬化，故称硬皮病。

·干燥综合征：慢性炎症性疾病，泪腺与唾液腺功能下降而导致干燥，常发生于 40 ～ 50 岁的女性。原发性干燥综合征不会伴随其他疾病，但继发性干燥综合征则会并发风湿或其他结缔组织疾病。

·狼疮：自体免疫疾病，有许多不同种类，一般指红斑狼疮，全名为"系统性红斑狼疮"（systematic lupus erythematosus），常见症状包括疲乏、关节疼痛或肿胀、发热等，症状时来时去。

·湿疹：常见的过敏性或刺激性皮肤炎，表现为发红、水肿、瘙痒及干燥，伴有结痂、剥落、起疱疹等。可能发生在任何年龄、部位与季节，但好发于冬季。

·银屑病：反复发作的慢性炎症疾病，成因不明，但与免疫反应失调导致自体免疫疾病有关。典型表现为红斑和脱屑，因此又称"牛皮癣"。无普遍有效的治疗方法。

·白癜风：常见的皮肤疾病，致病原因不明，但与遗传、自体免疫、甲状腺、压力等有关。因皮肤黑色素细胞消失而形成白色斑块，好发部位为脸、腿、颈部。

·慢性莱姆病：受到遭感染的蜱（壁虱）叮咬而感染的细菌性传染疾病。常见症状是不痒也不痛的红斑，其他症状包括发烧、头痛和疲倦；若未治疗可能演变至脸部单边或双边麻痹、关节炎等。症状会一再复发，是人畜共通的传染疾病。

·脑雾：很多疾病可能都会产生的临床症状表现，症状包括注意力不集中、思考缓慢、记忆力下降等。在去除疾病中的危险因素后，是可逆转的症状。

·功能医学：属于预防医学领域，以科学为基础的保健医学，非仅治疗疾病的症状，而是以人的基因、环境、饮食、生活方式、心灵等方面为治疗目标。

·汞中毒：又称水银中毒，为暴露于汞中的一种金属中毒。可能的症状包括肌无力、协调性变差、手脚麻痹、记忆问题等。大部分病因是吃了汞污染的鱼、补牙接触到银汞，或长时间暴露于汞的工作环境中。

·慢性疲劳：或称慢性疲劳症，身体出现慢性的持续性疲劳症状（达 6 个月以上），在排除已知的疲劳原因后，仍有疲劳感或身体不适无法恢复。绝大部分都与工作紧张与压力过大，以及长期生活作息不正常等有关，若无法好好调养，可能会引发生命危险，从轻微疲劳演变成严重的过劳。

自 序

我的故事

不是你面对的每件事都能改变；但如果你不去面对，就什么也改变不了。
——詹姆士·鲍德温（James Baldwin），美国作家及社会运动人士

1984 年 7 月，我还是个既爱玩又认真念书的 19 岁大学生，暑假返回洛杉矶的家中，准备在当地的餐厅当服务员。除了能顺利毕业，我没有其他打算，但这还要再等几年，不管如何，我对未来似乎充满了希望。至少我是这么认为的。

某天早上，当我准备去餐厅上班时，双脚足底感到刺痛。你知道那种"如坐针毡"的感觉吗？像是一条腿被压得太久后，血液突然回流的感觉？只不过，在那个早晨，我的血液并未回流。不管我如何晃动双脚，刺痛感一直都在。

几小时后，刺痛感爬上了我的双腿。当它到达膝盖时，我给父母打去了电话。下午，当我们坐在神经科医生办公室时，刺痛感已经到达了我的腹部。神经科医生检查我的反射动作，让我用走钢索的方式在房间里来

回走动，然后看着我闭着双眼时触摸鼻尖的动作。几分钟内，她做出了诊断。

"我能 99% 确认你罹患了多发性硬化症。"她说。

多发性硬化症是什么？

我们既震惊又疑惑。医生接着说："我们会安排 NMR 核磁共振（nuclear magnetic resonance，一种核子磁能共振成像，是可怕的 MRI 核磁共振成像的前身）来做确诊，但如果我的诊断没错，那就无能为力了。"直到我和父母离开医院时都没有得到任何信息，这对我们来说，未知的前路一片灰暗。

当晚，我的脚开始麻木。躺在床上时，那种没有知觉的恐惧像迷雾般笼罩着我。直到我睡着时，麻木感已笼罩了我的身体。我的身体从脖颈以下持续麻木一个半月之久。

那是一段可怕的时光，但我的父母并未表现出恐惧。父亲抱着积极的态度鼓励我，并不停地对我说"我们会打败它的"。多数时候我是相信他的，但有时当我对未来感到担忧时也会落下泪来。当我焦躁不安时，感谢母亲对我的理解，她会马上来安慰我。她帮着我研究和规划了一个从未想象过的、极为不同的未来。我们一起设想我坐着轮椅就读当地的大学。

很感激那些没被这个神秘疾病吓跑还每天来看望我的朋友们。有的朋友留下来和我一起看电影，有的朋友则带来了书。有位朋友带了一份当时看起来不像是礼物的东西给我，这份礼物是一个问题。她问我："你认为你为什么会罹患上多发性硬化症？"

"砰！"短短的一个问句竟包含了许多种含义。是要吸取教训吗？我是不是做了什么才导致多发性硬化症？她竟敢暗示我是罪魁祸首！但我是否真的要为此负责？如果我是在无意中引发的这个状况，也许就可以做些什么把它请走。她和我都没想到，这个问题竟然成了我未来 30 年间的北极星（航海者以它为指引正确方向的依据）。

一个问题，四个实验

1 周后，我躺在沙发上，脑中回想着这个问题，突然出现了一个答案。我自幼就被一对充满爱心的父母收养，父亲是战斗机飞行员，所以他的方法永远是"正确的"，我们常为此起争执。他武断且坚持己见，经常大吼大叫。母亲个性温和，一直在与自己的体重做斗争。父亲一定是认为只要他吼大声一点，母亲就会瘦下来。

我最早的记忆之一，是父亲对着躲在卧室门后哭泣的母亲大吼。在我三四岁时，就站在走廊紧握着拳头威胁父亲。我已记不清楚自己所说的话了，但喊出的话的意思是："如果你再不住嘴，我就会让你闭嘴！"

我是个防御心超强的孩子，时刻准备着要保护母亲。我躺在沙发上，反思着自己罹患多发性硬化症的原因，意识到我的免疫系统一定极具防御性。在我看来，我的免疫系统战士们已经蓄势待发，它们会被最小的症状触发进行防卫及保护。如果没有真正的战斗，它们就会制造出假战争，即使面对一场被害者是我身体的己方战火。事实证明，一个加速且失控的免疫反应，会导致如多发性硬化症的自体免疫疾病，也就是身体的免疫系统在攻击自己的组织。以多发性硬化症为例，免疫系统攻击并伤害了隔离神经纤维的防护外层：髓鞘。

1984 年，躺在沙发上的我得到的第一个假设是：慢性压力是导致我罹患多发性硬化症的根源。对今天的我来说，这个假设仍然是正确的，虽然我现在知道这背后还有很多其他的原因。

我罹患的是"复发缓解型"（relapsing-remitting）多发性硬化症，意思是指症状反反复复，就跟许多自体免疫疾病一样（虽然有很多种症状会随着时间的推移而变得更严重）。在那可怕的第一天之后的6个星期，我的身体开始苏醒，麻木感慢慢地消退。2年之后，从脖子到脚，麻木感终于全部消失了。与此同时，我如释重负地返回大学就读二年级，并谨慎地、乐观地认为生活将恢复正常。事实证明，我是对的，尽管我花了比预期更久的时间。

在26年间，我看过6位神经科医生，他们每个人都告诉我："你无能为力。"当然，除了服用药物以外。正如父亲提醒我的，我可以打败多发性硬化症，只是需要想出方法。随着时间流逝，我开始进行超过12次的非正式实验，在此我要分享其中4个大实验。

实验1：减少压力

在我被诊断出多发性硬化症，并在沙发上顿悟之后，第一个实验很显然就是：减少压力。回到学校后，我立刻注意到在压力很大时症状就会加重，考试的压力或沉重的课业量使我沮丧时，1周内症状就会暴发。这些症状有时是感官上的，如麻木或刺痛；有时感觉全身紧绷得好像有上百条橡皮筋缠在身上；有时只有一种迹象——极度疲劳。在我身上还出现了一种恼人的症状，叫作莱尔米特征（Lhermitte's sign）[1]：每当我向前弯曲脖子时，就会有一道电流穿过我的脊椎。

后来，我在新泽西州的 AT&T 网络系统公司（AT&T Network System）从事了一份压力很大的工作，其间曾前往加勒比海度了一个非常放松的假期。当我再次走回充满荧光灯的公司大楼时，我的左眼突然失明了。灼热的疼痛感持续了 2 周，我进了两次急诊室，去了巴尔的摩的约翰·霍普金斯医院（Johns Hopkins Hospital）找多发性硬化症专家，被诊断为视神经炎（optic neuritis）[2]——多发性硬化症的典型症状。

多年来，我与持续发作的多发性硬化症共处，越来越明白压力会带来更多的症状，所以我积极寻求放松的实用方法。我试过无数种方法，在我的坚持下，大多数方法都对我有一定程度的帮助。1987 年，我上了第一堂瑜伽课，因教练平静的声音鼓励我"放下"而得到抚慰。后来，一位朋友向我介绍了冥想，我发现跟其他人一起冥想会更容易，所以加入了每周冥想小组。我去看了一位心理学专家，让他帮我处理愤怒问题和潜在的忧伤。他教我专注于自己的想法，捕捉并挑战那些会导致负面情绪的扭曲想法，再以更正确和较无压力的想法将之取代。

但即使瑜伽、冥想及正念（mindfulness）的练习成为我的习惯，多发性硬化症仍未完全消失。

实验 2：低脂、素食饮食

从小到大，每天早上我都会吃一大碗麦片搭配脱脂牛奶，以花生酱搭配全麦面包和果酱三明治当午餐，晚餐是一些肉类加马铃薯。我遵循食物金字塔，以大量的谷物作为基底，少量的脂肪放在顶端。

我以为吃完饭后有点不舒服是正常的，所以忽略了从肚子传来的信息，继续遵照我们认为非常健康的美式饮食。

刚开始时，我认为饮食在帮助我打败多发性硬化症上可能扮演着重要角色，便到图书馆寻找参考指南。我找到了菲力斯·鲍尔奇（Phyllis Balch）的《实用家庭营养治疗处方百科》（*Prescription for Nutritional*

Healing），以及罗伊·拉沃尔·斯旺克（Roy Laver Swank）的《多发性硬化症饮食书》（*The Multiple Sclerosis Diet Book*）。这两位作者坚称低脂素食的饮食是正确的选择，所以我决定试试看。我将动物蛋白以豆腐、丹贝（tempeh）[3]、米和豆类取代，尝试了长寿饮食法（macrobiotic diet）[4]，将海带加入糙米或藜麦拼盘中。我读了《救命饮食》（*The China Study*），该书将食用动物蛋白与癌症联结在一起，所以有一段时间我在进行纯素食主义饮食（vegan）[5]。

然而，我的症状不仅没有减轻，肚子的不适症状更加恶化：餐后肚子咕咕叫个不停，而且持续便秘。我被告知"便秘是多发性硬化症的症状之一"，我该"学着与之共处，在需要时服用泻药"。在经历了多年的肠胃不适之后，我终于知道了原因所在。

实验 3：药物

多年来，我看的每一位神经科医生都坚称药物是保护我免受多发性硬化症带来的可怕痛苦的最佳保险策略。我不喜欢吃药和打针，因此我抗拒了很久，直到斯坦福一位格外固执的神经科医生说，我需要从三种最有效的多发性硬化症药物，俗称"A、B、C 药物"中选一种来使用。我选了声称副作用最小的药，此后 4 年，我每晚都为自己注射这种药物。

我没有注意到任何症状有所减轻，可能是因为那时我已经利用放松练习，将多发性硬化症控制得相当好。反倒是增加了三种症状，我把它们称为"三击出局"。

第一击是"脂肪萎缩"（lipoatrophy），意思就是脂肪消失。不管我在身体哪个多脂部位注射针剂，该处的脂肪并不会回弹。我的大腿、臀部和肚子因为注射所留下的深凹痕，非常难看，但即使如此，也不应放弃这种可能会延长我生命的药物。第二击就比较令人担忧了，有一晚，在我注射药物 15 分钟后，心脏开始失控地加速狂跳。我的胸部感觉紧绷、疼痛，身体发冷、流冷汗，我以为自己心脏病发作了。药剂师事先曾警告过，心脏病发作是这个药物最常见的副作用之一，但在这个吓人的经历中，我无法从她的话中得到任何慰藉。第三击也是最后一个，那就是臀部注射处的感染。我花了 6 个月及无数次造访门诊，再加上数月的伤口护理，才终于痊愈。但那个疤痕依然存在，作为那次令人不悦的经历的提醒。

我依靠减压将多发性硬化症控制得非常好，但是注射药剂却产生了额外的症状，让我决定不再使用药物。那时我就知道，必须在现代医学的范畴之外，去寻求解决之道来打败这种疾病。幸运的是，最好的实验就在眼前。

实验 4：肠道治愈

第四个也是最后一个实验，我称之为"肠道治愈"。当时我并不知道，处理肠道问题，最终会让我的多发性硬化症真正痊愈。2010 年秋天，尽管我在努力地放松，然而多发性硬化症却还是相当严重。每天早上当我醒来时，我的腿重得像铅块一样，从我的床铺走到厕所，就好像是在及腰深的水中跋涉一样。大多数时候，我都有一种身体被橡皮筋捆绑一样的紧绷感。

那时，我已经通过自己的研究学到了很多营养知识，知道即使是所谓的健康食物，也可能会导致肠胃不适，所以我决定去找功能医学营养师。在进行了所有的检测后，显示我对麸质敏感。麸质是一种在小麦、多种谷物，甚至酱油中所含的蛋白质。营养师告诉我麸质的危害，以及肠道炎症是如何导致肠漏并最终引发自体免疫疾病的。她指导我进行了为期 30 天的排除饮食法和肠道治愈方案。当我戒掉麸质后，在 1 周内，我的肠道问题就永远消失了。

去除麸质的 1 个月内，我的身体没有任何多发性硬化症的症状了。每天醒来时双腿沉重的感觉完全消失，身体也没有紧绷感了。我称之为我的"发现实验"（eureka experiment）。

一开始我保持着审慎的乐观态度。当 6 位神经科医生都坚持认为我无能为力时，怎么可能仅仅只是简单地改变饮食、治愈肠道，就可以治愈"无法治疗"的疾病？我疑惑地思索着，并回到 30 年前开启这段旅程的问题：我是怎么罹患上多发性硬化症的？

我学到的越多，答案就变得越复杂，但也更清晰。这并非如我一开始所想的只是孩童时代的压力，麸质也不是唯一的始作俑者。现在，我相信我的多发性硬化症是由许多原因凑在一起之后，让肠道炎症破坏了我的微生物菌群的平衡、撕裂肠道黏膜，并引发自体免疫反应，直到我去除炎症触发物为止。

你是否听过"体内积存量"（total body burden）？这是我们体内累积的毒素量。想象一下每个人都带着一桶毒素，它们累积的速度比我们清除的速度还要快。致炎因素，如加工食品、感染、金属、塑料和慢性压力陆续将这个桶装满，直到最后一根稻草——压力源导致桶满溢出。当我们的排毒系统已不堪重负，免疫系统受损，就发展出高渗透性的肠道，这个通常被称为"肠漏症"（leaky gut）。当大分子蛋白质和其他分子突破肠道屏障时，免疫系统就会有所反应，攻击食物分子和其他入侵物，也使自己的组织遭受攻击。这是对自体免疫级联反应的简单总结。我的基因让我有罹患多发性硬化症的倾向，所以当我的桶满溢出时，就会以多发性硬化症的症状出现。

我的毒物桶内有什么？除了慢性压力和麸质外，最大的罪魁祸首是满嘴的汞及爱吃甜食而有了一肚子的念珠菌（Candida）。因为国际旅行而施打的额外疫苗，以及相当失衡的激素，包括皮质醇（cortisol）[6]、低维生素 D，还有胰岛素抵抗（insulin resistance）[7]。

要怎么治愈？清空我的毒素桶，才能治愈肠道。我确定了炎症触发因素并尽可能将之去除，因此改变了我的基因表现，并停止了自体免疫攻击。

前后对照

从 1984—2010 年的 26 年间，我经历了 6 次核磁共振检查，显示出脑中有无数个白色病灶，包含被称为"道森手指征"（Dawson's finger）[8]的多发性硬化症斑块，经历了无数症状，包括全身麻木、莱尔米特征、视神经炎，以及躯干和四肢的感觉障碍。而且症状反反复复，经常在一连串的压力事件之后突然出现。随着症状的起起伏伏，我总觉得自己好像被插在电源插座上，不稳定的电流在我体内失控乱窜。

自 2010 年起，我没有再出现过任何症状，身上也没有了"嗡嗡"的电流感。但有现代检测显示我对麸质敏感并有肠漏症。现今，通过抗体检测就能显示出你的免疫系统是否正在对自己的组织发动自体免疫攻击，例如，神经的保护外层髓鞘就是多发性硬化症攻击的目标。在 2014 年的验血结果中，确认了我对髓鞘的抗体都在正常值内，代表免疫系统不再攻击我的髓鞘。在 2017 年做的大脑核磁共振成像则显示，我不仅没有新的病灶产生，旧的病灶也减少或消失了。如今所有的迹象都表明了我有十足的健康活力。我的神经科医生说："没有比这更棒的故事了！"

所以我的故事要如何收尾呢？事实证明，逆转多发性硬化症只是开始。我在2012年辞职，开始研究自己如何打败这个不可治疗的疾病，自此发现了许多科学研究及无数治愈故事，都可以证明逆转自体免疫疾病是可能的。我创立了自己的网站，作为在线资源来分享心路历程、科学知识及人们如何战胜自体免疫疾病的故事。我获得认证成为功能医学健康教练（FMCHC），与2010年帮助我的那位功能医学医生合作，一同为那些积极寻求治疗自体免疫疾病的客户提供服务。

本书是我从自己的经验中学到的所有事的累积，也将之运用在我的客户身上。换句话说，这是我希望自己在19岁时就知道的所有事情。现在，我希望通过总结和分享我所学到的东西，能够帮助你花费更少的时间，就可以完全得到治愈。

治愈概述

疾病不会突然发生，一定是有原因的。所以要治病，就要找到并解决原因。

——李·考登（W. Lee Cowden），
综合医学博士、心脏科医生及健康教育者

每当没有症状和未在实验室的检测中看到任何疾病标记时，我就投入到研究中，试图尽可能地了解为什么人们会罹患多发性硬化症及其他自体免疫疾病。我每天都沉浸在资源无止境的生物医学研究网站中，钻研科学期刊，如《自体免疫》杂志（*Journal of Autoimmunity*）。我读了唐娜·杰克逊 - 中泽的《自体免疫流行病》，书中分享了大量颇具说服力的例子，说明环境毒素可能是免疫失调大量发生的主要原因；也阅读了戴维·珀尔玛特医学博士的《谷物大脑》，这本书告诉我谷类是如何让脑部和身体发炎及受伤的；而我从布鲁斯·利普顿（Bruce Lipton）博士的创新著作《信念的力量：新生物学给我们的启示》（*The Biology of Belief*），学到了三大令人兴奋的科学发现中的第一个——表观遗传学（epigenetics）。

科学发现 1：表观遗传学取代遗传学

20 年来，美国威斯康星大学医学教授暨细胞生物学家布鲁斯·利普顿博士教导"中心法则"（Central Dogma）[9]：我们的基因决定我们的命运。换句话说，你父母所具有的，也会降临到你身上。但是，当利普顿博士于 1985 年在加勒比海的一所医学院休年假时，有了一个新的发现：当时他正在复盘有关细胞的研究，发现一个细胞的生命是被控制在其实体及能量环境中的，而非其基因。

尽管这个观点会被那些不愿考虑新生物学的人视为异端邪说，但利普顿博士数年后在斯坦福大学的研究证实了他的假设。利普顿博士将相同的干细胞置入三个培养皿中，每个都包含了一种不同的培养基，这是实验中唯一的变量。保持旧生物学的基因预定命运理论者，会期望在三个培养皿中都发现越来越多相同的干细胞。结果却并非如此：每个培养皿都有不同的细胞类型。一个培养皿中长出的是骨骼细胞，另一个长出的是脂肪细胞，而第三个长出的则是肌肉细胞。结果，并不是细胞核（细胞的"大脑"，基因所在处）在决定这些细胞的命运，而是媒介——也就是环境，造成了细胞之间的不同。

解释这种由环境引导基因现象的新兴科学，被称为"表观遗传学"（epigenetics）。这个英文单词 epigenetics 字面上的意思就是"在基因之上"。想象你的基因组（genome，所有的基因）是计算机的硬件，表观基因组（epigenome）就是指导计算机运作的软件程序。

2014 年时，帮助我康复的功能医学营养师把我介绍给了美国功能医学研究所（Institute for Functional Medicine）。在这里我们参加了年度会议，生物学家兰迪·杰托（Randy Jirtle）博士因其突出的贡献被誉为"环境表观基因组学之父"，获颁莱纳斯·鲍林奖（Linus Pauling Award）[10]。

在一场最扣人心弦的刺鼠肽基因（Agouti）[11] 研究表观遗传学的展示中，杰托博士和罗伯特·沃特兰（Robert Waterland）博士得出结论：把营养物质喂给具有相同基因的怀孕老鼠，会改变新生小老鼠的外观和疾病易感性（disease suscepibility）。刺鼠肽基因的表现方式是让老鼠肥胖、变黄，以及易罹患慢性疾病。在实验中，杰托和沃特兰喂怀孕老鼠吃维生素 B_{12}、胆碱和 S- 腺苷甲硫氨酸（S-Adenosyl Methionine, SAMe）[12] 等。对照组的怀孕老鼠并未被喂食维生素，由于刺鼠肽基因，它产下了黄毛、肥胖，有糖尿病，易罹患其他疾病的小老鼠；而被喂食维生素的怀孕老鼠所生的新生鼠，则体瘦，有褐色毛，不易肥胖和患病。结果是，营养物质会改变下一代基因中的有害的刺鼠肽基因，终生都不会再起作用。

这就是表观遗传学的力量。这表示我们可以通过选择不同的生活方式，来影响基因的改变，包括对每日饮食的多重选择，这将在下一章讨论。

寻找功能医学

当我尝试了功能医学，就欲罢不能地想知道更多。我参加了功能医学研究所在免疫失调方面开设的多日课程（大概是没被发现），内容十分丰富。当主持人问在场的数百人，有多少人是医学博士，又有多少人是理疗师（naturopaths）、整骨医生（osteopaths）、护理人员、脊椎矫正师、营养师时，我像只老鼠躲在后面。除了我以外，几乎大家都举过手了。坐在我左边的一位医生悄悄地问我："你是谁？"我回道："逆转了多发性硬化症，想了解更多可能性的人。"她微微一笑，并为我介绍在场的其他一些人，他们向我分享了资源并给予鼓励。我的名字后面或许没有跟着一堆头衔（如医学博士或博士），但我被欢迎加入这个群体中。

就是在这次的功能医学研究所课程中，我学到了令人兴奋的三个科学发现中的第二个。

科学发现 2：环境比基因组更重要

一开始，马克·海曼医学博士教我们，功能医学是开创健康的科学，好让疾病如同健康习惯的副作用一样消失。他形容健康是一种整体系统平衡的状态，就如去除导致失衡的因素，再加入能促进平衡的因素那般简单。接着他放映幻灯片，说明 90% 的慢性疾病，不是受基因组，而是受"暴露因素"或暴露在环境中不断增加的致病因素所引发的。我在心中默默地欢呼，因为有更多的证据表明，我们对自己健康结果的控制程度远远超出了我们的想象。

在参加功能医学研究所免疫失调课程后的 5 年里，我看到更多证据明确肯定了 90：10 的环境对基因比，包括一篇名为《癌症是一种需要大幅改变生活方式，可预防的疾病》的癌症研究评论，文中只将 5% ～ 10% 的癌症风险归因于基因的缺陷，而 90% ～ 95% 是由环境及生活方式因素造成的。就连美国疾病控制与预防中心（Centers for Disease Control and

Prevention, CDC）都认定环境因素占据最高地位："不幸的是，基因已被发现仅占疾病约 10% 的原因，其他显然都来自环境。因此，要了解致病原因并最终预防疾病，就需要研究环境因素。"

那么，导致越来越多的人患有自体免疫疾病的环境因素是什么？这个问题在我了解到第三个科学发现时，让我更深入地挖掘：自体免疫公式。

科学发现 3：自体免疫公式提供逆转自体免疫疾病的解答

在 21 世纪之前，人们认为自体免疫疾病的两大成因是基因和环境因素。但无人能解释的问题是：这两个成因是如何碰撞并释放出自体免疫性的？ 2008 年，阿莱西奥·法萨诺（Alessio Fasano）医学博士，这位美国麻省儿童总医院（Massachusetts General Hospital for Children）知名的儿科肠胃病医生及研究专家发表了一份研究报告，披露出自体免疫公式上第三个重要元素：肠道渗透性的增加（俗称肠漏）。

此项研究的摘要提供了打破神话的好消息："这个新公式颠覆了自体免疫性发展的传统理论……**只要你能够通过重新建立肠道屏障能力，来预防基因和环境诱因的相互作用，则自体免疫过程是可以被阻止的。**"

法萨诺博士的发现，为寻求以一个简单公式来治愈自体免疫疾病的人提供了希望和指导：

基因＋环境诱因＋肠漏 = 自体免疫疾病

发现并去除环境诱因＋治疗肠道 = 解除自体免疫表现

受到令人振奋的科学研究的鼓舞，我每天都在研究让人讨厌的环境诱因。我想，如果大家能有个简单的方法，来了解什么可能对肠道有害且制造出自体免疫性的途径，或许他们恢复健康的过程就会轻松一点。我整理出一个有害环境因素及其对应的营养解决方案。我拿着它和自己的自体免疫根源逆转检查表，寻求多位自体免疫专家的反馈，包括医生和科学家，他们都慷慨地抽出时间来给予我反馈并支持我的使命。

为了简化各式各样的环境诱因，我想出了一个记忆法，帮助大家更好地记住为了完全治愈而需要解决问题的六大领域：食物（Food）、感染（Infections）、肠道健康（Gut health）、激素平衡（Hormone balance）、毒素（Toxins）及压力（Stress）。F.I.G.H.T.S.™，我原本希望这能拼出 PEACE（和平）这个单词，但宇宙给了这个词，回应着父亲在我身上培养的"我能做到"的态度，提醒我可以"打败多发性硬化症"。

接着，我访谈并整理了十多位自体免疫专家的治愈故事，他们是医生、作家、功能医学从业者，还有那些原本认为无法逆转自体免疫疾病和受神秘感染状况之苦的人。他们患病时的症状有：乳糜泻、克罗恩病、格雷夫斯病（甲状腺功能亢进）、桥本甲状腺炎、红斑狼疮、慢性莱姆病、慢性疲劳、纤维肌痛综合征（fibromyalgia）[13]，以及进行性多发性硬化症。

这些患者都曾被告知错误的医学意见，包括：

"你无能为力。"

"这都是你想出来的。"

"你需要终生服药。"

"你只是抑郁了。"

"饮食跟它一点关系都没有。"

"我希望你去看看心理医生。"

幸亏每个人都突破了现代医学的短板，在多种自然疗法的结合中，寻找并发现了完全的治愈方法。虽然每个人的情况不同，但都通过正面迎击根源，去除致炎因素，并添加营养元素来治愈。

每个人也都治愈了肠道。为什么？因为肠道黏膜的完整性是健康与疾病的战区原发点，那是一层介于你身体和外界之间易受伤的黏膜。事实证明，有毒食物、化学成分、药物，甚至压力等致炎因素，都会伤害肠道，造成肠漏，而这就是自体免疫疾病入侵的快速通道。随着时间的推移，炎症从局部反应转变成全身的问题，最终给原本促进健康的免疫系统造成过度负担。

什么是伤害肠道最大的致炎因素？答案就是我们每天食用的加工及含有化学成分的食物。当我询问专家对正在处理自体免疫问题者的首要建议时，他们都说从食物开始。更准确地说，他们强调，不要食用糖、麸质和乳制品。所以我们就从这里开始，但在此之前要注意一些事项。

如何使用本书

•或许你会注意到，第 1 ~ 6 章并未按 F.I.G.H.T.S. 这个拼法的顺序来安排。这是因为"治愈肠道"这一章，必须自然地跟在"从食物开始"这一章后面。另一个刻意安排的章节是"平衡激素"，它被放在最后的原因是激素次于其他主题。尽管每一章都可当作单独的主题阅读使用，但还是建议你依章节顺序阅读。

• 本书希望能成为"以行动为主"的资源。请你拿出一支笔在上面做笔记，以书签标示页面，把对你很重要的句子和概念画重点，当作一本日记来使用。请写下在故事、科学论述或治愈方法中任何一件引起你共鸣的事，然后标注出自己的努力和成果。

• 或许你想要读完整本书后，再回头一个个看治愈方法，或是想马上采取行动，那就做吧。

• 在治愈方法中，我提供了许多建议，这是为了要让你考虑不同的选择。如果你对其中很多建议产生了共鸣，请都尝试看看。实验才是王道。你是在寻找只属于你的触发因素。

• 尽管你要做的事有很多，你会一再听到我建议与一位功能医学／综合医学／自然疗法专家合作的重要性。你也会想要找到符合你健康保险计划的医生，但不幸的是，能指导患者恢复健康的专家，并不符合每次只能看6～15分钟的现代医疗模式。这些整体医学专家通常第一次看诊都会花上60～90分钟，虽然很多人会向你的保险公司收费，但他们还是期望收到现金。你自己尽力而为，也尽己之力与专家配合。

• 你会注意到有些建议多次重复出现，比如服用某些补充剂、吃更多的膳食纤维，以及鼓励放松。这是刻意的，但不应该被视为附加建议。例如，在第1章中，我推荐每日服用4000毫克的 ω-3 脂肪酸，作为营养补充方案的一部分。在肠道与激素篇章中也讨论到 ω-3。请视这些重复的额外建议为新信息，而非建议增加到8000毫克的 ω-3。

• 或许你想知道需要多久才会痊愈。我能提供的最佳回答是，如果你能遵照食物与肠道篇章中的建议，可能会在前3个月内觉得好一点、好很多，或是完全好了。有些人在控糖之后的数周内，就觉得身体好很多，甚至轻盈许多。如你所知，自体免疫疾病不会一夜发生，它可能会通过5年或10年，有时是数十年环境诱因的累积，才让自体免疫性症状表现出来。事实上，自体免疫性症状是在同一个范围内发展的，从沉寂的自体免疫性，其抗体水平逐渐升高但毫无症状，到开始感受到症状的自体免疫表现，最终到自体免疫疾病，也就是症状变严重，发生组织损伤。要多久才能痊愈就要看个中的变数了，包括你处在自体免疫疾病的哪个阶段，组织损伤发生到什么程度，你的心态，对自己的身心健康有多关注。我的生物医学恩师史蒂文·福克斯（Steve Fowkes）的经验法则是，自体免疫性症状通常可在其发生的十分之一的时间内逆转。例如，如果一件事酝酿了 10 年，那么就应该花 1 年的时间痊愈。

• 如果在进行了食物和肠道的治愈方法后，你还是感觉身体不适，我建议你去做感染和重金属检测。要消除这些负担会花一些时间，排毒专家说，可能要花数年才能将铅与汞排出体外。

若你已和疾病搏斗了一段时间，感到怀疑甚至泄气都是正常的。但在我们开始之前，我请你让希望回到你的生命中。如果你相信痊愈是可能的，你不仅会打开通往健康的大门，而且会打开一扇不同的，往往是更好的生活之门。这听起来很假，但每当我问受访的医生，关于疾病的希望时，几乎每个人都说"觉醒"。我们应该把自己恢复健康的旅程，视为拥抱完整和发现真实自我的邀请。这是一个礼物。

如果你相信压力可以促使你强大，它就会产生积极的影响。你的态度是你最重要的治愈力量。如果你相信自己可以做到，那么你成功的机会就会更大。

现在比以前更好的是，我们有机会逆转这些过去被认为"无法治愈"的自体免疫症状。我有策略性地使用"症状"一词而不是"疾病"，来说明这些失调都是有条件的，而大多都取决于我们的生活方式，即个人环境。现在有科学研究、启发、实验室检测，也有越来越多的功能医学／整体医学／自然疗法医学医生及健康教练，来支持我们恢复健康。我们有可能比以往任何时候都更快地恢复健康，而且是比这本书中提到的多数人更物超所值的方式，他们有的花了十多年，有的花费超过 50 万美元试图恢复健康。

太好了！那现在呢？

让我们开始你的下一餐吧。

◆ **译注**

1 莱尔米特征：又称理发椅征（barber's chair sign），颈部在向前倾时，从颈部沿脊髓向下会感到触电般的刺痛。

2 视神经炎：多发性硬化症最常见的眼睛病变，症状包括眼睛疼痛、视力减退、视野缺损等，多以类固醇来治疗。

3 丹贝：一种发源于印度尼西亚爪哇的发酵食品，又名印度尼西亚黄豆饼。

4 长寿饮食法：大自然长寿饮食法，结合佛家思想及特定饮食原则，以吃全谷类、煮过的蔬菜为主，避免吃乳制品、肉类及过度油腻的食物。

5 纯素食主义饮食：不仅是素食，凡因动物而来的皆不食用，包括蛋、奶等。这是一种生活方式和理念，而不仅是饮食，目的在尽可能减少对动物的压迫、虐待与屠杀等。

6 皮质醇：属于肾上腺分泌的肾上腺皮质激素中的糖皮质激素，在应付压力的过程中扮演重要角色，又被称为"压力激素"。皮质醇会提高血压、血糖浓度和产生免疫抑制作用。

7 胰岛素抵抗：指人体细胞对胰岛素的敏感性降低，血液中的葡萄糖无法顺利进入细胞内分解及提供能量，身体为了补偿而使胰脏分泌更多的胰岛素，导致高浓度胰岛素的现象。

8 道森手指征：脱髓鞘（demyelination，髓鞘脱鞘）的放射学特征，脑室周围的脱鞘斑块沿着延髓静脉轴线分布，垂直于侧脑室或胼胝体的交界处，被认为反映出静脉周围的炎症，为多发性硬化症的特定征兆。

9 中心法则：又称分子生物学的中心教条，旨在解说遗传学的标准流程，即脱氧核糖核酸（DNA）制造核糖核酸（RNA），RNA 制造蛋白质，蛋白质反过来协助前两项流程，并协助 DNA 自我复制。整个过程可分为三大步骤：转录、转译和 DNA 复制。

10 莱纳斯·卡尔·鲍林：美国化学家，曾两度获得诺贝尔奖。第一次是在 1954 年因化学键方面的工作获得诺贝尔化学奖，第二次则是 1962 年因反对在地面测试核弹而获得诺贝尔和平奖。

11 刺鼠肽基因：也称 Agouti 基因，是一种决定哺乳动物毛色分布的基因，通过刺鼠信号蛋白等产物调控了哺乳动物体内天然色素、黑色素等的分布。

12 S- 腺苷甲硫氨酸：目前作为膳食补充剂，主要用于改善抑郁症、骨关节炎、纤维肌痛综合征和肝脏疾病。

13 纤维肌痛综合征：患者常抱怨身体疼痛，身体也容易因按压而引发疼痛。纤维肌痛综合征的症状有睡眠障碍、头痛等，会大幅降低患者生活质量。

目 录
Contents

第 **1** 章

从食物开始

第2章

治愈肠道

第 **3** 章

清除感染

第4章

减少毒素

第 **5** 章

解决压力

第6章

平衡激素

第 **7** 章

继续前行

附录

第 1 章

从食物开始

食物是我们生病的原因；或者是能让我们恢复健康的方法。

——特里·华尔斯（Terry Wahls）医学博士

食物在自体免疫疾病中的重要性再怎么强调都不为过，却很难被人们理解。如此平凡、普遍、简单又基本的东西，怎么可能是如此严重又令人衰弱的病症的成因或疗方？若这对你来说有违常理，你并不孤单。我也没想到自己认为"相当健康"的低脂肪高蛋白饮食，竟然是我罹患多发性硬化症的主要成因。我们日常的食物可以是导致自体免疫系统衰弱的原因，**但反过来说，它们正是治愈我们身体需要的"药物"**。幸亏我发现自己是非乳糜泻麸质敏感症（non-celiac gluten sensitivity），而去除这个罪魁祸首，需要通过改变我的饮食就能逆转折磨我 26 年的复发缓解型多发性硬化症，这对我来说很疯狂。

有可能这么简单吗？复杂、慢性且经常令人衰弱的自体免疫疾病，竟然可以仅仅只靠去除几种食物，就能逆转或得到治愈？我通过观察十多位医生和自己的客户，发现患有自体免疫疾病的人们，只要改变所吃的食物，通常都可达到 60% ~ 100% 的痊愈率。而对某些人来说，就像我，成果就是 100%。

或许一想到要放弃你最喜欢的食物，你就畏怯到不想尝试。但只要一步步来，任何旅程不管有多险峻，都是可以跨越的。这就是食疗方法派上用场的时候。我提供的指南会帮助你以容易办到的方式，一次次地进行这个过程，我会一直陪在你身边。如果你还需要更多的说服力，让我们来看看食物在健康中的重要性。

我们的饮食有什么问题？

要回答这个看似很简单的问题，需要回顾人类的演化及慢性疾病的出现。在地球上绝大多数的时间，人类是狩猎采集者，吃野外所采摘或捕猎的新鲜食物。几乎无谷物、无农药和除草剂，近乎无加工食品，也无转基因食品。表层土壤充满了有益的生物，植物以最自然的方式生长，微量矿物质被回收到土壤中以便在下个年度使用，为植物和动物提供了营养丰富的食物，慢性疾病实际上几乎不存在。

虽然我们的祖先们可能寿命不长（因为感染性疾病及创伤），但他们大多都没有炎症和退行性疾病。这个现象已由人类学家威斯顿·普莱斯（Weston A. Price）记载下来，普莱斯是一位加拿大牙医，当时试图了解传统文化是如何避免蛀牙和慢性疾病的。结果，他发现吃当地食物的人，都是健康且强壮的。要不是因为屈服于结核病或自然灾害等，他们应该可以活到 70 岁以上。

现代食物和人类生物学：演化的错配

快进到工业革命之后，为了养活"二战"后不断增长的美国人口而大量生产食品，最终迎来了大型农业和机械化生产。大量加工后的谷物，如小麦、玉米、大米和黄豆，提供了廉价易得的热量。毕竟采购快速的包装冷冻食品，比寻找食物来得有效多了。

但便利是有代价的。

当我们精于生产大量的谷物、油品及动物时，我们也会生病。今天，慢性疾病折磨着将近半数的成年人，在美国这是造成多数的死因和残疾，也是医疗费用增加的主要原因。更可悲的是，这些疾病曾经十分罕见或只跟老年人相关，但现在已经影响到儿童和年轻人，特别是正值盛年的女性。对食物敏感、神秘而频繁的衰弱症候、胰岛素抵抗、肥胖症和慢性疾病，都成了家常便饭。

现代的生活方式终究成了人们罹患自体免疫疾病的根本原因，而现代食物则是最大的元凶之一。随着人们的饮食从多样化食物，转向只吃少量的主食后，人类的健康和寿命都在整体下降。我们也从间歇性食物供应，转变为常态的食物供应（包装好的加工食品），和从季节性食物转到全年可获得（进口或温室种植）的食物。快速廉价的包装食品所提供的便捷，并不适合人类生物学。我们的身体讨厌这些不自然的食物，因此发展出在农业时代极为少见或不存在的现代慢性疾病。有些人称这些现代慢性疾病为"错配失调"（mismatch disorders）。换句话说，标准美式饮食（简称SAD），又称西方饮食，充满了糖和化学制品，是通往胰岛素抵抗、肥胖症、癌症及自体免疫疾病的快速通道。

恢复健康

好消息是，健康与活力通常会在你恢复到较为传统的饮食方式之后才能恢复，而且大多在短时间内发生。

我们知道，实行西方饮食的传统饮食者，与从小吃西方饮食长大的人，受一样的健康后果所苦。即便是暂时性的标准美式饮食，也会导致糖尿病、肥胖症及心脏疾病等自体免疫疾病的风险因子的产生。

营养学研究员凯琳·欧迪亚（Kerin O'Dea）研究了澳洲原住民，他们离开原居灌木林中的家，搬迁到澳大利亚德比镇（Derby）这个更加西式的城镇。由于他们转为吃精制碳水化合物及较为久坐的生活方式，没多久就变得肥胖并成为糖尿病患者。欧迪亚进行了7周的研究，来看如果让原住民恢复到灌木林栖息地，吃惯常吃的鱼、贝类、鸟、袋鼠、根茎类及灌木蜂蜜，会发生什么事，结果当这些原住民改回原来的饮食后，体重减轻了，健康状况也有了显著的改善。炎症和糖尿病指标也得到了改善或解决，而且**都是在 7 周之内**。

这是否意味着我们要削尖矛头，漫步在野地中寻找自己的食物，才是正确的方向。实际上，你只需要成为一位理性的现代狩猎采集者，就能找到最适合你的进化食物。当你采取更适合自己生物学的食物时，不寻常的事就发生了：慢性疾病的征兆和症状开始消退，取而代之的是充满活力的健康与良好的身心。治愈得越好，就越容易做出正确的食物选择，直到有一天这将成为你的第二天性。

食物与体内三个强大的隐形力量

要了解食物选择上的重要性，察觉身体中发生的事是很有帮助的。你每天的选择——吃什么、喝什么、想什么、做什么——都直接影响到你是迈向健康还是疾病。健康或疾病的三大因素存在于我们的体内的微观层面，并在一天中多次产生影响。这三大隐形却强大的力量是**表观遗传、微生物群（microbiome）及线粒体（mitochondria）**。每种力量都会实时地对你每天的饮食有所反应。认识到它们的重要性，是非常重要的第一步。下面我们先分别细看每一项。

有句老话"你吃的什么，你就是什么。"最新的科学证明，这句老话绝对正确。我们所吃的食物不只会成为新细胞的基石，也会一点一点地写下个人的健康故事。若要知道食物的表观遗传学，可以想象午餐时你一只手拿着汉堡，另一只手则放在开关上。如果你吃的汉堡是以典型的转基因生产的玉米所喂养且充满抗生素的肉，在工业用油中以高温烹煮后放在面包上的，就把开关往上扳。这代表你把促进疾病的基因打开了。要是你决定改吃百分百牧草喂养的汉堡肉，以中火在澄清奶油（ghee，又称印度酥油）中烹煮，然后包在有机生菜（莴苣）中的话呢？你不仅把促进疾病的基因关掉了，而且还开启了促进健康的基因。

你选择吃下的东西，会直接决定体内微生物群的组成与功能。糖和加工食品喂养会产生霉菌毒素（mycotoxins）[1] 和酵母菌感染（yeast infections，念珠菌）[2] 的无效菌类；而含有丰富益生菌（probiotic）[3] 的食物，如发酵过的蔬菜，则喂养了能促进健康的细菌，帮助你维持有益的微生物平衡。对于食物，你可以选择把有害或治愈的东西直接送到基因处；也可以选择你所喂养的会促进疾病还是会促进健康的微生物平衡。

你可能听闻食物是燃料，原因是：线粒体是体内每个细胞中微小但强大的工厂，会将你所吃的食物转化成能量。它们负责生产九成的细胞能量，无疑是雄壮威武的。当线粒体功能良好时，你会感觉良好、精神饱满。而当线粒体因压力、感染、毒素及标准美式饮食的食物而受到伤害时，你的能量制造器就有理由罢工。

线粒体专家暨神经学家布鲁斯·科恩（Bruce H. Cohen）医学博士说，线粒体恶化的最大原因之一，是我们吃了太多的劣质食品，而没有摄取足够的健康食物。他警告说，除非我们摄入大量的植物营养素（phytonutrients）[4]、抗氧化剂、健康脂肪、蛋白质及纤维质，否则身体无法获得用来愈合及生活所需的基本工具。

在明白身体里强大的隐形力量后，或许你会更了解自己的食物选择所造成的结果。如果真的吃下几兆的微生物后，对一些人来说，直接对自己的健康状况施加控制的前景，会是极大的解脱；而对另一些人来说，日常选择的影响或许更像是不必要的压力。如果你是后者，请记得你无须从零开始或单打独斗。在治愈食品方法中所描述的食物就是你的地图，而我是你走向健康之路的导游，带着你一步步前行。现在最重要的是你愿意检查并优化你的食物选择。

> **重要概念**　　你的每一餐都决定了治愈性或伤害性基因的表达。

以食物来治愈的食谱

所以要从何处开始？应该避开哪些食物以及要吃哪些食物，以便优化自己的健康？我很幸运能有一位功能医学营养师帮助指导我恢复健康。她教我认识有毒的食品，协助我发现个人的食物敏感性，并带领我实行肠道治愈方案。在 30 天之内，我已经确定并去除了我个人的食物诱因，加入了能帮助治疗肠道的营养食品，接着就从消化道及自体免疫症状中解脱了。

我从十年多的自体免疫症状恢复健康活力的这个过程，也是我用来指导客户，而且现在要带着你走一遍的过程。首先，我会帮助你了解食物和自体免疫疾病之间的关联性。我们会看到具体的例子，为什么食物能触发并使自体免疫症状持续数年甚至数十年，然后食物又为什么是最好的治疗者，即便它不是你原先的触发因素。（下一章我们会探讨其他的触发因素。）许多人都成功地通过食物而获得治愈。如果我能做到，你也可以。

在跳到解答之前，让我们先来看看食物是如何触发自体免疫疾病的。在了解关联之后，你可能更有动力去除那些会伤害你的罪魁祸首。

食物的有害面

如先前所说的，标准美式饮食，或称西方饮食，是造成如今自体免疫疾病流行的最大因素之一。加工食品、精制糖、麸质、谷物、传统方式成长及工业化养殖的动物产品，以及不健康的脂肪，如氢化油（以化学方式改变）和大多数植物油，都是启动和延续自体免疫失调的主要发炎祸首。以下就是发生的过程：

大约75%的免疫系统位于你的肠道中，准确地说，是在小肠的黏膜中；而自体免疫性则是免疫系统的问题。我们会在肠道篇章更仔细地讨论炎症问题，但现在最重要的是，要知道任何会造成肠道炎症或伤害的东西，就会伤害你的免疫系统。具有致炎性的标准美式饮食，会导致肠道细菌的失衡，如微生物菌丛不良（microbiome dysbiosis）[5]或肠道失衡、营养不足及肠道的高渗透性（又称肠漏），这是通往自体免疫疾病的大门。

肠漏及食物敏感性

肠漏，从字面上来说就是肠道黏膜上的大开口（就像渔网上的破洞），会让未经消化的大块食物进入血液中。一旦它们进入血液中，大型蛋白质分子，如麸质、酪蛋白（一种乳类蛋白质）或蛋白，可能会被免疫系统标示为危险入侵者而被瞄准，免疫系统会制造出免疫体（飞弹）攻击这些"危险的"食物分子。在食物分子被标示为攻击目标后，每当你吃这些食物时，只要你的肠道是可渗入的，免疫系统就会持续攻击这些食物，导致多种食物敏感性甚至更糟的状况。最后，在易感人群中，免疫系统就会将攻击行动转向身体组织，情况就类似免疫系统企图要摧毁食物蛋白质分子那样。

研究表明，很多情况都会导致肠漏：食物方面包括麸质、乳制品及糖；感染方面则如念珠菌、莱姆病及合并感染；毒素方面包括农药和抗生素等药物；还有持续或创伤性的压力。仔细看"麸质"这东西，在细胞层级上，麸质分子刚好看起来像甲状腺分子。如果你是易患病体质，持续吃麸质可能会让你罹患桥本甲状腺炎。这就是自体免疫性的串联性：环境因素包括食物、感染、毒素及压力导致了肠漏，而肠漏造成免疫反应，如食物敏感性、自体免疫性表现，到最后就是全面的自体免疫疾病。

你可能正在经历对多种所吃食物的延迟反应而不自知。如果你如同许多人和过去的我一样，认为这些症状不过是正常生活的一部分，就不会将所吃的食物和所感到的不适相联结。当你无法分辨所吃食物和身体疼痛或脑雾之间的因果关系时，可能要花很多年的时间才会将两者联结上。要是你继续吃会导致肠道炎症和免疫系统过度反应的食物，所感受到的症状可能会加剧，以吸引你的注意力。

自体免疫疾病不会在一夜之间出现。这是个逐渐发展的过程，通常会持续 5 年、10 年或更长时间，在人们的意识觉知之外酝酿，直到表现出不会被人忽视的自体免疫疾病症状。

可能会伤害你的一些食物

我知道许多静悄悄但有害的食物毒素，以及它们所产生的自体免疫疾病。在我的童年时期，每天早餐的麦片加牛奶，学校午餐的花生酱、果酱、全麦面包、三明治，都是在我毫不知情下，不断地让我的肠道发炎，扰乱了我体内的微生物体平衡，伤害了我的线粒体功能，最终破坏了我的新陈代谢。

现在回头来看，难怪我那没被诊断出的麸质过敏导致了免疫系统失衡、肠漏，到最后让我在19岁时被诊断出多发性硬化症。因为我一直吃富含麸质的谷物到45岁，我在不知不觉中延续了自体免疫反应及多发性硬化症。

我们所吃的食物可以触发自体免疫疾病，但也是强大的治疗剂。事实上，根据多位专家的观点来看，在目前发现的所有解决方案中，食物具有最高的治疗潜力。很多人已经解决了这个根本原因，因为他们都去除有害食品，如糖、加工食品、麸质和乳制品，并以营养丰富的食品取而代之，如有机绿叶蔬菜、健康脂肪及适量蛋白质，之后他们发现许多的自体免疫症状都消失了，而且再也没有复发。

2010年，当我发现自己是非乳糜泻麸质敏感患者时，就戒除麸质并治愈了肠漏，所有的消化问题和多发性硬化症的症状也全数终结。血液检验结果确认了我过去受到自体免疫性攻击的髓鞘中，抗体没有升高，而最近一次核磁共振成像检查显示出多发性硬化症的病史，但无证据显示体内尚有活性多发性硬化症。核磁共振成像确认了无新病灶产生，而且旧病灶也消失了。

不管成因为何，都从食物开始：两个小故事

就算这些食物不是造成疾病的根本原因，也能作为主要的解决之道。不管你的根本原因是压力、感染，还是接触毒素（这些会在其他章节探讨），都可以从食物开始来体验无与伦比的疗效。以下是两个例子，这两人都借着食物得到了治愈，即便他们的主

要触发因素分别是压力和毒素。

　　米歇尔·科里（Michelle Corey）是功能医学医生，多年来持续因童年时期的身体和情感创伤所苦。她所承受的长期虐待激发了她深层的无价值感，导致了不健康的应对方式。30多岁时，米歇尔患上了两种严重的自体免疫疾病：桥本甲状腺炎及红斑狼疮。而且有一堆症状困扰着她，包括掉发、长红斑、脸肿、关节疼痛，还有黄褐斑（melasma，又称肝斑），这是一种皮肤色素失调，通常发生在患有桥本甲状腺炎的女性身上。米歇尔通过深层情绪治疗处理童年创伤，但未能完全康复，直到她确定并去除食物上的诱因：麸质、谷物及茄科食物（包括西红柿、胡椒类、茄子、马铃薯、枸杞、辣椒，和胡椒做成的干香料，包括卡宴辣椒粉、辣椒粉及红椒粉），她才完全康复。一旦她永远不吃这些食物，她所有的自体免疫症状都消失了。作为奖励，她终于减掉了难减的"多余"体重。

　　特里·华尔斯（Terry Wahls）医学博士被诊断出罹患极具破坏性的多发性硬化症，她相信自己的主要触发因素是在农场长大时，长年暴露在有毒的农药和除草剂中，再加上就读医学院时承受的压力，包括不稳定的睡眠、缺少日照，以及持续暴露在防腐液甲醛（formaldehyde）中。特里觉得她康复的关键是改变了她的饮食，从重谷物的素食改成养分密集的原始人饮食法（又称旧石器时代饮食法），包括海藻类、色彩丰富的蔬菜及目标精确的补充品。5年内，她从坐轮椅到骑自行车，并成为以食物获得成功治愈的偶像。（在后面的"减少毒素"和"解决压力"篇章中会读到更多华尔斯博士和米歇尔的治愈过程。）

　　或许你尚未将神秘的症状或出现的自体免疫问题与食物联结起来，但很多人已经这么做了，其中包括我。我们很多人都已经将自己的健康重新掌握在自己手中，从被告知是无药可医、无法治愈，或无望的失调中治愈。不要怕，无论你遭受了多长时间或多严重的痛苦，总会有新的治疗方法，你只要去除导致炎症的食物并加入有营养的食物就好。你也能做到的，在接下来的内容中，我们就会详细说明如何以食物来治愈。

治愈食物的照护方法

　　一想到要进行饮食大改变，很自然地就会感到恐惧，更何况是企图要减少甚至是取代你的触发食物，请不要丧气。我会在这里简化通常需要的饮食变化，以帮助你扭转甚至是治愈你的自体免疫疾病。很多人照做之后都取得了很好的效果，而这正是我希望你能获得的。一旦你借着去除触发食物，加入营养食物及补充品后，体验到从症状中解脱的愉悦，就会问自己为什么没有早一点这么做。

　　要找到最适合你的食物，弥补营养不足，可依循六个简单步骤：

　　步骤 1：对食物进行自我评估。

　　步骤 2：去除标准美式饮食食物。

　　步骤 3：确定并去除可疑的食物。

　　步骤 4：加入有营养的食物。

　　步骤 5：补充营养品。

　　步骤 6：养成健康的饮食习惯。

步骤 1：对食物进行自我评估

我们很难弄清楚神秘的症状和所吃食物之间的联系，然而一旦你能分辨出两者间的因果关系后，就会感到非常轻松。以下是最常被提到的，在去除标准美式饮食后将会减轻或消失的一些症状：

- 极度疲劳

- 消化问题

- 身体酸痛或疼痛

- 不良的睡眠

- 脑雾

- 脱发

- 情绪问题（愤怒、焦虑或抑郁）

- 麻木或刺痛

- 慢性皮肤状况（皮疹、痤疮、湿疹或干癣）

- 无法减重或增重

你有上述这些症状吗？若有，我很高兴能让你看到选择食物是如何影响你的健康的。如果这些症状对你来说都很陌生，很有可能你已经选对了食物，或是你的毒物桶尚未达到临界点。现在是通过检查你的饮食来提前了解或解决自体免疫问题的最佳时机。

思考以下说法并从 0 到 3 标示你的回应，0 代表从不／不符合／不同意，1 代表偶尔，2 代表通常如此，3 代表总是如此。

0 1 2 3 　我吃含麸质的谷物，或可能受麸质污染的谷物（小麦、黑麦、大麦、米、燕麦、高粱、小米和荞麦）。

0 1 2 3 　我吃谷类（藜麦、米等）。

0 1 2 3 　我吃加工（包装）、油炸或快餐食品。

0 1 2 3 　我吃传统动物乳制品。

0 1 2 3 　我吃传统养殖的肉或鱼。

0 1 2 3 　我吃传统种植的水果和蔬菜。

0 1 2 3 　我吃植物油，如芥花油（菜籽油）、玉米油、葵花子油、红花油及大豆油。

0 1 2 3 　我吃人造奶油或起酥油。

0 1 2 3 　我吃黄豆产品。

0 1 2 3 　我吃糖（任何类别，包括果糖、蔗糖、蜂蜜、龙舌兰糖浆、枫糖浆等）。

0 1 2 3 　我用人造甜味剂。

0 1 2 3 　我喝未经过滤的水（自来水）。

0 1 2 3 　我吃转基因食品。

0 1 2 3 　我每周喝三种或多种酒精饮料。

分数加总：＿＿＿＿＿＿＿＿

食物分数解答

0　　　　你是个饮食典范。继续保持这个良好习惯。

1～6　　如果你有不良的系统或自体免疫问题，食物可能是触发因素。

7～10　　如果你有自体免疫问题或想要预防自体免疫问题，食物很
　　　　可能是触发因素。

11+　　　如果你想探索如何预防或逆转自体免疫疾病，食物极有可
　　　　能是触发因素。

不管你的分数是多少，好消息是你意识到食物与恼人的症状之间的潜在联系。虽然从理性上了解了食物和你的感觉之间的联系是一个好的开始，但实际亲身体验这些联系则会让你彻底改观。大量的科学研究证明毒食物和炎症是产生大多数疾病（包含自体免疫失调）的先决条件。但也有大量科学研究将营养食品与治疗联系起来。让我们先来看看坏消息，再深入探讨好消息。

步骤 2：去除标准美式饮食食物

最常见的触发食物对任何人都具有致炎性和毒性，尤其是对自体免疫疾病易感染体质的人。这些食物会促成炎症和肠道菌群（菌丛不良）的失衡，破坏肠道（肠漏）以及血脑障壁（leaky brain，脑漏）[6] 的结构完整，导致营养不足，造成线粒体功能异常及免疫系统受损。如同我们在本章前面所学的，任何会伤害肠道的东西，都会伤害到免疫系统。

标准美式饮食的特点是，食物或是看起来像食物的物质，受到化学方式的改变或采用某种方式生产，以延长食物的保质期，而不是维持人类的

健康生活。在大多数包装产品和快餐中所发现的加工食品，含有高度加工的油品、人造和玉米基底的甜味剂、精制谷物、化学防腐剂及添加剂，以及高度加工的白色食盐。加工食物不是为了促进健康而制造的，而是为了便利性和利润。悲哀的是，它们会引起炎症、提高血糖、促进胰岛素抵抗和肥胖症，并可能导致癌症和自体免疫疾病。

这些"有毒"的食物和像食物的物质，在健康的饮食中绝无立足之地。我希望，你在知道"有毒"的食品会给我们的身体带来一定的伤害后，就决定全面拒绝它们。为了获得充满活力的健康，你必须跟"有毒"的食物道别，转而拥抱有助你苗壮成长的营养食物。当你开始行动，很快就会意识到"为健康而吃"与典型的限制性饮食不同。"为健康而吃"是要吃得丰富，你会以多样又有营养的食物来取代少样又具伤害性的标准美式饮食；你会把以玉米和麸质为基底的垃圾食物，换成以往从未考虑过的新选项；你还会彻底地改变每周的饮食习惯，加入比以往营养更丰富的、口味多样的食物。很棒吧？那就让我们来瞧瞧这些"大坏蛋"们。

◆ 最毒的标准美式饮食

麸质

《新英格兰医学期刊》（*New England Journal of Medicine*）中的一篇评论报告指称，麸质是触发自体免疫疾病食物的第一名，它至少与 55 种疾病有关。研究表明，任何人食用麸质都会引发肠漏。麸质不只有 1 种，而是有 2.3 万种，在所有谷物中能找到不同的贮藏蛋白（storage proteins）[7]。虽然大多数的研究和检验都着重在单一一种麸质蛋白质：alpha 麦胶蛋白／麦醇溶蛋白（alpha gliadin），但在有更多更好的检测方法出炉以前，对自体免疫易感性的人来说，最好谨慎地避开所有谷物。麸质跟人类的毛发一样难消化，因此具有高度致炎性。但由于其黏性，麸质是理想的烘焙材料。美国超级小麦因其超强的黏性而被培育，这可能是最难消化的麸质之一。

> **建议**·对任何想要预防或治愈自体免疫疾病的人来说，100% 遵从去除麸质是必要的。

> **注意**·这并不表示可以吃标示"无麸质"的产品。包装食品中通常含有糖、防腐剂、添加剂、化学物质，补充了大量会促使血糖不平衡、胰岛素抵抗和肥胖症的碳水化合物，是自体免疫疾病发病和恶化的主要原因。

加工油脂

大多数植物油都是高度加工的致炎性脂肪。它们是以有毒化学物质制成的，如己烷（hexane）和漂白剂，而且含有高比例的致炎性脂肪，会快速氧化（变质），加热时会产生有毒物质，使身体产生会促发疾病的自由基（free radicals）。而自由基与心脏疾病、癌症、肥胖症及自体免疫疾病相关联。以下油脂以及利用这些油脂生产的快餐食品，都与许多疾病有关：芥花油（菜籽油）、玉米油、棉籽油、花生油、葵花子油、红花油，以及大豆油，还有部分氢化（化学强化）的植物油（人造奶油和起酥油）。

> **建议**·永远避开所有加工植物油（除了橄榄油）、人造奶油和起酥油，以及使用这些油脂生产的快餐。改为选择有机特级冷压橄榄油、椰子油、澄清奶油（印度酥油，对乳制品敏感者通常对此耐受性[8]良好）以及草饲奶油（如果你的身体能耐受乳制品）。

糖和甜味剂

过量摄取各类型的糖，如葡萄糖、蔗糖和果糖，都会伤害免疫系统，促进炎症、肠漏、肥胖症、癌症，以及自体免疫性。这包括任何含有高果糖玉米糖浆（HFCS）、龙舌兰糖浆、蔗糖、枫糖浆及蜂蜜的食物。即使是高升糖（让血糖飙升）的水果，如香蕉和西瓜，都会导致酵母菌过度生长、肠道微生物失衡、肥胖症、糖尿病和自体免疫失调。当你要摄取水果和蔬菜时，选择吃完整的水果和蔬菜，而不是喝果汁。完整的水果和蔬菜含有纤维质，会减缓糖的消化速度，维持胰岛素系统的平衡；而果汁不含纤维质，会迅速引发高血糖。

研究表示，人工甜味剂，如阿斯巴甜（蓝色包装）、糖精（粉红包装）以及三氯蔗糖（黄色包装）可能对人类有毒。三氯蔗糖是以氯制成，它会减少有益的肠道细菌，并改变人体的胰岛素浓度。阿斯巴甜含有甲醛，被认为与癌症的发生有关。而它们都与体重的过度增加、2 型糖尿病和心血管疾病风险的增加有关。

建议 · 永远避开加工糖和人工甜味剂。如果你正在处理血糖失衡、胰岛素抵抗、糖尿病或肥胖症，就将水果的摄取量减至最低。使用有机甜菊糖作为主要的甜味剂，你也可以考虑罗汉果或木糖醇（取自桦木）而非玉米制成的糖醇。

注意 · 糖醇会造成一些人消化不良。

乳制品

很多有乳糜泻或麸质敏感性的人，同时也对乳制品敏感，尤其是对乳蛋白质的酪蛋白过敏。酪蛋白是一种难消化的蛋白质，对很多人来说具有致炎性，会导致肠漏并引发免疫反应增强，如 1 型糖尿病、红斑狼疮、多发性硬化症和类风湿性关节炎。A1 β 酪蛋白牛奶（A1 β casein）常见于荷斯坦奶牛（Holstein cows），特别具有致炎性。

除了酪蛋白外，传统的牛奶制品也有许多问题：大多数非有机饲养的乳牛常被喂食了喷洒过草甘膦（glyphosate，商品名为 Roundup）的转基因谷物，并被施打抗生素，也被投以 rBGH 牛生长激素，这是一种转基因的牛生长激素。然后是对传统牛奶进行杀菌（巴氏灭菌法）会杀死有益的酵素和益生菌，以及会产生有害的自由基的均质化（homogenized）[9]过程。

> 建议·永远避开传统乳制品。在经过 30 天美食假期后，如果你想尝试乳制品，可以考虑生的、含有机的 A2 β 酪蛋白（A2 β casein）食品，比如泽西牛（Jersey cows）的奶。也可以试试羊奶——已发酵的，如克菲尔酸奶（kefir）[10]或像酸奶那样发酵的奶，它们的耐受性更好，也更容易消化。

食品添加剂和化学物质

许多添加入食品中，用以改变味道、颜色、质感和延长保质期的化学物质，都与癌症和自体免疫疾病相关。这意味着任何含防腐剂、人工香料、色素和化学物质的食品中，含有谷氨酸钠（又称味精、麸胺酸钠，monosodiu 毫克 lutamate,MSG）和人工甜味剂。传统种植的水果和蔬菜通常含有残留的农药，会增加患自体免疫疾病的风险。未过滤的自来水常含有毒化学物，如氟、氯、氯胺、铅、药品，及其他会干扰免疫功能，破坏激素，造成肥胖症和增加患癌症风险的物质。

> 建议·尽最大可能避免食物和水中的毒素。如果购买有机农产品时担心成本问题，可查看环境工作组织（Environmental Working Group,www.ewg.org）的十二大肮脏蔬果（Dirty Dozen）和十五大洁净蔬果（Clean Fifteen）列表，以了解哪些水果和蔬菜受农药残留的影响最大或最小。在水的洁净方面，至少要确认你已从饮用水和洗澡水中过滤掉氟和氯。

传统养殖的动物制品

传统饲养的动物，通常是集中喂养的大型生产模式，目的是尽可能快速生产出最肥美的动物，通常都会对其施加抗生素和激素。如果这还不够，它们还常被喂食以转基因、充满农药和除草剂（草甘膦），且受有毒霉菌破坏的谷物。是的没错，发霉的谷物会让动物快速增加重量，身上有更肥、更嫩和含有霉菌毒素的肉，而这些特点一直都吸引着美国消费者。但如果你有自体免疫疾病，就要小心了。你可能会对这种肉品中的霉菌毒素、草甘膦以及转基因蛋白质格外敏感。

可悲的是，这些动物还承受着禁闭带来的额外压力。但无论你对虐待动物的看法如何，归根结底，传统肉类提供的营养价值低于有机、草饲或自由放养的肉类。传统饲养的肉类更便宜、更容易找到，对动物、环境和人类健康的成本代价则相对较高。

建议·尽量避免吃传统饲养的动物、乳制品、蛋，还有养殖鱼，它们大多被喂食非天然的玉米和大豆。选择标示有"100% 草饲""放牧"或"野生"字样的动物产品。

> **重要概念** 你吃的什么，你就是什么。饲养场动物、养殖场禽类和养殖鱼都吃玉米和大豆。

玉米

玉米是一种含有麸质的谷物，此种麸质类似小麦中的麸质，会在对小麦麸质敏感的人身上起交叉反应。这表示你的身体将玉米麸质误认为是小麦麸质，并产生类似的免疫反应，从而导致自体免疫疾病。而且，玉米非常容易遭受有害的霉菌毒素污染，目前生产的大多数玉米都是转基因玉米（即可抵抗除草剂的玉米）。抗除草剂作物常在采收前被喷洒草甘膦。研究表明，草甘膦会导致肠漏，并增加罹患多种疾病的风险，包括帕金森综合征（Parkinson's）[11]、癌症及类风湿性关节炎。

建议·永远避开传统种植的玉米。如果你在 30 天美食假期后发现自己可以耐受玉米，而你正在处理血糖失衡、胰岛素抵抗、糖尿病或肥胖症时，要确保所选的是有机玉米且将食用量减至最少。

大豆

虽然豆类作为一个类别在下面的可疑食物清单中被提及，但大豆还有许多其他问题，这使它对许多人来说是有害的食物。大豆含有多种天然形成的毒素以抵御植物捕食者，而这些毒素会对人体有害。凝集素（lectins）能触发炎症和刺激出高度免疫反应，从而导致易感人群的自体免疫疾病。植酸（phytic acid）会与矿物质结合，特别是钙、镁、铁和锌，使它们不会轻易被你的细胞吸收；皂苷（或皂素，saponins）、大豆毒素（soyatoxin）、胰蛋白酶抑制剂（trypsin inhibitors）和草酸盐（oxalates）会干扰体内需要用来消化蛋白的酵素酶。大豆还含有植物性雌激素（phytoestrogens），这是内分泌与甲状腺的干扰物，可能会引发激素敏感型癌症。此外，美国现在收获的 90% 以上的大豆都是含有草甘膦的转基因作物。

建议·永远避开传统种植的大豆。如果你在 30 天美食假期之后发现自己可以耐受大豆，可以选择有机和发酵过的大豆制品，会更容易消化，比如丹贝、纳豆和味噌。

白色食盐

过度加工的盐可能是导致自体免疫疾病增加的环境因素之一。白色食盐是以化学加工去除镁和微量矿物，通常含有添加剂和防腐剂。在一项实验里，饮食中含有高量加工盐的小老鼠，表现出 Th17 病原细胞（pathogenic Th17 cells）数量的激增，此细胞会引起炎症，以及导致自体免疫疾病。

建议·避免食用加工过的白色食盐。以精制或生海盐取代。

步骤3：确定并去除可疑的食物

有句话说"一个人的美食可能是另一人的毒药。"当谈到自体免疫疾病和食物敏感性时，这句老谚语就成真了。我们将灰色地带的食物称为"可疑"食物，它们对许多人来说是无害的，但对某些人则会产生伤害。这些食物会在没有明显症状下对身体造成伤害，使得它们成为格外隐蔽的触发因素。

◆ 过敏与敏感性

或许你对食物过敏比较熟悉：有些人对花生或贝类有着严重的过敏反应，会产生明显的症状，如荨麻疹、肿胀，甚至过敏性反应或死亡。食物过敏可通过实验室检测出免疫球蛋白E（IgE）抗体的升高来证实。我喜欢把那个"E"想成是"紧急状况"（emergency）的E。

更常见的是食物敏感性，实验室检测显示的是免疫球蛋白G（IgG）抗体的升高。我称这个"G"为"真要命"（good grief）。食物过敏会立刻引发反应，但食物敏感性通常是延迟性的反应，有时几小时甚至1周内都不会发生。而且很少有明显的症状，所以人们不会把因果关系联系起来，继续吃这些食物，从而在不知不觉中引发并延续自体免疫症状。

如果你在几小时或几天内都感觉不到，怎么可能会把原因和结果联系起来呢？除非你将可疑的食物从饮食中去除，否则很难发现。当你长期远离这些食物，免疫系统就有机会稳定下来，使症状消退，然后健康将恢复到理想状态。通常当你休息一段时间后再把可疑食物添加回来，你会有更强烈的反应。

有时食物敏感源于我们最渴望和最常吃的食物，即使它们对多数人来说并不是有毒的，比如鸡蛋、西红柿、巧克力、咖啡或坚果。这就是你需要鼓起勇气，下定决心并许下承诺将你的健康放在所有事物之上的时候。有可能那杯早上的咖啡或那块难以抗拒的巧克力，就是你的触发物。但别绝望，去除这些食物的好处，会比咖啡因或糖要持久得多。更何况这些可疑的触发因素可能是暂时的。一旦你将它们去除数个月并治愈肠道后，或许就可以再次享用它们了。

用来找出食物敏感性的过程，通常被称为"去过敏原饮食"（elimination diet）。功能医学医生认为，去过敏原饮食是揭开个人独特的触发食物的黄金准则。这个过程是如此有帮助，让我觉得该给它一个更积极的名称。毕竟，谁想放弃东西呢？我比较喜欢带着鼓励意味的名称"30 天美食假期"。这 30 天内你可以做任何事，而且"假期"听起来也更诱人。当你在度假时是处于休息和复苏的状态，而且会尝试新事物。

这个假期其实与剥夺正好相反。一次 30 天美食假期，或许会让你接触到比你想象中更多的食物。你是否数过自己每周吃多少种食物？如果你吃典型的美式饮食，或许只从一种食物中获取了最多的营养，那就是玉米。

仔细思考每周的食物选择。你经常尝试新的蔬菜、鱼或肉吗？上一次是什么时候吃的水嫩生菜包裹的野牛肉汉堡，或以大蒜搅拌入味的羽衣甘蓝沙拉？或是绿哈里萨（harissa）辣酱节瓜意大利面，或七彩烤根茎蔬菜？你愿意试试肝酱（liver pâté）或生酮小豆蔻卡士达酱吗？（还有更多食谱都在附录 A 中）。当你去除了有毒的标准美式饮食与可疑食物后，我保证有营养丰富的大量食物在等着你。

◆ 在 30 天美食假期中去除可疑食物

交叉反应的食物

对麸质敏感的人也必须考虑从被免疫系统误认为是麸质的交叉反应食物中放个假，包括乳制品、牛奶、巧克力、小米、燕麦、大米、乳清和酵母。

建议·在 30 天美食假期中去除所有交叉反应食物。

谷类

所有麦片谷物，如小麦、大麦、黑麦、玉米、小米、燕麦、高粱、斯佩尔特小麦（spelt）、苔麸（teff）、大米和野生稻（wildrice）；以及拟谷类的藜麦、荞麦及苋菜，都含有不同类型的麸蛋白质，可能会对麸质敏感的人造成伤害。谷类是高升糖（glycemicload, GL）碳水化合物，会让血糖激升，为胰岛素及瘦素（leptin）[12] 抵抗、糖尿病、肥胖症铺平道路，这些都是导致自体免疫疾病的风险因素。谷物同时也包含有毒的抗营养物质（anti-nutrients），这种会干扰养分吸收的天然化合物，可通过增进肠道渗透性和启动促炎性免疫反应（pro-inammatory immune response），导致慢性炎症和自体免疫疾病的表现。

建议·在30天美食假期中去除所有谷物，并考虑永久远离谷物以获得最佳健康。如果你能耐受且想要吃非黏性谷物（non-glutinous grains），可以在煮之前将之浸泡到发芽，以优化消化性及降低有毒的抗营养物质量。

蛋白

蛋白含有溶菌酵素（lysozymes），其作用就如同特洛伊木马一样会穿透肠屏障，使其他大型蛋白质分子和大肠杆菌等细菌进入血液，可能引发免疫系统的炎症反应。此外，食用蛋白后，也可能通过分子模拟过程而导致自体免疫疾病；这个过程类似于小麦、豆类和谷物中的凝集素在人体所引发的问题。

> 建议·在30天美食假期中去除蛋类。如果你最后发现自己会对蛋白起反应，或许就能享受蛋黄这个极佳的营养品。此外，有些人会对鸡蛋起反应，却可以耐受鸭蛋。

茄科家族（Solanaceae family）

许多患有关节炎（骨关节炎、干癣性关节炎或类风湿性关节炎），或风湿性疾病，比如红斑狼疮和有其他疼痛的人，都发现部分原因是食用了茄科植物家族的食物。茄科植物包括西红柿、马铃薯、茄子、椒类、所有椒类制成的辣酱和香料、南非醉茄（ashwagandha 的俗名，又称印度人参）[13]和枸杞。在这些食物中的凝集素、皂苷或辣椒素，都与导致肠漏有关。

> 建议·在30天美食假期中去除茄科植物。

木本坚果与种子

木本坚果包括杏仁、巴西栗（Brazil nuts）、腰果、榛果、夏威夷果、胡桃、开心果及核桃，它们都是最常见的过敏原，也是最常见的致敏感性食物。患有自体免疫疾病的人很可能对坚果及种子敏感或过敏。

> 建议·在30天美食假期中去除木本坚果及种子。如果你能忍受它们，考虑浸泡发芽的有机坚果和种子，以优化它们的消化性。

豆类

大豆、扁豆、豌豆、鹰嘴豆等，所有豆类和花生都有高量凝集素。凝集素是植物中天然存在的一种毒素，用于抵御捕食者，对很多人来说也具有危险性。凝集素会触发炎症并刺激高度免疫反应，进而导致易感人群的自体免疫疾病。

> 建议·在 30 天美食假期中去除豆类，并永久去除常受霉菌污染的花
> 生。如果你能耐受豆类，也想在饮食中添加此类食物，可在煮
> 之前将其浸泡至发芽，或选吃发酵过的种类，将有助于你更好
> 地消化它们。

猪肉和加工肉类

猪是恶名昭彰的食腐动物，它会吃掉能找到的任何东西，所以它们体内往往含有更多毒素，包括抗生素耐药性细菌（antibiotic-resistant bacteria）和其他令人讨厌的污染物。加工肉类是以烟熏、腌制或盐腌保存，常包含化学成分，如肉胶和名为硝酸盐（nitrates）的防腐剂。硝酸盐会在身体中转化成亚硝胺（nitrosamines），与糖尿病和某些癌症风险的增加相关。

> 建议·在 30 天美食假期中去除猪肉和加工肉。如果你决定继续吃猪
> 肉，选有机、未经腌制、无硝酸盐且加工最少的产品。

水果

果糖是水果中的单糖，会促进炎症、胰岛素抵抗、甘油三酯升高[14]、腹部肥胖，以及氧化压力。如果你有超重、胰岛素抵抗、糖尿病或酵母菌（念珠菌）感染等情况，就要将水果的摄取量减至最低。

> 建议·在 30 天美食假期中，除了树莓、黑莓、蓝莓、椰子、牛油果
> 和柠檬外，去除所有水果（包括果汁，除了少量有机无糖的蔓
> 越莓汁）。30 天后，考虑将水果的摄取量减至最低，直到解决
> 血糖失衡、胰岛素抵抗、糖尿病或肥胖症的问题。如果想让水
> 喝起来有趣点，可添加一些无糖有机蔓越莓汁或柠檬汁，也可
> 滴几滴甜菊。

咖啡和含咖啡因食物及饮料

虽然喝咖啡对健康有很多好处，但也有一些顾虑：

1. 有些人对咖啡非常敏感。基因 CYP1A2（细胞色素 Cytochrome P4501A2）会决定你的身体分解咖啡因的速度。"新陈代谢很快的人"的身体，能快速清除咖啡因，让抗氧化剂、多酚（polyphenols）及咖啡中其他健康的化合物能很快生效，并且咖啡因不会对这些人产生副作用；而"新陈代谢慢的人"，则要花 2 倍的时间来代谢咖啡因，而且对咖啡产生的惴惴不安感、呕吐感、焦虑、失眠特别敏感。每天喝两杯以上的咖啡，会增加患心脏病的风险。

2. 咖啡豆与烘焙咖啡，尤其是不含咖啡因的咖啡，可能含有具有伤害性的霉菌毒素（霉菌副产品）黄曲霉毒素 B1（Aflatoxin B1）和赭曲霉毒素 A（Ochratoxin A），它们与抑制免疫系统和癌症相关。

3. 咖啡里的蛋白质会与麸质交叉反应，这意味着对麸质敏感的人也可能对咖啡敏感。

> **建议** · 在 30 天美食假期内去除一般及不含咖啡因的咖啡，以及含咖啡因的茶与饮料。尝试多种花草茶和不含咖啡因的茶。有机烘烤的蒲公英根茶是健康的咖啡替代品。如果你能耐受咖啡，可以选择高质量的有机品牌，如 Purity 或 Bulletproof，或者购买"水处理"无咖啡因（water-processed decaf）来降低霉菌的暴露量。

巧克力

生可可是巧克力的主要成分，对免疫健康、心血管健康、神经系统疾病、衰老及预防癌症有许多有益的作用。尽管如此，还是有一小部分人会对巧克力起反应，有些是对牛奶巧克力中的乳制品有反应，有些则是对可可本身有反应，而有些则是对少量的咖啡因有反应。对咖啡因敏感的人来说，巧克力可能是个问题，因为 1 盎司（约 28 克）的黑巧克力中就含有与一杯绿茶等量的咖啡因。

> **建议·**在 30 天美食假期内去除所有巧克力和可可，并永远避开牛奶巧克力。如果你重新吃黑巧克力之后未产生反应，可以选择含 70% 以上可可固质（cacao solids）的有机黑巧克力，将糖摄取量减至最低。最好能自己制作生可可点心，例如以椰子油、椰子脂、生可可，再加一小撮海盐和甜菊所做成的巧克力"脂肪炸弹"（fat bombs）。至于在商店里购买的巧克力，有些是以甜菊制成的，例如 Lily 的非转基因黑巧克力，是减少糖摄取量的好选择。

酒

虽然有研究表明少量饮酒有助于预防心脏疾病和 2 型糖尿病，但相关研究也揭示出酒的坏处，包括增加了癌症风险（乳腺癌、大肠癌和肝癌），抑制免疫系统，增加肠道渗透性（肠漏）。一瓶啤酒就可能含有超过十种的过敏原，包括防腐剂、组织胺（histamines）、农药、小麦、麸质、酵母和玉米，这些都可能是转基因的。

> **建议·**在 30 天美食假期内去除酒类，并考虑永远饮用最低量或去除酒类，以此来保护你的肠道、大脑，以及免疫系统。

酵母

有些人对酿酒酵母敏感，酿酒酵母是名为"啤酒酵母"（Saccharomyces cerevisiae）的单细胞真菌，有时会在益生菌、酱油、醋和啤酒中发现；有些人则对面包酵母（使烘焙食物膨胀的酵母）、酵母萃取物（可在沙拉酱、调味料和肉汤块中找到）、醋、奶酪等发酵产品敏感。酿酒和面包酵母中的蛋白质和麸质会发生交叉反应，这表示对麸质敏感的人也会对酿酒和面包酵母敏感。对组织胺不耐受（histamine intolerance）的人可能会对发酵食物中的高浓度组织胺起反应。另一方面，营养酵母片，如 Sari 食品（Sari Foods）品牌（未经添加维生素强化），就是帕玛森奶酪的美味替换品。

> 建议·在 30 天美食假期中去除啤酒酵母和面包酵母。如果你有组织胺不耐受问题，建议遵循低组织胺饮食，并考虑补充二胺／双胺氧化酶（diamineoxidase,DAO），这是可帮助分解组织胺的酵素。在烤蔬菜或炒绿色蔬菜时撒上营养酵母片，营养酵母片也可使你的多汁野牛肉汉堡（第 324 页食谱）更柔嫩美味。

贝类

原肌球蛋白（tropomyosin）已被确认是贝类家族中主要的过敏原，是大多数的贝类过敏和延迟敏感性的主因。

> 建议·在 30 天美食假期中去除贝类。

找出这些标准美式饮食及可疑食物是否会对你造成问题的最好方法，就是给这些食物至少放 30 天的假。第二好的方法，就是通过实验室检测来确定你潜在的食物敏感性。虽然食物敏感性检测并非百分之百可靠，但对那些已做过排除饮食法，却仍无法找出是哪些食物导致症状产生的人来说，会是一个好途径。实验室检测选项的说明请见第 38 页。

30 天美食假期总论

如果你正受自体免疫问题所苦，或有令人困扰的症状，如消化问题、脑雾、头痛、疲劳或疼痛，那么30天美食假期会是你所做过的意义最深远的实验。对我来说就是如此。对琳达·克拉克（Linda Clark）这位营养教育家来说也是如此。

以食物治愈：琳达·克拉克的故事

在琳达成为营养治愈权威的几十年前，她就是一个沮丧的患者，一开始她只是试着弄清楚一系列只出现在身体上烦人感觉的小征兆，后来发现变成使人衰弱的症状，包括记忆问题、脑雾、眩晕、麻痹、身体长期疼痛、特定部位疼痛，以及肌肉痉挛。

琳达在一个充满压力与烟雾的家庭中成长，这等于是在为多重化学物敏感性（multiple chemical sensitivities,MCS）、纤维肌痛综合征、慢性疲劳综合征、桥本甲状腺炎，以及乳糜泻铺设发展舞台。40多岁时，琳达的健康状况急剧下降。经过受限的传统医学治疗后，她从各式各样的天然资源中寻求整体解决之道。

寻求治愈时，琳达了解到消除饮食是一种揭示食物诱因的方法。对琳达来说，放弃最喜欢的食物是很痛苦的。她每天都会吃谷物、奶酪和酸奶，而且她已经吃素多年了，完全无法理解又要开始吃肉这件事。但琳达认为30天似乎是可以做到的，所以她决定试试看。在去除可疑食物后，琳达的症状果然消退了。当30天结束后，她马上恢复了原来的饮食习惯，结果症状又出现了。最终，琳达恢复健康的决心胜过对素食的喜好，选择了永远去除所有谷物、乳制品和糖，并开始吃肉。随着琳达转向营养的原始人饮食法，结合蔬菜、健康的鱼类和蛋白质之后，偶尔的脑雾也完全修复，记忆和精力都得以改善，残存的疼痛和痉挛症状也消失了。

琳达的经验告诉她"健康是一种日常选择"。她现在教导他人以营养来治愈，以及生命是可以被治愈的。她在美国加州萨克拉门托（Sacramento）的诊所中，为患者提供方法："你必须明白，为了治愈，你需要改变你的生活。对我来说，这是学习的意愿，要有好奇心，为了治愈不惜做任何事情。这就是我对所有患者的期望。你可能再也回不到以前的生活方式了，但请记住，你会过上一种新的、更有活力的生活，在这种生活中，你每天选择健康，而不是被疾病折磨。"

许多专家都观察到，多数患者在去除触发食物一段时间后，症状都会消失。那需要多久呢？不同的人情况会有所不同。有人说 3 周就够了，抗体需要 3 周时间才能消失，所以 3 周就可以了。你可以选择继续美食假期，直到所有症状都消失，这样可能需要 90 天或更久。我的一些患者在 30 天之后感觉很好，而选择永不再将可疑食物加回来。至少 30 天不吃可疑的食物可以让你的身体从自体免疫反应中平静下来，治愈肠道黏膜，减少炎症，修复因受到自体免疫攻击而受破坏的组织。

除了确定触发食物的主要目标外，30 天美食假期能让你的排毒器官休息，让身体清除毒素并从累积的毒素负担中复原。这也是一个充满力量的实验，穿上你的实验服，让我们开始吧！

◆ 30 天美食假期行动步骤

1. 从可疑食物中挑选你可以将其放假 30 天的食物。旅行途中或一般假日可能不是最适合的时机。

2. 提前购买各式各样在 30 天内会吃的美味有机食物：

☑ **蛋白质**：野生鱼，放牧火鸡（最好不是以玉米或大豆喂养的）、鸡、鸭，100% 草饲牛肉、羊肉，及野生猎捕的野牛、麋鹿、鹿肉、鸵鸟。

☑ **蛋白粉**：取自草饲动物的胶原蛋白胜肽（collagen peptides）或骨汤蛋白粉。

☑ **蔬菜**：所有的有机蔬菜（茄科植物家族除外），包括海藻类。

☑ **脂肪**：特级冷压橄榄油、椰子油、中链甘油三酯（MCT 油）、牛油果油、亚麻籽油、印度酥油（澄清奶油）。

☑ **其他脂肪**：牛油果和橄榄。

☑ **发酵食物**：蔬菜（除了茄科植物）、德国酸菜、韩式泡菜、原味椰子、酸奶、椰子克菲尔酸奶。

☑ **低升糖水果**：有机柠檬、莱姆、莓果类和椰子。

☑ **香草和香料**：所有的有机种类（避开卡宴辣椒）。

☑ **食品储藏室物品**：有机天然发酵苹果醋、肉汤和骨汤、椰子片、椰子奶油（coconut butter）、甜菊或罗汉果、营养酵母片。

☑ **乳制品替代物**：有机罐装椰奶，可存放于食物储藏室和冰箱。或自制椰奶（第 339 页食谱）。

☑ **茶**：有机、无咖啡因红茶、绿茶，白茶，以及花草茶。

☑ **纯水**：与体重磅数一半等盎司量的泉水或过滤水。例如体重为 100 磅（约 45 千克），则喝 50 盎司（1500 毫升）的水。

☑ **蔓越莓水**：加一点无糖蔓越莓汁到水里，或挤一些柠檬汁，如果想要的话再加些甜菊。

☑ **甜味剂**：甜菊、罗汉果或木糖醇（取自桦木，而非玉米）。

3. **提前计划饮食选项**（参考附录 A 的 30 天美食假期食谱）。如果想取得更多 30 天美食假期食谱，请上网查询"自体免疫原始人饮食"（Autoimmune Paleo Diet）以取得无乳制品、蛋、糖、谷物、巧克力、咖啡、坚果和茄科植物的食谱。

4. **从厨房、家里、办公室、车中移除**所有美食，以免自己受诱惑。也包括藏起来的那一堆。

5. **放 30 天的假**，远离所有的标准美式饮食和可疑食物，绝无例外，不然你就无法得到正确的结果，而那也表示你还要再进行一次。

6. **注意你的感受和做好症状追踪记录**（参考附录 B 的范例）。监督消化、排泄、精力和睡眠状况。如果你在这个美食假期中感觉比较好（比如更有精力、睡得比较好、症状减少等），就表示你常吃的东西中有造成这些问题的食物。

7. **30 天后重新引进食物，**在至少 2 天（48 小时）的时间内少量地一次引入一种食物。准备好你的"食物–症状追踪表"（附录 B）以展开重新引进食物阶段。

8. **你可以依任何顺序重新引进食物。**例如，如果你想先试试咖啡，在第 31 天的早上喝一小杯，比如 1/4 杯或者半杯的有机黑咖啡（无乳制品，但可加一点甜菊）。注意这一杯咖啡让你觉得如何，把感觉写下来。如果没有不良反应，中午时再喝一小杯，然后停止。并继续留意是否有任何不良症状。如果你感觉良好，第 32 天重复同样的过程，如此一来，任何经过重新摄入阶段的食物，都可以保留在你的饮食中。在第 33 天时加入另一种食物，并在 2 天内重复少量食用的过程。整个重新摄入的过程大约要花 1 个月，所以要有耐心。很快你就能清楚地分辨出哪些食物你可以吃，哪些食物应该避免或至少暂时要避免。

9. 在重新摄入一种食物时，**如果你有任何不良反应，**立刻停止食用。

如果要确认该反应是否真的针对此食物，第二天再试一次。如果再次有反应，就是身体发出明确的信息，指出这种（些）食物就是产生神秘或自体免疫症状的根本原因。在此建议你将这种（些）有害的食物去除至少 3 个月后再重新摄入。以下任何一种症状都是身体对食物起反应的迹象：

• 不寻常的疲劳。

• 消化道症状：腹泻或便秘、胀气、腹胀、腹部疼痛、胃灼热、胃食道逆流或恶心。

• 头痛或脑雾。

• 眩晕或头晕。

• 肌肉或关节疼痛。

• 皮肤刺激：发红、长痘痘、瘙痒或起疹子。

• 无法入睡或嗜睡。

• 鼻塞或流鼻水。

• 情绪问题：焦虑，抑郁，或觉得情绪低落。

10. 做得好！ 如果你已完成这些步骤，即使过程不完美，也要恭喜自己。希望你已辨识出触发食物，从之前的不良症状中得到缓解。也希望你能感受到自己更好地控制食物的选择，并有动力继续避免那些会给你带来不良影响的食物。你正在通往更有活力的健康之路上。

◆ 30 天美食假期后与重新摄入阶段

治愈肠道

如果你有食物敏感或自体免疫症状，可能也会有肠漏和失衡的肠道微生物群。治愈依然很困难，除非你先治愈和封住肠道。在完成 30 天美食假期之后，下一个篇章"治愈肠道"会协助照顾你的肠道花园。

食物轮替

不幸的是，我们会对常吃的和最想吃的食物发展出敏感性。从我们习惯的食物，甚至是我们最理想的食物中休息一下，可以减轻免疫系统负担，同时增加我们的营养种类。食物轮替有助于打破会导致食物敏感的习惯和渴望，以及降低发展出新的食物敏感的机会。吃了一种食物后，你的免疫系统需要 2 周的时间才能产生抗体，所以，最理想的是你每隔 14 天就轮替食物。虽然这对多数人来说似乎不切实际，但你可以采用一些策略来让免疫系统快乐一点：

• 吃当季的食物，而不是一年到头都买同一种农产品，让水果成为偶尔的享受，而不是每日的习惯。

• 选择多样性。有意识地尝试新食物，并以吃五颜六色的蔬菜为目标。

• 提前计划三餐和点心。在你的冰箱、冷冻室和食品储藏室里放入各式各样的草饲肉类、放牧禽肉、蔬菜、牛油果、椰子产品、冷冻莓果类。

故态复萌怎么办？

我们都是人类，就算是最好的意图也抵不过最根深蒂固的习惯。假设你完成了去除和重新摄入阶段，身体也感觉健康了许多。事实上，你感觉好多了，就这一次放纵自己对最喜欢的食物的渴望，你看不出有什么害处。在你意识到这一点之前，就故态复萌到你的旧习惯和不舒服的症状中。

这样的情况也会发生在最有纪律的人身上，但如果是发生在你身上，请不要太苛责自己。毕竟感到内疚或沮丧可能比触发食物本身更糟糕，不如好好倾听自己的身体。症状复发是身体与你沟通的方式。若你忽略细微信息，症状就会变得更严重，直到你终于决定远离你的触发食物。

你的想象力可以在此过程中帮助你。预想你未来再没有疼痛和病痛之苦。你在做什么？跟谁在一起？若没有不良且令人虚弱症状的束缚，你会和谁在一起？将那强烈的影像印刻在脑海中，让它成为一个正面积极的情绪吸引，在你面对喜爱但有害的食物时，帮助你回到正轨。就算要尝试 5 次或 50 次也没关系，只要你对自己温柔，就是在正确的道路上。

一旦你完成了 30 天美食假期，并确定了你的元凶食物，专家们会根据反应的严重性，建议远离元凶食物 3 ~ 6 个月。治愈食物敏感性的关键在于治愈肠道，我们会在下一章深入探讨。或许你可能要永远舍弃某些食物。没人比你更了解自己的身体，所以认真聆听身体，并在你觉得需要时进行实验。就我个人来说，我再也不会吃麸质或乳制品（除了有机澄清奶油，因为它不含酪蛋白），放弃它们已 9 年了，我一点也不想念它们，因为我更珍惜活力充沛的健康！

步骤 4：加入有营养的食物

经过多年的研究和访问专家，以及我的经验，使我提倡一种有许多名称的饮食法，如狩猎采集（hunter-gatherer）、石器时代（Stone Age）、祖先（ancestral）或旧石器时代（Paleolithic）、原始人饮食（Paleo diet，以下统称原始人饮食法），来作为想要预防或逆转自体免疫疾病患者的最佳结构。

原始人饮食法是我们的狩猎采集祖先在人类进化的大多数时间里的饮食方式，至少在工业革命及现代农业出现之前是如此。它包括种类众多的完整而未经加工的食物、大量的健康脂肪、适量的动物性蛋白质，以及适量的碳水化合物。这可以说是美国每日膳食推荐量（United States Recommended Daily Allowances,USRDA）食物金字塔的逆转！原始人饮食法避免的现代致炎性食物，如加工食物、糖、谷类和乳制品。

考虑食物敏感性检测

有时进行 30 天美食假期，可能会错过元凶食物，因此去做检测是比较有效的方法。但在你花钱做昂贵的食物敏感性检测前，有个重点需要注意：许多患有自体免疫疾病的人无法产生适当的抗体反应（免疫球蛋白 IgA、IgG、IgM），这代表他们的免疫系统可能因过多的毒素、慢性压力、感染等原因而无法正常发挥作用。免疫球蛋白过少会让你有感染的风险，而过多则表明你的免疫系统可能过于活跃。

如果你不先检测整体免疫球蛋白状态，做食物敏感性检测就可能会产生错误的结果，即错误且令人沮丧地指出你没有敏感性或你对所有的东西都敏感。**先确定你是否能产生适度的抗体反应，再去做食物敏感性检测。**这个初步的血液测试被称为**"完整免疫球蛋白套组检测"**（total immunoglobulins panel）。

有多种食物敏感性检测可用，在这里介绍三个我曾做过的检测，并推荐给其他患者：

· ELISA/ACT Biotechnologies（EAB）：

EAB 的中档综合套组价格约为 600 美元，将 315 种受欢迎的食品与许多常见的化学物质、霉菌、添加剂和毒素捆绑在一起。ELISA/ACT 的最大好处是，它直接检测淋巴细胞（免疫系统细胞）的反应，而不仅仅是抗体（IgG）的反应，后者可以是保护性的，也可以是反应性的。

Cyrex Laboratories：

如果你负担得起价格在 1200 美元左右，而且没有保险，可考虑做 Cyrex 的 10C，这是三序列的套组，包括全面的麸质检测、24 种常见交叉反应食物的检测，以及 180 种常吃的烹煮过及生食的食物，含常见饮食构成元素，如添加剂和色素。

Meridian Valley Lab

Meridian Valley 的食品安全基本套组，是这三种中最精简和最符合成本效益的选项，提供了 94 种食物的 IgG 套组，再加上念珠菌筛选，价格约为 150 美元。

《原始人饮食法》（*The Paleo Diet*）作者暨世界顶尖原始人饮食营养学专家——洛伦·科登（Loren Cordain）博士认为：通过大量减少或消除现代加工食物，并以与祖先摄取的食物中营养品质相同的健康料理来取代，就可能改善健康和降低患慢性疾病的风险。

去除麸质与乳制品，是我以食物治愈的第一步。之后，在我得知遵照原始人饮食法对健康有更多的好处时，便决定放弃所有的谷类和糖。我并不想念淀粉，对甜食的渴望也消退了。我并没有被剥夺的感觉，反而更享受盘中双倍分量和种类的蔬菜，也学会以坚果、椰子粉和甜菊来烘焙美味甜点。测试结果显示，我的血糖和炎症指标都得到了改善。换句话说，通过吃得像个穴居人，让我降低了罹患慢性疾病的风险。

这只是个有趣的小故事，那么更大型的研究呢？新兴的研究得出类似的好消息。人类与动物的实验都表明，与现代重谷物的饮食相比，原始人饮食法更有益于健康。

一项对停经后肥胖妇女的长期研究发现，原始人饮食法有助于健康指标的多重改善，包括降低收缩压和低密度脂蛋白胆固醇，这几项都与降低代谢综合征疾病（metabolic syndrome diseases），如 2 型糖尿病、癌症和自体免疫疾病的风险相关。

一项动物研究检验了原始人饮食法对猪的健康影响。在小猪断奶后，随机喂给它们以谷物为主的猪饲料，或含有肉、蔬菜、水果和根茎类的原始人饮食。15 个月后，检测小猪的健康状况。吃原始人饮食的猪健康状况得到了改善，炎症指标明显低于吃谷物饲料的猪，指标包括 C- 反应蛋白（C-reactive protein,CRP）、较高的胰岛素敏感性和较低的血压。即使是猪，似乎也无法适应现代以谷物为主的饮食。

一份发表在《糖尿病学》（Diabetologia）杂志上的小型研究发现，相较于允许吃谷物、豆类、糖和低脂乳制品的地中海饮食，原始人饮食在 12 周内对有心脏疾病、糖尿病或糖尿病前期的患者，在葡萄糖的耐受度上有明显的改善。

另一份小型研究则着眼于原始人饮食法的短期影响。9 名健康、不肥胖的志愿者，在 10 天内从典型的西方饮食改为原始人饮食。志愿者们放弃了谷类、乳制品和豆类，改吃肉、蔬菜、水果和坚果。最后，这 9 名志愿者的所有健康指标都有了改善，包括血压和血糖水平改善、低密度蛋白胆固醇降低、胰岛素的敏感性提高。结果表明，即使只是短时间进行原始人饮食，也能收获有利的健康效益。总之，原始人饮食法可降低慢性退行性疾病的风险，包括心脏病、糖尿病、癌症和自体免疫疾病。具体的、可衡量的改善体现在以下健康指标上：

- 降低炎症。

- 改善血糖与胰岛素水平。

- 血压正常化。

- 更好的脂肪酸组合。

- 稳定持续的脂肪减少。

跟随原始人范本饮食的结果是，我们通常能获得精力充沛的健康迹象，包括：

- 更好的免疫功能。

- 减少炎症引起的疼痛。

- 更稳定的能量水平。

- 减少日间的疲劳。

- 睡眠得到改善。

- 头脑更清晰。

- 较好的心情与态度。

- 消化得到改善。

- 减少或无腹胀和肠气体／胀气。

- 更少的食物敏感性。

尽管原始人饮食法在整体上表现出许多健康效益，但原始人饮食社群中正在辩论着，到底哪些食物适合原始人范本饮食。毕竟很难百分之百准确地说，我们的祖先吃了什么以及吃了多少。部分原始人饮食法倡导者坚定地认为，在这种饮食中不应该有乳制品、蜂蜜、酒、添加盐，或任何谷物存在的余地。其他人则认为包括的食物有较广泛的范围。

重要概念 原始人饮食法，可在几天内改善你的健康指标。

我相信你最有资格决定什么是最适合你的。这就是为何我推荐原始人范本饮食，依循祖先进食的核心原则，而不是专断独行。原始人范本饮食不仅提供了更灵活和个性化的方法，还不会失去重要的健康益处。我鼓励你去观察并尝试什么最适合你，而不是盲目地听从别人的指示。

迈克尔·波伦（Michael Pollan）提供了一句简单有力的食物咒语：吃真正的食物，大多是植物，但也不要太多。我会加入"有机的"来强调避免有害的农药和其他不该在食物中的化学物质的重要性。有机的原始人范本饮食就符合我们的目的。目的就是简化你的饮食选项，以及尽可能恢复到最天然和在生物学上有益的成分。你的原始人范本饮食可能包含以下真正、有机或野生的食物。请根据你的 30 天美食假期结果来设定。

原始人范本饮食如何帮助平衡血糖

所有的碳水化合物，不管是饼干、哈密瓜或羽衣甘蓝，都会在你的血液中被转换成糖。你的胰腺会分泌胰岛素，将血液中的糖

（葡萄糖）带到你的细胞中提供能量。当你吃太多的淀粉或甜的碳水化合物（高升糖负荷的碳水化合物），它们通常会被储存为腹部的多余脂肪，你的细胞会对持续激增的胰岛素产生抗性。随着时间的推移，胰岛素抵抗会导致糖尿病前期或糖尿病，并可能有导致代谢综合征疾病、心脏疾病、自体免疫疾病、失智症、癌症和高死亡率的风险。通过去除谷类、糖、加工食物和一些水果，选择原始人范本饮食的蔬菜、鱼、肉、坚果、种子，以及偶尔食用水果，就降低了自体免疫和其他退化性状况的风险，并有助于优化有益的基因表达。

◆ 最佳食物选择

最佳蛋白质

草饲、放牧，以及野生动物来源，具有优质的脂肪酸结构、较高浓度的维生素和其他微量营养素。野生、冷水性鱼类（cold-water，或称深海鱼）或小鱼，不易受汞污染。

肉类

☑ 牛肉

☑ 羔羊肉

☑ 有机肉类（例如心脏、肝脏，小牛或小羊的胰脏、胸腺）

☑ 野味（例如野牛、鹿肉、麋鹿和鸵鸟）

鱼和海鲜

☑ 鳀鱼   ☑ 鲈鱼   ☑ 鲇鱼

☑ 蛤蜊　　　　　　☑ 鳕鱼　　　　　　☑ 黑貂鱼（黑鳕鱼）

☑ 大比目鱼　　　　☑ 鲱鱼　　　　　　☑ 淡菜／贻贝

☑ 牡蛎　　　　　　☑ 鳕鱼　　　　　　☑ 太平洋沙丁鱼

☑ 野生阿拉斯加鲑、银鲑或红鲑　　　　☑ 野生虾

禽肉和蛋（确认选择放牧禽肉）

如果你对谷类、玉米或大豆敏感，就需要多做一点研究，寻找未被喂以谷类、玉米或大豆的补充性"蔬菜饮食"的禽类和蛋。

☑ 鸡　　　　　　　☑ 嫩雏鸡　　　　　☑ 火鸡

☑ 全放牧鸭蛋和鸡蛋　☑ 鸭

最佳蔬菜

无淀粉的绿叶蔬菜，营养丰富，对血糖的负面影响最小。

☑ 芝麻叶　　　　　☑ 芦笋　　　　　　☑ 甜菜叶

☑ 青江菜　　　　　☑ 蚕豆　　　　　　☑ 西蓝花

☑ 西蓝花苗　　　　☑ 抱子甘蓝　　　　☑ 卷心菜

☑ 木薯　　　　　　☑ 菜花　　　　　　☑ 芹菜

☑ 菊苣　　　　　　☑ 细香葱　　　　　☑ 羽衣甘蓝叶

☑ 香菜（芫荽）　　☑ 黄瓜　　　　　　☑ 蒲公英叶

☑ 阔叶菊苣　　　　☑ 菊苣叶　　　　　☑ 茴香

☑ 大蒜　　　　　　☑ 姜根　　　　　　☑ 四季豆

☑ 葱／大葱　　　　☑ 棕榈芯　　　　　☑ 豆薯／凉薯

☑ 羽衣甘蓝　　　　☑ 擘蓝　　　　　　☑ 生菜／莴苣

☑ 蘑菇　　　　　　☑ 芥菜叶　　　　　☑ 洋葱

☑ 巴西里（欧芹）　☑ 胡椒　　　　　　☑ 马齿苋

☑ 菊苣根　　　　　☑ 白萝卜　　　　　☑ 菠菜

☑ 芽菜类（苜蓿芽、豆、苜蓿、向日葵等）　☑ 西葫芦

☑ 瑞士甜菜　　　　☑ 西红柿　　　　　☑ 芜菁叶

☑ 豆瓣菜　　　　　☑ 蔓菁甘蓝　　　　☑ 海藻类

☑ 青葱　　　　　　☑ 荷兰豆　　　　　☑ 节瓜

有机食物在营养上更胜一筹

有机农产品含有高达 60% 以上的抗氧化剂，可以预防自体免疫疾病和癌症，以及农药残留低。牧场饲养的（100% 草饲）动物在天然的栖息地自在漫游进食，提供了以谷物喂养的传统饲养动物所不能提供的健康益处，包括较少的整体脂肪、更多好脂肪——ω-3 脂肪酸和共轭亚油酸（conjugated linoleic acid，CLA），和更多抗氧化剂维生素，如维生素 E 和 β- 胡萝卜素。如果可以到农贸市场或当地的农场，就在那里购买农产品、蛋和肉类。如果想要最新鲜、最丰富的营养，就自己种菜，或在厨房窗台种一盆有机香草。

最佳的油类与脂肪

摄取健康油类与脂肪有助于缓解炎症，强化骨骼，改善肺、肝和脑部功能，改进心脏血管风险因子，调节神经系统功能，以及增强免疫系统功能。

注意·酸败是油类最大的问题。查看采收日与装瓶日，请在保质期内
食用。

油类

虽然高温烹饪会引起炎症，应该尽量减少，但有些油在高温下效果更
好，有些则需完全避免高温。饱和脂肪，如草饲的澄清奶油、牛油果和椰
子油，在高温时有较高的发烟点和较少的有害风险。而多元不饱和脂肪油
品，如橄榄油、亚麻籽油和核桃油，应避免使用高温烹煮，而且应该只在
烹煮后添加，作为调味使用。健康小诀窍：选择装在玻璃瓶的油品，因为
塑胶会渗入油中。

高温烹煮最佳油品（含发烟点温度，油品名称后方所注明的数字皆为
此温度。）

☑ 草饲澄清奶油（澄清的奶油，对乳制品敏感者可用）（450℉ / 232℃）

☑ 草饲牛油（如果你能耐受牛的乳制品）（350℉ / 177℃）

☑ 从放牧动物而来的猪油或动物油脂（370℉ / 188℃）

☑ 有机、初榨、冷压和未精炼的椰子油（350℉ / 177℃）

☑ 机榨（expeller-pressed）和精炼过的牛油果油（520℉ / 271℃）

☑ 夏威夷坚果油（390℉ / 199℃）

☑ 榛果油（430℉ / 221℃）

只在烹煮后添加的多元不饱和脂肪油品

☑ 橄榄油：冷压、未过滤、特级初榨，最好是在加州或美国酒庄装
瓶（US-estate bottled）。要注意的是，欧洲国家的油品就算只含 51% 的橄
榄油，都会标注是橄榄油。

☑ 核桃油

☑ 芝麻油

☑ 红棕榈油：初榨未精炼（不是棕榈仁油）。注意：红棕榈油需适量摄取，且因其含高浓度胡萝卜素，不应该被当成主要食用油，过量食用胡萝卜素会造成抗氧化剂不稳定的效果。

☑ 南瓜子、亚麻籽、大麻籽油

☑ 中链甘油三酯（medium chain triglycerides，以下简称 MCT 油）：最好是 C8 类型。MCT 油是燃烧脂肪效果最佳的燃料，也是整体上来说物超所值的最佳油品。注意：尽管有些人说以 MCT 油（320°F ／ 160℃）来烹煮是可以的，但这种油很昂贵，所以我比较喜欢直接添加在咖啡、茶、椰子酸奶和果昔中。

脂肪

☑ 草饲放牧肉品（从 100% 草饲动物取得的猪油，可用于烹煮）。

☑ ω-3 油脂，如磷虾油和小而多脂的鱼（鳀鱼和沙丁鱼）的油。

☑ 有机放牧蛋的蛋黄，生或新鲜且略煮过。

注意·不要把蛋黄煮得太老了，当蛋黄煮到变硬时是一种会造成炎症的状态，而且不要为了延长保质期而将之储存于冰箱内。变硬的水煮蛋黄上的黑色表面，是氧化脂肪。

☑ 椰子奶油既美味又能提供饱腹感。

木本坚果与种子（最好是有机、浸泡过、脱水或发芽）

坚果和种子为了确保生存，都含有有毒的植物保护剂，如植酸（又称肌醇六磷酸）和酵素／酶抑制剂，如果直接生吃会对人类造成伤害。你可以在过滤水中加两匙海盐浸泡坚果和种子 8 小时后，清洗干净，然后在烤箱中以单层 115°F（46°C）最低温烘烤，或放在脱水器中使其彻底干燥（20 ~ 24 小时），直到变得酥脆。

☑ 坚果：胡桃、杏仁、核桃、夏威夷豆和巴西豆（后两者不需浸泡）。

☑ 种子：奇亚籽、亚麻籽、大麻籽、芝麻籽、葵花子和南瓜子。

（如果可以，找一些发芽的种子，以达到最佳消化效果。自家浸泡的奇亚籽和亚麻籽，在浸泡后会变得黏黏的，是蛋的最佳替代品，也可当果昔使用。）

治愈肠道食物

经常摄取发酵过的食物，将有益的微生物群引入消化道中，可帮助消化和排毒，提供酵素、维生素和矿物质，并增强免疫力。虽然康普茶（kombucha）、啤酒和葡萄酒是发酵过的，但它们含有酵母而不是细菌，可能对微生物群有不利的影响。此外，康普茶和葡萄酒含有太多糖，所以要特别留意。

☑ 发酵蔬菜：德国酸菜（发酵卷心菜）、韩式泡菜（韩国发酵生蔬菜，包括大白菜）。

☑ 发酵乳制品：无糖椰子或山羊克菲尔酸奶或酸奶。

☑ 滋补动物性食品：胶原蛋白、明胶、肉汤（炖煮数小时）、高汤（炖煮 4 ~ 6 小时），或骨汤（炖煮 8 ~ 24 小时以上）。

最佳水果

选择对血糖影响最小的水果。

☑ 牛油果

☑ 橄榄

☑ 莓果类：所有品种，确认是有机的，以避免有农药残留。

☑ 柑橘类：柠檬和青柠。

☑ 椰子：薄片、肉、油及奶油。

最佳"奶类"

非动物性的"奶类"替代品很多。避开大豆和米（米可能含有砷），改选内含最少的其他成分且无添加糖的有机椰子，以及其他坚果或种子奶制品。

☑ 椰奶：有机、无糖全脂（第 339 页食谱）。

☑ 坚果奶：无糖的杏仁、榛果、夏威夷豆、腰果，或其他坚果奶。可以自制，以避免如卡拉胶（carrageenan）等添加剂。

☑ 种子奶：无糖的大麻籽、南瓜子或亚麻籽奶。

☑ 动物奶：如果你能耐受动物奶，选择有机、生的、全脂牛奶，如泽西种或根西（Guernsey）乳牛产的 A2 型奶、山羊奶或羊奶。

最佳香草、香料和盐

香草和香料都是一些最有效的消炎药。尽可能使用新鲜的，并经常及大量地使用：

☑ 五香粉（allspice）	☑ 苹果派混合香料	☑ 罗勒
☑ 卡宴辣椒（如果你能耐受茄科植物）		☑ 肉桂
☑ 丁香	☑ 香菜（芫荽）	☑ 孜然
☑ 咖喱	☑ 大蒜	☑ 姜
☑ 意大利综合香料	☑ 甘牛至	☑ 薄荷

☑ 肉豆蔻　　　　☑ 奥勒冈（牛至）　　☑ 巴西里（欧芹）

☑ 南瓜派香料　　☑ 迷迭香　　　　　☑ 番红花

☑ 鼠尾草　　　　☑ 龙蒿　　　　　　☑ 百里香

☑ 姜黄　　　　　☑ 香草（vanilla）

盐

未精炼和最低量加工处理的海盐产品，比精制白盐能提供更高量的微矿物质，但它们也可能含有微量天然产生的金属，如铅、铀、钍、铈和汞。最好的未精炼选项包括：

☑ 凯尔特食用海盐（Celtic gray）

☑ 喜马拉雅山粉红盐（玫瑰盐）

☑ 从美国犹他州盐床取得的顶级天然海盐（Real Salt）

要避免所有的微量矿物质和金属，就选精制（白）海盐，其保存了海水中天然丰富的镁。

最佳甜味剂

只用那些不会造成血糖或胰岛素上升的甜味剂。

☑ 有机甜菊（或许需要尝试不同品牌，以找出你喜欢的）。

☑ 罗汉果，一种以罗汉果制成的糖。

☑ 木糖醇（以桦木制成的糖醇），避开玉米制成的糖醇。

注意· 有些人会因糖醇而导致腹部不适，如胀气或拉肚子。

最佳饮料

喝富有抗氧化剂的无糖饮料。如果你喜欢调味水，可添加柠檬汁、黄瓜汁，或一点无糖蔓越莓汁。

☑ 水：泉水或过滤水。

☑ 蔬菜汁：绿色蔬菜，未添加水果。

☑ 茶：有机绿茶、白茶、红茶和花草茶。

☑ 咖啡：有机。

注意·要避免霉菌感染，可选择欧洲咖啡，或经过毒素和霉菌测试的咖啡。

最佳甜点

对多数人来说，含有 70% 以上的可可脂，这样的巧克力就是一种健康食物。如果你在重新摄入阶段并未对巧克力起反应，请食用黑巧克力或生可可粉，但避开牛奶巧克力。

☑ 选择 70% 以上的黑巧克力。

☑ Lily 品牌制作的非转基因、添加甜菊的 70% 黑巧克力块。

偶尔吃的食物

含较高碳水化合物的食物会使血糖升高，导致腹部脂肪和糖尿病、失智、自体免疫失调和癌症风险。吃最低限量，或最好是为了健康而去除这些食物。

偶尔吃的蛋白质

所有的猪肉制品最好选择经动物福利认可、人工饲养，或美国农业部认证的有机标识。选取以传统方式处理（例如腌泡或未经熏制的，及不含亚硝酸盐和硝酸盐）的培根、火腿、生火腿和香肠。

偶尔吃的蔬菜选项

可考虑加入少量以下含有较高碳水化合物的蔬菜，来搭配绿叶蔬菜和营养脂肪：

☑ 菜蓟	☑ 甜菜	☑ 胡萝卜
☑ 茄子	☑ 秋葵	☑ 欧洲防风草
☑ 芭蕉	☑ 马铃薯	☑ 红薯
☑ 芋头	☑ 芜菁	☑ 南瓜
☑ 山药	☑ 木薯	

偶尔吃的水果选项

中度升糖指数水果会使胰岛素激增，从而导致脂肪储存和敏感人群的糖尿病。

☑ 苹果	☑ 西柚	☑ 杏桃
☑ 奇异果	☑ 樱桃	☑ 瓜类
☑ 油桃	☑ 梨	☑ 橙子
☑ 李子	☑ 桃子	☑ 橘子

较高升糖指数的水果选项

除非你没有体重、血糖或胰岛素问题才能吃。

☑ 香蕉	☑ 杧果	☑ 大枣
☑ 木瓜	☑ 无花果	☑ 西瓜
☑ 葡萄		

步骤 5：补充营养品

> 以营养补充品来促进健康和减少疾病的时代已然来临。大量证据证明了免疫系统的增强与此物介入有关。
>
> ——1997 年《美国医学协会杂志》
>
> （*Journal of the American Medical Association*）

理想的情况是，没有营养不足这回事，我们可以从所吃的营养食物中获得所有需要的营养。不幸的是，我们活在现代世界中，如标准美式饮食、矿物质不足的表土、慢性压力和过多毒素的有毒环境因素组合，消耗了我们的维生素和矿物质浓度。一项由美国国家健康统计中心（National Center for Health Statistics，NCHS）对 1.6 万名美国人所做的研究发现，94% 的人缺乏维生素 D，88% 的人缺乏维生素 E，还有 52% 的人缺乏镁，这些都是维持健康与预防慢性疾病的必须营养物质。

一般认为，慢性疾病绝大部分都是由毒素过多与营养不足造成的。如果你正在处理自体免疫疾病或想要预防这个问题，就必须要处理公式的两边：**将毒素减至最低并改善营养不良的情况**。要恢复平衡，吃滋养的食物和在需要时补充高质量的补充品，是必要的。这个概念是要建构并维护你的营养储备，以协助治愈的过程。

功能医学有句朗朗上口的话，"检测，别猜测！"当谈到营养补充品时，现在是付费就可以取得的时代。综合或整体医学医生 / 治疗师可以安排正确的测试来检查你的营养水平，并建议补充特定的补充品。许多医生对 Genova 实验室检测提供现金或"轻松支付"的价格，这通常比直接去看病的保险或花费还要低。有专业人员来解读检测结果，并指导你选择最佳的补充品。或者你可以上网购买。自己购买时要小心：1. 通常比较贵。

2. 自行解读检测结果是很困难的。以下推荐两个好选项：

> Genova诊断中心（Genova Diagnostics）的
> 离子分析（ION Profile）
>
> 　　离子分析利用血液和尿液来测量 125 种主要营养素的生物指标和比例，以帮助辨识出复杂慢性疾病的根本原因可能是营养不足。离子分析评估有机酸（organic acids）、脂溶性维生素、辅酶 Q10、高半胱氨酸（homocysteine）、氧化压力指标、营养和有毒的元素、脂肪酸和氨基酸。
>
> Genova诊断中心（Genova Diagnostics）的 NutrEval
>
> 　　NutrEval 是 Genova 诊断中心最全面性的营养评估，设计的目的是帮助管理与营养和消化不完全相关的症状。这个分析评估了许多代谢途径，并将此复杂的生物化学合成为可行的治疗选项。营养的组合包括：抗氧化剂、维生素 B 族、矿物质、必需脂肪酸、消化支持，甚至选择基因标记。

　　这不是该吝啬的地方，也不是可取代营养食物的领域。品质不佳的营养补充品无法提供帮助，而且还可能伤害到你。有些人对填充剂、染料及添加剂敏感，如硬脂酸镁（magnesium stearate）、二氧化钛（titanium dioxide）、二氧化硅（silicon dioxide）、玉米或大豆。你可能会花费较多的钱购买高质量的补充剂，请将补充剂看作是对你长期健康的必要投资。

◆ 改善及预防自体免疫疾病之补充品

　　患有自体免疫疾病的人，可能更缺乏主要微量营养素。一般建议的自体免疫营养补充品有助于平衡及加强免疫系统、缓解炎症，促进微生物群的平衡，支持自然排毒及产生能量。如此一来，花在补充品上的成本很容易快速增加。如果你只打算选三种，就选好的综合维生素、维生素 D_3（加 K_2）和镁。你可以从德式酸菜和韩式泡菜的发酵食物中取得益生菌，从各式蔬菜上获得益生元。

我发现两个相当有帮助的策略，就是"断续"和"轮替"补充品。断续的意思是服用一段时间后停一段时间，比如吃 5 天后，休息 2 天，或每个月停 1 周。轮替则是涉及多个品牌。试一个牌子 1～3 个月，然后再试另一个牌子一段时间。这个策略是要帮助你的身体，而不是形成依赖情形。

在开始补充品计划前，尤其是如果你已怀孕或正在服用处方药物，必须先与你的医生或可信赖的医疗保健提供者讨论。

☑ **低过敏原综合维生素**（含活性化维生素 B 和矿物质）就像是保险单一样，它可以帮助你补充维生素和矿物质的基本营养。综合维生素是好的起点，但多数并未包括足量的必需营养素（除了 Empowerment Formula 和 Pure's Nutrient 950），所以你可能会考虑添加以下所列出的其他维生素。一定要找不含填充剂和叶酸（folic acid，氧化的合成化合物）的品牌。

剂量·依瓶身指示，通常是 1 日 2 次，跟食物一起服用。

警告·避免以大豆、玉米、麸质、填充剂或叶酸制成的综合维生素。

☑ **益生菌**（有益的细菌）通过降低肠道病原体的过度生长，帮助支持微生物群的平衡、营养的吸收，建立免疫功能及耐受度。我们会在"治愈肠道"篇章探讨，在此，考虑使用质量良好，有着乳酸杆菌

（Lactobacillus）和双歧杆菌（Bifidobacterium）的数种不同菌株，包括球菌（lactis，或称乳酸杆菌）、长菌（longum，或称龙根菌）、双歧杆菌（bifidum）；以及嗜乳酸杆菌（Lactobacillus acidophilus），包括胚芽乳酸杆菌和 DDS-1 菌株的广效益生菌。顶级品牌价钱较高（30 天份 50 ～ 60 美元），但都是不含填充剂或过敏原成分的。可添加或轮替用来调节益生菌的优良补充品，包括土壤（soil-based）益生菌、芽孢杆菌（spore-forming，枯草杆菌），和酵母菌 [yeast-based，布拉地氏酵母菌（Saccharomyces boulardii 或 S. boulardii）]。

剂量·1 日 1 ～ 2 粒 50B 菌落形成单位（colony forming units，以下简称 CFU）的胶囊。有些跟食物一起服用，有些则不跟食物一起服用。依瓶身指示服用。

注意·可能需要花一些时间才能发现哪种益生菌最适合你。要有耐心地一一进行试吃。益生菌不需轮替，但每隔几个月就要引进不同的菌株，或同时使用多种品牌，就如同是一种广效类型，另外加一种土壤益生菌或酵母菌，或许对你更有益处。现在许多益生菌都是可以储存的，不需要冷藏。我的生物化学导师史蒂文·福克斯也指出，有时胃酸会消灭特定益生菌株，让它们无法存活。你可以试着在一茶匙的温（40℃左右）媒介中，比如在椰奶或骨汤中激活你最喜爱的益生菌几小时，然后空腹吞下，再饮用 12 ～ 20 盎司（350 ～ 600 毫升）的温水。极度稀释后的益生菌，可骗过胃部感应蛋白质的系统，让益生菌快速通过并进入肠道，大幅提高益生菌的植入。

警告·在少数案例中，益生菌可能会对免疫系统衰弱的人带来风险，例如感染了后天免疫缺乏综合征（AIDS）病毒的人，或是正在接受化疗者。有些人对酵母菌敏感，如果你是这类人，至少暂时避免布拉氏酵母菌。

> **重要概念** 益生菌吃益生元。换句话说，益生元能喂养益生菌。

☑ 益生元（益生菌喜欢吃的纤维质，又称益菌生、益生质）能喂养你的肠道好细菌。好的益生元纤维质包括菊糖（inulin，来自菊苣根）、阿拉伯胶纤维（acacia fiber）、落叶松阿拉伯半乳聚糖（larch tree arabinogalactans），以及果寡糖，这是在植物中天然生成的寡糖，如洋葱、菊苣、大蒜、芦笋、香蕉、菜蓟和可溶性膳食纤维中。寻找并轮替有机的种类。

剂量·依瓶身指示服用。

注意·慢慢逐步提升益生元的量，但如果腹部胀气、疼痛或腹胀，就降回前一个使用量。

☑ 维生素 D_3（25-羟基维生素 D_3 / 25-hydroxyvitamin D_3）——阳光维生素，实际上它是一种激素原（prohormone），已被证明可大幅提升免疫防御力。患有自体免疫疾病的人，体内维生素 D 含量通常很低，而维生素 D 偏低也被预估会发生在一些自体免疫疾病中，包括多发性硬化症、类风湿性关节炎和 1 型糖尿病（在"平衡激素"章节中会谈到更多关于维生素 D 的内容）。通过简单的验血就可以知道自己体内维生素 D 的浓度。维生素 D 作为预防和逆转慢性疾病的最佳浓度介于 70 ~ 100 纳克/毫升，正常维持浓度则是介于 50 ~ 80 纳克/毫升。虽然提高维生素 D 最理想的方式是每天晒太阳 20 分钟，但多数人因为防晒霜或缺乏日照，无法接触足够时间的阳光，因此需要补充维生素 D_3。维生素 D 会增加对维生素 K_2 的需求，但这两种营养素应该分开服用才会有最好的效果。

　　剂量·要计算每日所需的维生素 D_3 国际单位（International Unit，以下简称 IU），可用一个简单的算式：如果你目前的浓度是 30 纳克 / 毫升，且想提高到 80 纳克 / 毫升，就用期望值减去目前值：80–30 = 50。将此差异数值乘以 100 就是你每日所需的数量，以此例来说，就是每日维生素 D_3 的需求量为 50×100 = 5000 IU。早上和食物一起服用维生素 D_3，晚上则和食物一起服用维生素 K_2。可能要花 6 个月到 1 年才能达到你的目标。另外，请每年多次检测维生素 D_3，以监控你的浓度。

　　☑ **维生素 K_2**（MK_7 型 [15]）和维生素 D_3 协同作用，帮助减少和预防体内炎症，将钙移送到骨骼中。虽然维生素 K_2 和维生素 D_3 可在同一天内服用，但不要同时服用。

　　剂量·1 日 100 ～ 200 微克，和晚餐一起服用（数量与 5000 或 10000 IU 的维生素 D_3 相关）。

　　☑ **ω-3 必需脂肪酸**可减少炎症，支持脑部健康和认知功能，帮助预防癌症、心脏疾病和阿尔茨海默病。服用 ω-3 必需脂肪酸补充品，多吃富含 ω-3 的鱼类，比如野生鲑鱼、鲲鱼和沙丁鱼。吃高质量的野生鲑鱼、鲲鱼，或是做过金属检测，证实不含金属的磷虾油冷冻油。

　　剂量·1 日 2 次 1000 ～ 2000 毫克的 EPA（二十碳五烯酸，以下简称 EPA）和 DHA（二十二碳六烯酸，以下简称 DHA）与食物一起服用。如果鱼油补充品或综合维生素中维生素 E 的含量不足 200 毫克，就再加上 200 毫克混合生育醇（tocopherols）形态的维生素 E。

　　注意·每天要取得 2000 ～ 4000 毫克的 EPA 和 DHA 合并总量，可能需要吃比瓶身指示更多的剂量。

警告·所有油品因为氧化，都有酸败（变质）的风险。购买高质量补充品，减少它们暴露在空气、高温和光之下。冷藏保存，最好是在玻璃容器内，如果鱼油闻起来或吃起来有鱼腥味就将之丢弃。ω-3 脂肪酸会增加稀释血液药物的功效。

史蒂夫·福克斯提示大家：尽管鱼油具有高度抗发炎性并能提供大量临床效益，但也会对抗氧化剂防御系统造成负担，患有自体免疫疾病的人通常此系统就比较弱，所以在你恢复的过程中，每天需要将 ω-3 类的剂量减半。

☑ 谷胱甘肽（glutathione, GSH）是身体最重要的抗氧化剂之一，可帮助强化肝脏和免疫功能，消除自由基，与毒素结合并将之排出体外。不幸的是，谷胱甘肽的产量在 40 岁之后会随着代谢的下降而逐渐减少，如果你有自体免疫疾病，就可能更加不足。此外，一半的人从基因上无法产生足够数量的谷胱甘肽，而需要通过补充品来直接补充。如果你的健康状况良好，要增加谷胱甘肽的最佳选择，是服用谷胱甘肽的前驱物 "N- 乙酰半胱氨酸"（N-acetylcysteine, NAC）[16]。如果你的健康状况不佳或正在治疗慢性压力，可能会缺乏谷胱甘肽，服用比口服胶囊更具生物可利用性（bioavailable）[17] 的脂质体（liposomal）[18] 谷胱甘肽可能会更有益处。我自己是服用 N- 乙酰半胱氨酸和脂质体谷胱甘肽来维持健康。

剂量·N- 乙酰半胱氨酸剂量：200 ~ 600 毫克，1 日 2 次，空腹服用。

注意·若有胃肠道症状，就减少剂量。

警告·如果有胃溃疡或接受过器官移植，就要避免使用 N- 乙酰半胱氨酸。若正在服用抗生素或接受癌症治疗，请咨询医生。

剂量·脂质体谷胱甘肽剂量：1 日 2 次 2 泵（pump）或 1 茶匙的 100

毫克还原型谷胱甘肽，空腹服用。在口中含 30 秒，从舌下毛细血管启动吸收。

注意·脂质体谷胱甘肽需要冷藏保存，并与维生素 C 和维生素 E 一同服用，以让谷胱甘肽保持在最佳浓度。

> **重要概念**　足量的高品质营养补充品，在治疗的过程非常有帮助。

☑ **维生素 B 族**是 8 种维生素的群体，包括 B_1（thiamin，硫胺）、B_2（riboavin，核黄素）、B_3（niacin，烟碱酸）、B_5（pantothenic acid，泛酸）、B_6（pyridoxine，吡哆醇）、B_7（biotin，生物素）、B_9（foate，叶酸）和 B_{12}（cobalamin，钴胺素）。维生素 B 族对能量的生产、维护神经系统、排毒，以及健康的肾上腺功能至关重要。维生素 B 族不足会导致疲劳、肌肉衰弱、贫血、心脏疾病、免疫系统问题、头痛、失眠、易怒、其他认知能力损失，甚至天生缺陷。其中许多人，特别是患有自体免疫问题的人，也会有甲基化问题（methylation，涉及基因表达的一个复杂而必要的过程[19]），而需要维生素 B 族的甲基化形态（methylated form）。要判定是否有甲基化问题，可以考虑做基本基因检测。

由于 B_{12} 主要是从动物性蛋白质中取得，所以纯素食主义者与素食者可能会特别欠缺。

剂量·通常是 1 ~ 2 粒胶囊的酶素活性完整的维生素 B 族，在下午时与食物一起服用。

注意·维生素 B 族可能会引起轻微的胃部不适或发红（烟碱酸），两者都是暂时性的，会在身体调适后消失。

警告·如果有糖尿病、肝病或恶性贫血（perniciousanemia，维生素 B₁₂ 不足），在服用维生素 B 族前先咨询医生。

☑ 镁是一种在体内超过 300 种不同生物化学反应中都发挥作用的矿物质，包括能量的产生、心脏的健康、神经系统与血糖的调节。据估计，高达 70% 的美国人都缺镁，且已观察出缺镁会导致炎症，从而促发自体免疫疾病。

剂量·开始时服用约 400 毫克的镁（1 粒胶囊），最好是在睡前与食物一同或空腹服用，然后每日增加一粒胶囊，直到每日服用 2000 毫克（约 5 粒胶囊）。值得推荐的种类有苹果酸镁、甘氨酸镁、抗坏血酸镁和羟丁氨酸镁（苏糖酸镁）。

注意·所有种类的镁都带有腹泻功效，对便秘的人来说很有帮助。要找到对你最理想的剂量，从低剂量开始（400 毫克胶囊 1 粒），然后每天增加 1 粒胶囊，直到排便较稀，就减少 1 粒胶囊。

警告·由于神经兴奋性毒性（excitotoxicity）的风险，须避免谷氨酸（glutamate）或天冬氨酸（aspartate）类型的镁。有肾功能障碍或副甲状腺功能亢进者，或正在服用抗生素或糖尿病药物者，在服用镁之前应先咨询医生。若同时服用，柠檬酸镁可能会减少某些抗生素的吸收，和降低甲状腺素。

☑ 多酚类（polyphenols）是天然存在的，通常是五颜六色的抗氧化剂，可在植物产品，如茶、咖啡、葡萄皮、果皮、可可、坚果、种子，以及植物的叶、茎和树皮中找到，通常是多色彩的抗氧化剂。多酚能够中和伤害组织的自由基，保护身体免于遭受因老化、慢性疾病和毒素产生的氧化破坏（可想象是细胞生锈）。一个好策略是轮替超级巨星多酚，如绿茶萃取物（Epigallocatechin Gallate，表没食子儿茶素没食子酸酯）、白藜芦醇（resveratrol，在红葡萄皮中）、碧萝芷（pycnogenoi，在松树皮中）、槲皮素（quercetin，可在多种食物中找到，包括红洋葱）、姜黄素（curcumin，在姜黄根中），以及葡萄籽萃取物，并和维生素 C，即左旋抗坏血酸或缓冲型（buffered forms）一同服用。

剂量·考虑低剂量多种多酚（有机或野生种）混合，或轮替高剂量的个别多酚。依照瓶身指示与食物一起服用，以达最佳吸收效果。

☑ 线粒体支援（mitochondrial support）。还记得所有细胞中那小小但超有力的工厂吗？患有自体免疫疾病的人通常受明显的疲劳所苦，此症状大多是因为线粒体功能异常。选取并轮替服用一些已被证明可减轻疲劳，甚至可恢复线粒体功能的补充品，包括：乙酰左旋肉碱（Acetyl L-Carnitine,ALCAR）、硫辛酸（Alpha-Lipoic acid,ALA）、吡咯喹啉醌（Polyquinoline quinone,PQQ）、辅酶 Q10，以及 D 核糖（D-ribose）。一次服用全部种类并无伤害性，事实上，通常还有更有益的协同作用。例如，乙酰左旋肉碱 + 硫辛酸，吡咯喹啉醌 + 辅酶 Q10。如果你敏感，可一次加一种补充品来测试任何反应。为了达到最佳效果，服用补充剂需要长达 12 周。

◆　补充品剂量

☑ 硫辛酸：1 日 200 ~ 600 毫克，空腹服用。考虑选择 R 式天然硫辛酸（R-lipoicacid），它的生物利用度更高。

注意·不常见的人体副作用包括皮肤皮疹和肠胃不适。

警告·硫辛酸可能会降低三碘甲状腺激素（T3）和提高甲状腺刺激素

（TSH）[20] 浓度。硫辛酸也会降低血糖浓度，所以胰岛素依赖型糖尿病患者在服用前应咨询医生。

☑ 乙酰左旋肉碱：1 日 2 次，各 500 毫克，连续服用 6 周；然后每天 500 毫克，再连续服用 6 周（通常可在第一个 6 周后就停用）。

注意·极罕见的副作用是在每天服用超过 2000 毫克的情况下，有恶心或其他胃肠道不适的情形。

警告·乙酰左旋肉碱会抑制甲状腺激素的活动。

☑ 吡咯喹啉醌：每天 20 ～ 40 毫克，和食物一同或空腹服用。

注意·未曾有副作用的报告，这表示仍需多做研究。

☑ 辅酶 Q10：每天与食物一同服用 400 毫克的还原型辅酶 Q10，连续服用 6 周；然后以每天 200 毫克，再连续服用 6 周。

注意·罕见但轻微的副作用，包括头痛、皮疹、胃肠不适。

警告·辅酶 Q10 可能使血液稀释药物效果变差。

☑ D 核糖（D-ribose）：1 日 3 次，每次 5 克，连续服用 6 周；然后 1 日 2 次，每次 5 克，再连续服用 6 周。

注意·D 核糖大多以玉米制成，要选择非玉米的品牌。如果你有（肠道）菌丛不良，D 核糖可能会使你产生胀气，若有此情形，减少剂量或停用。

警告·D 核糖会降低血糖浓度，所以胰岛素依赖型糖尿病患者在使用前应咨询医生。

步骤 6：培养健康的饮食习惯

希望到现在为止，你已经能分辨出哪些食物会伤害你，哪些食物会滋养你。实行原始人范本饮食，再去除可疑的食物，就是你的最佳饮食计划——至少就现在而言是这样的。当你去除可疑食物至少 3 个月，你的免疫系统会逐渐趋于正常，就有时间来治疗和修复肠道。你的最佳饮食计划不是"节食"，而是生活的方式。要养成新的、健康的饮食习惯，拥有一些经验法则会对你有所帮助：

1. **永远不再碰标准美式饮食**的食物和饮料。

2. 无论在家里或随身携带，**使用玻璃或不锈钢**保存食物和水。

3. **为有机食物安排更多预算**，这是对健康的长期投资。

4. **主要在杂货店的周边购买**，你会找到新鲜的农产品、肉和鱼。

5. **在家烹饪**，让孩子或伴侣帮忙。

6. **要达到最佳的血糖平衡**，在餐盘中安排 2/3 为地上蔬菜，1/3 为健康蛋白质，以及任意数量的好脂肪。

7. **经常造访农贸市场**，或考虑加入社区支持的农业（community-supported agriculture）以获得每周寄送的季节蔬菜、肉品、蛋和生乳制品（如果你能耐受）。

8. **选择色彩缤纷的农产品**：当季、有机和当地种植。

9. **种植小花园**，即便只是在厨房窗台上的花盆或小容器中。

10. **慢慢吃并完全咀嚼食物**，以促进消化。

11. **换掉白色食盐**，使用高矿物质含量的选项，比如喜马拉雅山粉红盐或（灰色的）凯尔特海盐。

12. **轮替食物并尝试新食物**，比如内脏器官、野味和自制骨汤。

无论你的自体免疫状况如何，改变你的食物，开始修复你的细胞以获得最佳健康，这是你与生俱来的权利，永远都不晚。我知道饮食改革的前景令人生畏，但一旦你体验到有益的影响，适应食物和生活方式的改变只会变得更容易。

虽然不保证改变你的食物之后，就一定能预防或逆转自体免疫疾病，但我愿意打赌，通过做出更健康的选择，你会更健康。而当你感觉更好时，就会有更多的精力来进行更多健康上的改善，而那就是正面向上的提升。开始行动是最困难的开始，但光是阅读这篇文章，你就已经动工了！在你准备好时，回到食物篇章来进行"治愈食物照护方法"的每一步骤。

考虑生酮饮食，但要小心

如果你了解最新的健康和饮食趋势，你可能听闻过生酮（ketogenic，或简称 keto）饮食。尽管这好像是最新的时尚饮食，但它实际上是我们在过去 20 万年里一直采用的饮食方式，直到近 100 年现代农业的出现。我们的生态是为饱食与饥饿循环而生的，而不是一天 24 小时的饱食与吃零食。直到最近的历史，我们都是在有食物时吃饱，然后将之储存为脂肪以面对长时间的饥荒。

事实证明，生酮饮食和定期禁食搭配后，让我们能模仿祖先们的"饱食—饥饿"周期。通过强调健康的脂肪、适量的蛋白质摄取及限制碳水化合物（大约 70% 脂肪、25% 蛋白质、5% 碳水化合物），将会使饥饿感大幅减低、卡路里摄取下降、能量攀升、脑功能改善、炎症下降，甚至可逆转胰岛素抵抗。

研究发现，生酮饮食可能对神经状况不佳的人有帮助，包括癫病或其他癫痫发作、多发性硬化症、帕金森综合征及阿尔茨海默病、2 型糖尿病或胰岛素抵抗、体重过重或肥胖症。但是，对于任何听起来很好的东西我们都要多加小心。感谢原始人饮食"妈咪"莎拉·巴伦泰（Sarah Balantyne）博士分享的这些注意要点：生酮饮食会破坏肝脏、肾脏和甲状腺功能，扰乱微生物群的平衡，造成激素失衡，增加心血管风险因子和降低骨质密度。

最重要的是，在开始高脂肪、低碳水化合物的生酮饮食前，要与你信任的医疗保健提供者讨论，以决定你是否为适合生酮饮食候选人。你需要密切监控血糖值，肾、肝、甲状腺功能，以及炎症指标，来确认自己不会有危险。对大多数人来说，定期进行生酮饮食，比如 1 周数次或 1 年多次，或许会达到最好的效果，而且是能避开最大陷阱的理想方式。

● 总结

疗愈食物的五大作用

1. **去除标准美式饮食**：加工食物、糖、谷类和乳制品。

2. **辨识并去除可疑食物**，利用 30 天美食假期或检测进行。

3. **加入有营养的食物**，考虑原始人范本饮食。

4. **策略性地补充**基本营养品。

5. **在家烹饪**以控制食物的品质和烹饪方式。

◆ **译注**

1 霉菌毒素：是霉类所产生的次级代谢产物，存在于如谷类、核桃类、黄豆等其他农产品，不仅会污染作物，也会影响到食用的人和动物。如果动物饲料受到污染，动物本身可能具有耐受性，但毒素会转入肉、乳、蛋等产物中，进而影响食用者。

2 酵母菌感染：念珠菌（一种酵母菌）所造成的霉菌感染，会因感染部位的不同而有不同的症状。酵母菌感染主要指的是阴部受念珠菌感染，形成瘙痒或灼热感。

3 益生菌：食用后会产生正面效益的微生物。

4 植物营养素：植物中自然产生的营养成分。

5 微生物菌丛不良：肠道中微生物群的分布失衡。

6 血脑障壁：存在于血液与脑细胞之间的生理障碍，是血液与脑细胞、血液与脑脊髓液及脑脊髓液与脑细胞三种障壁的总称。血脑障壁能限制有些毒性物质及致病微生物进入中枢神经系统，对中枢神经系统具有保护作用。

7 贮藏蛋白：是生物体用以储备金属离子及氨基酸所使用的，存在于植物种子、蛋白和牛奶中。

8 耐受性：指人体对药物反应性降低的一种状态，是一种生理学现象。

9 均质化：未经处理的生乳会产生油水分离现象。将生乳放入均质机中将脂肪球打碎，就不会产生油水分离现象，这个过程被称为均质化，可使牛乳口味较佳。

10 克菲尔酸奶：克菲尔菌是一种益生菌，发源于高加索的发酵牛奶饮料，有酸味，略带酒精。

11 帕金森综合征：影响中枢神经系统的慢性神经退化疾病，主要影响运动神经系统，早期症状为颤抖、步态异常等，严重患者可能产生失智症。

12 瘦素：又名"瘦蛋白"，是一种发现于白脂肪组织中的蛋白质激素，功用在调节脂肪储存、加快新陈代谢、控制食欲和体重。

13 南非醉茄：学名为睡茄，南非醉茄的根为棕色块茎，呈长条状。传统医学中可入药，一般磨粉使用，治疗用途广泛。在古印度阿育吠陀疗法中，其果实、叶子用于治疗肿瘤、腺体结核、溃疡。然而，也有研究指出其药用效能证据不足。在美国，本物种也被制成营养补充品于健康食品店贩卖。

14 甘油三酯：是动物性和植物性油脂的主要成分，可通过日常饮食摄取。它是低密度脂蛋白和乳糜微粒的主要组成部分，在新陈代谢过程中作为能源与食物中脂肪的重要运输工具。代谢综合征如心血管疾病、糖尿病等，是指由于内脏脂肪型肥胖所导致的各种疾病的总称，甘油三酯容易转化成内脏脂肪。

15 MK_7：甲萘醌 -7（menaquinone-7），主要由纳豆菌发酵萃取的天然维生素 K_{2-70}。

16 N- 乙酰半胱氨酸：可用于治疗乙酰氨基酚（普拿疼）中毒，且可用于化解过浓的黏液，因此可用于缓解囊肿性纤维化及慢性阻塞性肺病的症状。

17 生物可利用性：在药理学上是指所服用药物的剂量部分能达到体循环，是一种药物动力学特性。当药物以静脉注射时，生物可利用性是 100%；当以其他方式服用时，就因不完全吸收而下降。

18 脂质体：又称微脂粒，是一种具有靶向给药功能的新型药物制剂。

19 甲基化：以甲基取代氢原子的过程，在生物系统内，甲基化是经酵素（酶）催化的，涉及重金属修饰、基因表达的调控、蛋白质功能调节，以及核糖核酸（Ribonucleic acid, RNA）加工。

20 甲状腺刺激素：又称促甲状腺激素，是由垂体前叶中的促甲状腺激素细胞所分泌的肽类激素，用于调节甲状腺的内分泌功能。

第 **2** 章

治愈肠道

肠道是一切健康的基础。

——文森特·佩德尔（Vincent Pedre），综合医学博士
《快乐肠道》（*Happy Gut*）作者

2500 多年前，现代医学之父希波克拉底（Hippocrates）明确地指出"所有的疾病都源于肠道"。今天我们终于赶上进度，了解了为什么肠道在健康与疾病上扮演着重要角色。虽然迟，但不算晚。过去数百年来，我们对肠道的天然功能造成极大的破坏。接下来，我们将会发现，现代饮食、频繁使用抗生素，以及过度消毒的集结效应，可能是自体免疫疾病激增的最大原因。带着这个知识，我们就可以通过治愈肠道，把健康的缰绳重新掌控在自己手中。

自从 19 世纪晚期，路易·巴斯德（Louis Pasteur）[1] 宣传"病菌说"（germ theory）[2]，西方医学就采纳了微生物是人类生病的主要原因的观点。"病菌说"视微生物是造成疾病的邪恶犯人，而人类是被动受微生物摆布的目标。虽然据传巴斯德在临终前公开宣布放弃"病菌说"，转而同意生理学家克洛德·贝尔纳（Claude Bernard）[3] 主张的"微生物什么都不是，领域才是一切"，但在很久之后，巴斯德对微生物的原始看法，依然被当作是官方建议，让我们对所有的东西都进行消毒，一看到虫子（细菌）就服用抗生素。

虽然抗生素对社会有着深远的有益影响，帮助消灭许多的感染（传染性的）疾病，如疟疾（malaria）[4]、风湿热（rheumatic fever）[5] 和结核（tuberculosis）[6]，但直到最近，人们才发现过度使用抗生素所产生的附带伤害，可能是对健康最大的威胁之一。在控制了感染疾病所带来的痛苦后，我们现在面对的是激增的自体免疫疾病。

我们对抗生素的过度使用，是否才导致了自体免疫疾病的流行？在过去 10 年间，科学家们在对肠道影响健康和疾病的认识上，取得了巨大的飞跃。新兴的研究表明，微生物群（肠道中的广大微生物生态系统）是强力的盟军，也许是我们在抵御自体免疫疾病上最大的防卫力量。

科学家们还发现，使用抗生素对微生物群具有不良的影响，会同时伤害有益的和具有伤害性的细菌。当受破坏的微生物群将肠道黏膜转变成破碎的围篱时，情况就更糟了，此时可能会导致自体免疫问题。由于医生需要几十年的时间才能将研究付诸实践，所以了解肠道如何管理你的健康，并尽你所能达到它的最佳功能是至关重要的。

认识"肠道"

你可能会疑惑，到底什么是"肠道"？"肠道"有时是整个消化系统的简称，但当在健康与疾病上提到"肠道"时，通常就是指小肠与大肠这两种肠子。大肠通常也称为"结肠"。

贾斯丁（Justin）与埃里卡·索南博格（Erica Sonnenburg）这对科学家博士夫妻是《好肠道》（*The Good Gut*）一书的共同作者，对小肠做了详细的描述，称"一个灵活的通道，有 22 ~ 23 英尺（6.7 ~ 7 米）长，直径 1 英寸（2.54 厘米），在我们体内中央像一盘堆放好的意大利面"。你没看错。超过 20 英尺（约 6 米）长，小肠绝对不短。小肠负责一些重大工作，在小肠黏膜中塞满了上千万个像手指般的凸出物：绒毛（villi），看起来就像是铺了粗毛地毯。这些绒毛增加了小肠的表面区域以吸收养分。它是你免疫系统的家园，保护你免受不必要的入侵者的侵害，其中大部分是你吃下的和消化系统的不良入侵者的伤害。

一个重要的事实是，小肠的黏膜应该是你与外在世界之间最重要的屏障。维护这个屏障的完整性，对维护你的健康是至关重要的。

大肠则只有 5 英尺（约 1.5 米）长。大肠获得美名，是因其 4 英寸（约 10 厘米）宽的直径。它在维护健康上也扮演着重要角色，因为里面有着体内最大的微生物群，这是一个巨大的微生物生态系统，主要由有益的细菌、真菌、寄生虫，以及会影响细菌但对人体无害的噬菌体（bacteriophages）[7] 所组成的。

你的肠道没问题吗？

或许你会抗议，你并没有炎症性肠道失调，如肠易激综合征[8]、克罗恩病或结肠炎（colitis）[9]，甚至连消化都没有问题，为何要治愈肠道？答案是，如果你的身体有任何神秘或不良的症状，不管你是否能感觉到它，都表示你有肠道问题。希波克拉底是对的：我们去找专家解决的问题，事实上主因都是从肠道开始的下游症状。如果你患有自体免疫问题，或以下任何症状，很可能也有肠道上的问题：

- 过敏
- 焦虑
- 气喘

- 自闭症
- 癌症
- 慢性疼痛
- 失智症
- 对食物的欲望（特别是糖和碳水化合物）
- 食物敏感

- 阿尔茨海默病
- 关节炎
- 注意力问题，即注意力缺陷障碍（ADD）／注意力缺陷与多动障碍（ADHD）
- 脑雾
- 乳糜泻
- 慢性疲劳
- 抑郁症

- 真菌感染

- 胃肠道问题
- 失眠

- 关节疼痛

- 记忆力问题
- 口疮

- 鼻窦状况

- 头痛或偏头痛
- 炎症性肠道疾病、结肠炎、克罗恩病或肠易激综合征

- 免疫力下降（慢性感冒、流行性感冒或其他感染）

- 情绪问题
- 感觉问题（麻痹、刺痛、紧绷等）

- 皮肤状况，如青春痘、湿疹、荨麻疹、股癣、干癣、红斑痤疮（rosacea，又称酒糟性皮肤炎）、无法解释的皮疹等

- 思觉失调症（旧称精神分裂症）
- 减重失调

环境对肠道的伤害，可能要花数年才会让我们的系统崩溃，若是给予其足够的时间，我们的健康就会在基因上最脆弱之处饱受折磨。对我来说，就是多发性硬化症。对其他人来说，脆弱的环节可能会导致桥本甲状腺炎、红斑狼疮、心脏疾病、类风湿性关节炎、癌症，甚至阿尔茨海默病。

> **重要概念**　如果你身体上有任何神秘或不良症状，很可能说明你也有肠道问题，就算你没有明显的肠道不适症状。

为什么我没听医生说过？

悲哀的是，你的医生可能不知道肠道在你健康上的重要性。科学证据表明，肠道与很多慢性健康问题是最近才出现的，而且还在不断出现，但医学教科书（和医学教育者）多半都落后科学数十年。如果你的医生读的是传统医学院，学的是诊断身体特定部位的问题，可能会对该问题提供短期缓解的药物来治疗。现代医疗保健仍然按身体部位划分。关节疼痛要去找风湿病专家；脑部或中枢神经问题找神经科专家；而甲状腺或其他激素问题，则要去找内分泌专家。如果有消化问题，医生就会转介胃肠病学专家。

这种分科方式的最大问题，就在于一点都不符合我们是谁的现实：我们是带着相互关联与互相依赖系统的存在。肠道与身体里的其他系统息息相关，就如同是一个控制或影响你健康的中央网络枢纽。举例来说，75%的免疫系统位于肠道中，而自体免疫疾病是免疫系统的问题，而不是身体某部分的问题。

一想到你吃过的食物或影响你生命的压力，或许你会担心，但不要绝望。不管你是否吃过数十年的标准美式饮食，处理了大量的压力，或服用过好几个疗程的抗生素，你仍有能力解决肠道中细菌的组成与整体性，帮助你恢复健康与活力。

关于肠道的几个重要事实

◎ 你的肠道是一个 30 英尺（约 9 米）长的内管。养分只有在被血液吸收时，才会进入你的体内。

◎ 肠道黏膜被称为"皮膜层"，只有一个细胞的厚度，比眼皮还要薄且更脆弱。

◎ 肠道又称"肠神经系统"，因为它包含了将近 1 亿个神经元，肠道也会像大脑一样分泌一些身体激素，所以也被称为"第二个大脑"。

◎ 90% ～ 95%"让人感觉很好"的神经传导物质及发送信号机制的血清素，是在胃肠道中制造，只有 5% ～ 10% 是在脑中生产。

◎ 大约 75% 的免疫细胞位于肠道中，所以肠道真的是免疫系统的中心。

◎ 健康的肠道在摊开平铺时，其表面积大约相当于一个网球场的大小——大约 3000 平方英尺（约 278.7 平方米）！

◎ 肠道容纳了最大的微生物群，是包含大约 100 兆个好微生物、坏微生物和中性微生物的生态系统，其中的微生物种类多达 1000 种，重达 5 磅（约 2.27 千克）。

◎ 人类基因体由 2.3 万个基因组成，微生物群则包含了大约 800 万基因。微生物的基因往往填补了你自己的 DNA 所留下的功能性缺口。

◎ 胃肠道中，大约有比人类全身细胞多 10 倍以上的微生物。就数字来看，人类比较像细菌而不是人类。

◎ 尽管人类 DNA 是不可变的，但那只占整体 DNA 的 1%。其他 99% 的 DNA 是微生物的，也是可修正的。

在本章中，我们将探索破坏肠道的多种方式，了解是什么导致自体免疫问题，以及如何从设法避免现代自体免疫问题的祖先文化中吸取教训。为了获得灵感和动力，你将读到一个关于一位功能医学医生的故事，她在处理了乳腺癌和自体免疫诊断后，通过治愈肠道恢复了健康。然后在"改善肠道照护方法"中，我会引导你通过经时间考验的步骤，来改善及修补肠道。

肠道问题的根源是什么？

越来越多的研究揭露出肠道失衡与多种慢性疾病之间的因果关系，而不仅仅是肠道或脑部的失调。肠道菌群和肠道通透性的失衡具有深远的影响，几乎与所有自体免疫疾病，以及气喘、自闭症、焦虑症、癌症、抑郁症、糖尿病、心脏疾病、艾滋病病毒（Human Immuno-deficiency Virus,HIV）、非酒精性脂肪肝疾病和肥胖症有关。

对于愿意考虑研究的医生来说，这些发现是令人惊讶的，并想针对"是什么导致了这些产生疾病的失衡状态"寻求更深的了解，期望能解决根本原因。世界知名的神经学家暨《纽约时报》畅销书作者戴维·珀尔玛特（David Perlmutter）博士分享了这个转变的重要性：

> 我必须说，身为一位神经学家，我们被教导要将焦点放在脑部，觉得这才是"钱"的所在之处。事实上，脑部深受肠道的影响。这也与每一种神经退化性状况相关。因此，现在我们了解了导致阿尔茨海默病、卢伽雷氏病路盖里格氏症（Lou Gehrig's disease，即肌萎缩侧索硬化症，俗称渐冻症）、多发性硬化症、帕金森综合征、自闭症、注意力缺陷与多动障碍等的机制，也就是

炎症，起源于肠道。

　　我认为所有这些学习来的，以及神经学家仍然在追求的所谓治疗方法，都未注意到火源，他们只看到了烟雾。这意味着他们直接专注在处理发炎之后发生在下游的症状。

正如珀尔玛特博士所言，出现在绝大部分疾病过程中的无形敌人是炎症。这是一个听来神秘的概念，但实际上这是在受伤时发生的正常功能，比如当你割伤了手指、擦伤了小腿、被虫咬或骨头断裂时那样。

　　对于健康的人来说，炎症就像是免疫系统对受伤处的短期（急性）紧急反应。如同你以铁锤敲打大拇指或被蚊子叮咬后，你就能看到炎症的作用：受伤处变暖、变红，接着发肿。如果人体受到感染，入侵的白细胞会制造出脓。这些都是炎症的明确迹象，你的免疫系统修复团队正在努力工作。但如果成了长期（慢性）现象，炎症会变成全身的大问题。

　　通常情况下，对于急性损伤，你的紧急救护小组会克尽己责地照护并处理伤口，直到炎症消退，然后愈合。但是对重复发生或长期的受伤，就像是一直吃致炎性食物（比如糖、麸质，或充满农药的农产品）、经常服用止痛药物、持续性抗生素疗程、长时间承受着压力、睡眠不足、运动太多或不足，使你的免疫系统不堪负荷，修复过程减缓或关闭。这时，炎症会从局部性、短期而有益的，发展成系统性的（全身的）和长期的问题。然而，这种情况不像抽痛的脚趾，在症状浮现之前，你无法看到或感觉到系统性炎症。就算出现症状，你也很难知道疼痛的膝盖、脑雾，甚至超重的体重会跟炎症有关，更不必说肠道了。

　　慢性炎症是因炎症的源头持续或常态性存在的情况所导致。身体的哪个地方是炎症引爆的原点？你猜中了吗？就是肠道！

> **重要概念** 慢性炎症会延后治愈。也就是当你有炎症时，就无法治愈。

肠道炎症的原因

损害肠道的炎症，可能是由许多环境因素引起的，而不只是标准美式饮食。有时这些因素独立导致问题，但通常炎症是多种触发因素组合的结果。对我来说，炎症的组合是集中在麸质与糖的标准美式饮食，再加上高纯度的汞与慢性压力。对其他人来说，则会是某种乳制品反应性的组合、一种格外严重的传染性单核细胞增多症（infectious mononucleosis）[10]，或居住在受黑霉菌（black mold）[11] 污染的房中。连孩童时期的创伤都会触发炎症，并为数十年后的自体免疫失调埋下祸根。还有医学治疗，比如因为感染而使用的抗生素，或填补蛀牙所使用的汞合金填料。

以下是发生炎症根本原因的其中一部分：

• 急性或慢性压力

• 抗生素、制酸剂及处方药物

• 避孕药

• 化学和放射线治疗

• 脑震荡

• 过多的酒精或咖啡因

• 过高的电磁频率

- 转基因食物

- 重金属

- 感染

- 氧化压力（抗氧化防御不良、细胞能量低下、细胞内的伤害）

- 止痛剂

- 睡眠不足

- 吸烟

- 汽水（一般与减糖类）

- 标准美式饮食：糖、人工甜味剂、麸质、乳制品、谷类、加工油类

- 毒素：农药、除草剂（草甘膦）、细菌副产品（内毒素）、真菌毒素（霉菌毒素）

- 未解决的情绪创伤

要了解这些炎症因素是如何损害肠道的，就要深入探究肠道中会让你健康或生病的主要及互相关联的两大元素：你的微生物群和肠道黏膜。

伟大的微生物群

微生物出现在地球上已超过 35 亿年，而人类只有大约 20 万年。现在在你手上的微生物，就比整个地球上的人数还要多，虽然这些小东西无法被人类肉眼所见，但它们是高度进化的，而科学家们才开始要认识它们极其多重且重要的作用。

人类体内和体表至少有 8 种微生物群。较小的微生物群是在皮肤上和

在潮湿黑暗之处，比如口、耳、鼻、肺、肚脐和生殖器。最大的微生物群在我们的大肠（结肠）内。我们的焦点就放在此处。

为了我们的健康而积极地培养微生物，例如，在生育及哺乳时，从母亲传到宝宝；以及当孩子在玩耍泥土时，从环境中传到孩子身上。在一个健康的人体内，微生物群是由多种多样的细菌组成，可能是1000种不同种类的细菌，每种都有多重的菌株。

阿莱西奥·法萨诺（Alessio Fasano）博士是知名的儿童胃肠科医生及研究科学家，他曾说，一个健康的微生物群就像是大型多样的社区，不同种族和国籍的人和谐共处，或至少共同生存。问题的产生，是始于一个种族或国籍的人支配且基本上统治了栖息处，并伤害了其他人，使他们受到边缘化或整个被排挤出社区。

我们会探讨更多关于微生物群失衡时会发生什么问题，但我们先来看看正常运作的微生物群。当你的微生物生态和谐时，它有助于你以互惠或共生的方式运作。你为微生物提供住所和食物，作为回报，它们完成了一长串重要的功能，这些功能通常是你自己无法完成的，包括：

• 影响免疫系统反应，帮助分辨敌友。

• 调节炎症，帮助肠道黏膜治愈。

• 支援消化，帮助吸收养分。

• 制造神经传导物质与维生素。

• 调节激素。

• 帮助消除毒素。

• 控制体重与新陈代谢。

• 影响情绪。

• 调节基因表现。

这些显微镜才看得见的伴侣们，在我们的健康或疾病上扮演着重要角色：**维护肠道黏膜的完整性**，而肠道黏膜是良好健康或健康急转直下朝向自体免疫疾病的大门。

健康或自体免疫失调的战争前线

我们已经知道大约 75% 的免疫系统位于肠道。更准确地说，绝大多数的免疫系统细胞生活在你的肠道黏膜中，其原因是消化系统长长的中空管子能很聪明又有选择性地为你隔离。保护性的屏障能确保不良的坏虫、毒素和废弃物等病原体，不会进入你的血液循环中。免疫细胞居住在肠道黏膜中，就给了它们前排的位置，可以监视与认定哪些前来的分子是可能的威胁，需要摧毁，哪些是好家伙，比如从食物消化而来的已分解的养分，可以被安全地吸收及用于促进健康。

在访问中，法萨诺博士谈到了免疫系统所在位置的重要性："在我看来，进化已经决定了，这正是人类健康与疾病之间的战斗开始的地方，也是我们的免疫系统在战场上准备就绪的原因。"

我觉得最疯狂的是，健康与疾病的战线，竟然只有**一个细胞的厚度**。要把这个情形视觉化，可以想象单细胞屏障是一堵砖墙，每一块砖代表一个细胞。在细胞交接之处，应该有由砂浆填补的紧密连接处（tight junctions）[12]。这些紧密连接处，并不像砂浆或水泥浆般坚硬静止。它们是动态的看门人，通过邻近的细胞对环境（食物、药物、毒素甚至压力）的反应，而不断地开关。当紧密连接处正常运作时，它们就像是有效的安全门：让好家伙进入，阻止坏家伙。只要细胞间的门是正常工作时，就可以维持体内平衡（homeostasis）[13] 或和谐。

如果门卡住了，一直开着呢？这是个重大又困难的问题，它会导致自体免疫问题的产生。在食物篇章中，我们学到了一些关于肠漏的意义，现在让我们仔细检视这个问题与炎症的关系。当这些紧密连接处受到破坏或发炎时，就会像你弄坏了大门的遥控器，现在任何人都可以进入。当大门受到破坏且卡在"芝麻开门"状态，肠道就变得多孔或渗漏，那么未消化的大型食物粒子、微生物、毒素，以及消化废物，就会溜过警卫处，在你身体里不该出现的地方自在地漂流。从专业上来说这种状态是"肠道高渗透性"（intestinal hyperpermeability），但多数人称它是"肠漏综合征"（leaky gut syndrome）或简称"肠漏"。

当有东西通过不该它通过的地方时，就会引起免疫系统有所反应。免疫系统的首道防线是炎症，会延迟自然的肠道黏膜愈合，以方便杀害入侵者。当入侵者是有害的细菌时，这是相当必要的，但若入侵者是三明治里的麸质蛋白碎片时，就不是如此了。由此导致的肠道黏膜炎症，会妨碍肠道治愈，进而增加渗漏，接着促进炎症，然后此不良循环就一再发生。经过数年的全天候炎症，渗漏的肠道恶化到免疫系统开始过度反应、交叉反应及错误反应的地步。

随着肠道黏膜的破坏，黏附在消化道的微生物群也开始失衡。细菌的组合从主要是共生（互相有利）和促进健康，转而因特定类型细菌、酵母菌，甚至寄生虫的过度生长，而具有破坏性，会进一步破坏消化道黏膜和持续削弱免疫系统。细菌组合的不平衡，称为"菌丛不良"（dysbiosis），以古希腊文来说，意思是"糟糕的生活方式"，刚好与意思为"生活在一起"的"共生"（symbiosis）相反。

> **重要概念**　标准美式饮食、食物敏感、慢性压力、感染和毒素具有致炎性，会使你的肠道菌群失衡及肠道黏膜渗漏。

肠道健康状况与自体免疫的关系

一旦食物粒子或毒素进入血液，免疫系统会通过制造反应抗体（reactive antibodies，可比喻为子弹）来杀死抗原（antigens，即可能有害的入侵者）。正常情况下，抗体进行工作，把威胁消除之后，免疫系统就放松了。而且肠道黏膜细胞在最佳环境下，每三天就会自行修补，肠道屏障很快就会恢复其防护功能。若是你反复暴露在炎症的元素中，如标准美式饮食或持续性的压力等，免疫系统的修复过程会受到延迟，效果变差，最终不堪负荷。

对于容易发生自体免疫状况的人来说，当入侵者被摧毁后，免疫系统会维持在活跃的状态，过多的抗体继续像士兵一样搜索另一场战斗。随之而来的是下游问题的骨牌效应，包括食物敏感性的增加，而炎症随着时间加剧，自体免疫疾病就到来了。

甲状腺细胞与循环的麸质分子结构相似，免疫系统会混淆，使你容易罹患桥本甲状腺炎（若你具有此类遗传易感性）。如果你在遗传上倾向于罹患多发性硬化症，抗体会攻击髓鞘。若是倾向罹患类风湿性关节炎，抗体则会攻击关节，以此类推。这种错误的身份被称为"分子相似"（molecular mimicry），是免疫系统开始并持续自体免疫攻击的主要方式。

新兴科学正在证明衰退的肠道健康（菌丛不良或肠漏），以及自体免疫疾病的出现之间存在具有说服性的关联：

• 较高的肠道渗透性，已在 1 型糖尿病的发展中被观察到。

• 红斑狼疮是一种在女性身上的好发比例为男性 9 倍的自体免疫疾病。而患有红斑狼疮的女性，与健康人群相比，可能有较高数量的致病性毛螺旋菌（Lachno-spiraceae，一种厚壁菌门 Clostridia），和较低数量的可促进健康的乳酸杆菌。

• 研究人员发现，患有多发性硬化症的人有菌丛不良的情况，包括在数量上的明显改变，也就是抗炎症性的拟杆菌门（Bacteroidetes）和厚壁菌门种类比健康的个人还少。

• 与健康的控制组相比较，罹患阿尔茨海默病的人有更高浓度的细菌废弃物：脂多糖（lipopolysaccharides,LPS）和一种大肠杆菌蛋白质（E.coli protein），皆是肠漏的指标。

在我们直接跳入"改善肠道照护方法"前，先总览一下自体免疫问题如何与现代生活直接相关，会有所帮助。

> **重要概念** 麸质在分子层级看起来像是你自己的组织。

到底是哪里出错了？

就宏观层面来说，我们知道自体免疫疾病是以史无前例的速度越演越烈，特别是在"文明的"西方国家中，而科学家们正试着找出原因。其中一个主要假设是，自从第二次世界大战后的现代时期，在加工食品到来与大量使用抗生素之后，我们的微生物群就已经出现了巨大的且具有毁灭性的变化。

撰写了《好肠道》的索南博格夫妻，正在研究微生物群随着时间演进所产生的改变，以了解肠道健康与慢性疾病之间的关联。到目前为止，他们的发现非常惊人：现今的微生物群总量与组合，相较于狩猎采集时期已然大幅减少，在接下来的世代甚至可能灭绝。要将这个差异视觉化，可以将我们祖先的微生物群想象为一个郁郁葱葱的雨林，里面有众多种类的植物与野生动物。而现代典型的西方微生物群是一块被清理过的野地，只有稀疏的作物与几近于无的动物。

微生物群毁坏的主要原因，显然是现代对方便与干净的追求。标准美式饮食或西方饮食去除了食物中的纤维质；缺少耐心等候普通感冒的痊愈，这让我们向医生要求抗生素；剖宫生产手术的兴起，剥夺了大多数新生宝宝从母亲产道所获得的重要菌群；我们对清洁上的要求变得急于消毒自己，清洗及擦拭掉 99% 无害且甚至是有益的微生物。

微生物群种类及数量的损失，对我们的健康是具有灾难性的。

低纤维饮食的缺点

◎ 传统的狩猎采集文化每天吃 100 ～ 150 克的纤维质。

◎ 美国每日建议用量，美国人每天吃 35 克的纤维质。

◎ 美国人实际每天平均只吃了 10 ～ 15 克的纤维质。

当我们没有吃进足够的纤维量时会怎样？你肠道中的微生物就会开始"吃你"！更准确地说，它们会吃肠道黏膜的黏液层。而当它们咬穿了黏液层时，因为肠道黏膜受到攻击，免疫系统就会触发炎症反应。

遭破坏的肠道造成克罗恩病：吉尔·卡纳汉的故事

以下故事描述了失踪的微生物与自体免疫疾病的出现的关联。虽然现代生活的元素会对我们的微生物群造成严重的破坏，但我们通常可以通过治愈肠道来修正，这是非常有希望的。

吉尔·卡纳汉（Jill Carnahan）博士是一位功能医学医生，现在在美国科罗拉多州博尔德市（Boulder）执业。但15年前，她的生命差点画上休止符。在吉尔25岁时，她结婚了，而且在接受医学院第三年的密集课程时，意想不到的事发生了：她在胸部发现了恶性肿瘤的肿块，一种侵袭性（浸润性）乳腺癌。吉尔接受了多数人会做的标准治疗方法：数次的手术及好几回合的化疗和放疗。

吉尔的病情得到了缓解，她渴望继续她的生活，但治疗过程让她生病、衰弱，而且体重过轻。她的肠道已经"不正常"了，腹泻、出血与疼痛持续了数个月。最后，她去看了胃肠科医生，被诊断出克罗恩病，一种肠道低下部位的自体免疫疾病。胃肠科医生给出的是令人忧心的诊断结果。吉尔被告知她的克罗恩病是无药可医的，终其一生都需要服用药物：特别是类固醇及强烈的免疫抑制剂。

吉尔的直觉告诉她食物会帮助她治愈，但当她询问该尝试何种饮食法时，医生告诉她："饮食跟这个完全没关系。"吉尔就决定要将健康掌握在自己手中。

很快她就找到一本由伊莱恩·戈特沙尔（Elaine Gottschall）所写的《打破恶性循环：通过饮食改善肠道健康》（*Breaking the Vicious Cycle：Intestinal Health Through Diet*），这位生物学家致力于为女儿找到严重溃疡性结肠炎这种炎症性肠道自体免疫疾病的治疗方式。她的女儿接受了西德尼·哈斯（Sidney V. Haas）医学博士的治疗，采取了特定碳水化合物饮食法（Specific Carbohydrate Diet,SCD），需要去除谷类、淀粉、乳制品，以及糖这个喂养坏肠道细菌的单一碳水化合物。她的女儿在进行这种饮食法后，在短短 2 年内症状就完全消失了。

受到戈特沙尔故事的启发，吉尔也开始了特定碳水化合物饮食法。在 2 周内，肠道的疼痛和炎症就平静到足以缓和她的克罗恩病。采取这种饮食计划 5 年后，吉尔认为自己的乳腺癌和克罗恩病已痊愈。但她又花了 10 年的时间才完全修复肠道，并从有毒的化学药物中复原。

回顾过去，吉尔确信化疗改变了她的肠道微生物群，为克罗恩病创造了主要条件。相关研究也确认了在发展出克罗恩病的患者身上，有益的微生物消失，而病态的微生物则苗壮成长。病态微生物越多，症状就越严重。研究还表明，农药、化疗媒介会破坏微生物群的正常平衡，造成肠漏。

也许你并不是面对像癌症的诊断及化疗这样险峻的情况，但即使是压力也可能是问题。尽管想象有毒化学物质与混乱的微生物群之间的关联比较容易，但研究表明，持续或创伤性的压力也跟毒素一样影响了你的肠道。

我敢打赌，你已经从自己的生活经验中看到过压力与免疫系统之间的关联。在经历了数周辛苦的工作或照顾生病的孩子之后，你更容易感冒。同样的，尽管后果更可怕，但压力或令人震惊的事件往往先于自体免疫疾病出现和发作。后来，科学家们知道了这个机制。证据是：压力、菌丛不良与肠漏之间有着肯定明确的关联。科学家已经证明，压力事件会影响肠道微生物的组成、多样性和数量的变化，导致潜在有害细菌的数量增加。一项研究表明，心理压力会造成防护性族群的减少，而其他的研究也发现，短期的心理压力，如预期会受到电击，或对公开演说感到紧张，会增加小肠的渗透性。

不管你在哪个阶段，都有希望

不管你正处在治愈过程的哪个阶段：刚被诊断出来、已在治愈之路上经历了许多，或只是想要维持健康，要恢复你的肠道健康都不会太晚。无论你累积了多少年的标准美式饮食、多少次抗生素疗程，或一生的压力阻挡在你面前，只要照顾好肠道微生物群和努力修补肠道黏膜，都可以达到新阶段的健康。

如果你像吉尔一样已经开始了摧毁微生物群的过程，比如化疗，或甚至几次的抗生素疗程，就必须加倍努力重建平衡的微生物群。而如果你和我与许多患有自体免疫疾病的人一样，面对的是一生的慢性压力，优先治愈肠道就至关紧要。

以下的行动计划是我的个人经验、相关研究及多位自体免疫专家指导的结果，这些专家和吉尔一样，都已经从自体免疫疾病中治愈了自己。

改善肠道照护方法

综合胃肠科医生暨《微生物群解决方案》（*The Microbiome Solution*）的作者，罗彬·库特坎（Robynne Chutkan）医学博士提供了一句朗朗上口却有力的咒语，指引我们恢复健康："活得脏兮兮，吃得干干净净。"重要的是，我们需要去除伤害肠道的东西，并加入滋补的东西。在食物篇章中，我们学到了哪些食物有毒，哪些食物是有营养的，以及如何知道哪些食物对你是有益的。接下来，我会分享进一步了解肠道需求的好方法，如何将好的细菌引进微生物群中，以及在你达到最佳的肠道健康后如何维持平衡。

肠道需要花费多少时间才能治愈？重要的是要保持实际的期望。你可能会花 1 ~ 6 个月甚至更久，这取决于多种因素，比如你服用了多少疗程的抗生素、现在有多少炎症症状、是否有肠道感染，以及在去除持续的炎症来源时多有规律。要优化你的肠道健康，请遵循下列 4 个步骤，若合适的话再多加考虑额外步骤：

步骤 1：进行肠道健康自我评估。

步骤 2：获取数据。

步骤 3：进行 5R 肠道复原计划。

步骤 4：过得更脏一点。

额外步骤：考虑使用肠道健康"重炮"。

步骤 1：进行肠道健康自我评估

想想以下的说明。如果你不知道答案就跳过。

以 0 或 1 评分，0 代表"没有"或"从不"，1 代表"是"或至少是"有时候"：

0	1	母亲在怀我的时候曾使用过抗生素。
0	1	我是以剖宫产出生的。
0	1	婴儿时期，我是被以奶瓶喂养的。
0	1	我曾因耳朵、鼻子或喉咙感染接受过抗生素疗程。
0	1	我经常使用手部消菌液（洗手液）。
0	1	我有食物过敏或食物敏感性。
0	1	吃某些食物后，我的皮肤会发痒。
0	1	我的体重超重了 10 磅（约 5 千克）。
0	1	我的血糖失衡：有胰岛素抵抗或 2 型糖尿病。
0	1	我嗜吃甜食或加工碳水化合物。
0	1	我曾使用过类固醇、酸阻断剂，或非类固醇抗炎症性止痛药超过 1 周。
0	1	我现在有胃肠问题：便秘、腹泻、恶心、腹部疼痛、胃酸逆流（acid reflux）或胃食道逆流。
0	1	我有炎症性肠道疾病：溃疡性结肠炎或克罗恩病。
0	1	我有肠易激综合征。
0	1	我常在饭后觉得腹部肿胀、胀气、痉挛、疼痛或一般的不适。
0	1	我被诊断出有自体免疫疾病。

0 1   我有情绪失调问题：焦虑或抑郁。

0 1   我有脑雾、头痛、偏头痛或记忆问题。

请列出其他相关征兆或症状：

1 ＿＿＿＿＿

1 ＿＿＿＿＿

分数加总： ＿＿＿＿＿＿＿＿

肠道分数解答

0   太棒了！你可能是少数拥有超级健康肠道的人。请继续好好保持。

1～4   还不错！你或许有轻微的肠道问题或自体免疫症状。现在正是照顾肠道的最佳时机，以便解决健康问题。

5～9   肠道健康是你的优先事项。要知道你并不孤单。许多人都通过优先治愈肠道，从慢性疾病中部分或完全治愈。

10+   你的肠道需要额外的呵护照顾。考虑采取第 108 页的额外步骤，对过程要有耐心。

步骤 2：获取数据

如果你罹患自体免疫疾病或怀疑自己可能有自体免疫问题，最大的可能性是你的肠道细菌失衡（菌丛不良）而且有肠漏。获得你的肠道状态基准线，有助于衡量治疗过程，也可以知道自己现在是否有病原体感染，比如酵母菌、寄生虫或其他等，以便采取正确行动。这是个复杂的竞技场，所以我鼓励你与一位曾治疗自体免疫疾病患者，能够帮助你提供需要的最佳检测、解读结果，并指导你恢复健康的功能性、综合性或自然疗法的医生合作。

　　最受欢迎的三种综合粪便检测是胃肠效果综合粪便概况（GI Effects comprehensive stool profile）、全面粪便分析（Comprehensive Stool Analysis），以及提供肠道中所有活性微生物的鉴别及数量，包括种类及菌株层级的 Viome 核糖核酸（RNA）排序。你也可以同时检测肠漏。

小肠细菌过度增生

　　如果你有腹部疼痛、恶心、胀气、腹泻、胃酸逆流及胃食道逆流等症状，就可能有小肠细菌过度增生（SIBO）问题。过度增生的不是病原体，而是通常在大肠中的正常细菌，向上迁徙至它们不应该出现的小肠内并过度生长。一旦这些细菌进入小肠，这些细菌就以你吃的碳水化合物为食，激增扩散，并发酵产出甲烷和氢气，导致肠道不适。功能性、综合性或自然疗法医生能够帮助你诊断治疗小肠细菌过度增生。

　　无论你是否接受检测，都可以马上开始进行接下来的步骤——5R 肠道复原计划。

步骤 3：进行 5R 肠道复原计划

　　5R 肠道复原计划是功能医学研究所为了帮助你恢复肠道平衡与功能，创造出的基础肠道治愈计划。

◆ 移除（Remove）"坏东西"

第一步是辨识并清除伤害肠道的东西，也就是去除第一章中所讨论过的致炎性食物，减少药物的使用（尽可能遵循医生指示），清除掉任何现存的肠道感染，并减轻压力。请使用以下的清单来清点哪些要移除，以及有哪些健康的替换或对策：

标准美式饮食

西方饮食中普遍的加工食品及化学物质，已被证明会损害微生物群并导致肠漏。除此之外，去除任何已被你从 30 天美食假期（29 页）中辨识出的可疑食物。

健康的替换　依循原始人饮食法（36 页），强调多样化的蔬菜，适量的有机或野生蛋白质来源，以及足量的营养脂肪，如橄榄油或椰子油、橄榄、坚果和种子（如果你不会起过敏反应）及牛油果。

药物

最重要的是，不管是处方药物或成药（非处方药）通常都会伤害肠道，更是自体免疫疾病的最大触发物。非类固醇消炎药物，如布洛芬（ibuprofen）、萘普生（naproxen）和乙酰胺酚（acetaminophen，又称普拿疼），不管是长期或短期使用，已被证明会伤害肠道黏膜。

健康的替换　姜黄根的姜黄素已被证明可像非类固醇消炎止痛药物一样，有效减轻疼痛和炎症。建议的剂量是 1 日 3 次，每次 400～600 毫克的姜黄粉胶囊。印度乳香树脂是另一种强效抗炎症剂，建议剂量是 1 日 2～3 次，每次 300～500 毫克萃取标准达 30%～40% 的乳香脂酸（Bowellic acids）。研究表明，乳香与姜黄素混合，展现出比非类固醇消炎药物待克菲那（diclofenac，双氯芬酸）在治疗疼痛、关节炎和偏头痛上，有着更优越的效能与耐受性。

抗生素

抗生素是主要的微生物群破坏者，因此要格外小心谨慎。如果你必须要接受一个回合的抗生素疗程，就补充高剂量的益生菌（见以下步骤3）。抗生素用得越多，就越会伤害微生物群，发展出抗生素耐药性的风险就越大，这可能会让你在严重感染的情况下得不到保护。

健康的替换　药草抗微生物剂（herbal animicrobials）已被证明与某些抗生素一样有效，而且不会对肠道造成伤害。你可考虑使用天然的抗生素，如银、牛至油（oil of oregano），或从椰子中取得的单月桂酸甘油酯（monolaurin）。细节请见133页"清除感染照护方法"。

> **重要概念**　将抗生素留到极度严重或可能威胁生命的感染时再使用。

制酸剂

长时间使用氢离子帮助阻断剂药物（PPI），这个在美国最常使用的处方制酸药物，会减少微生物的多样性，为可能致命的艰难梭状芽孢杆菌感染症（Clostridium difficile infection,CDI）铺路。

健康的替换　你知道多数的"胃酸"其实是表示胃酸太少，而不是过多吗？你应该与医生合作来戒掉酸阻断剂，可以试试在餐前服用少量苹果醋或消化苦汁（digestive bitters），或在进食蛋白质丰富的餐点时使用胃蛋白酶盐酸（胃酸胶囊）。

肠道感染

自体免疫疾病流行的主要原因之一，是肠道中轻度的细菌、病毒和真菌感染。

健康的替换　请与保健医生合作，他可以通过综合粪便测试帮助你辨识，并以药草抗微生物剂、抗真菌剂和其他非毒性治疗方式，清理隐藏于其中的问题。

过多的压力

急性和慢性压力都与肠道菌丛不良及肠漏相关，促进炎症性化学物质增加，包括细胞激素 IL-6（interleukin-6）和脂多糖（LPS）。

健康的替换　尽你所能消除或减少生命中压力的来源，并阅读"情绪健康照护方法"（222 页）中的减轻压力对策。

你能消除或减少哪些伤害肠道的元素，以及会尝试哪些可替换的健康策略？

◆ 取代（Replace）消化分泌物

5R 计划中的第二步骤，是取代或补充可能因饮食、药物、压力、菌丛不良，或甚至衰老而受到破坏的消化汁液。

消化酶 / 消化酵素

如果你有胀气、腹胀、轻微腹部疼痛、恶心、胃灼热、小肠细菌过度增生，或偶尔的便秘，这说明你的酵素生产状况可能不佳。考虑在肠道恢复前服用消化酵素，来帮助分解食物。你可以寻找包括处理所有主要营养素的酵素品牌：蛋白质水解酵素（protease，分解蛋白质）、淀粉酵素（amylase，分解碳水化合物）及脂解酵素（lipase，分解脂肪）。

剂量 · 和食物一同服用 1 ~ 2 份消化酵素。

警告 · 如果你对凤梨（凤梨酵素）或木瓜（木瓜酵素）过敏，就要避免使用含有此类成分的酵素。

盐酸

要是你很难消化肉类或脂肪，或是会腹胀、胀气、不消化、食物敏感、胃酸逆流或胃灼热，你可能需要更多的胃酸，而不是更少。许多 30 岁以上的人胃酸不足，这种情形称为"胃酸缺乏"（hypochlorhydria），据估计已影响了一半的人口。

剂量 · 从餐前服用一粒 650 毫克的胃蛋白酶盐酸（胃酸胶囊）胶囊开始，如果没有任何胃肠道不适，比如感到温热或灼热，就可能需要更多盐酸。每餐逐渐增加胶囊数量，直到感觉到轻微的不适／温热时，就减少一粒。有些人每餐会需要 5000 毫克的胃蛋白酶盐酸。随着时间的推移，当你的肠道痊愈时，就可以减少剂量，再慢慢停用。

警告 · 如果你正在服用皮质类固醇（corticosteroids，如泼尼松、阿司匹林），或非类固醇类消炎止痛药类，就不要服用盐酸。这些药物和盐酸结合时，更容易伤害肠道黏膜，增加消化道出血或溃疡的风险。

胆酸

你的胆囊储存了肝脏所制造的胆汁，并在需要时释放到消化道中，以消耗你所吃的脂肪（使其可消化）。如果你的胆汁质量不佳或胆汁流动迟缓，就会缺少脂溶性维生素和必需脂肪酸，可能发展出不良的胆固醇代谢，甚至体重问题。可能有胆汁淤积的迹象，包括进食后腹胀、打嗝或酸逆流；进食后胃痉挛或右上腹疼痛；炎症性肠道疾病；胆结石的病史或胆囊手术／切除；或正在服用降胆固醇药物。

剂量·试试餐前一粒 100 ~ 500 毫克的牛胆汁胶囊。

注意·如果你没有胆囊，胆汁酸是帮助你消化脂肪的必需品。

◆ 接种（Reinoculate）肠道花园

第三步骤是"播种"，然后以有益的肠道细菌"喂养"微生物群，来恢复其种类的平衡、充足和多样性。

以益生菌"播种"：食物与补充品

益生菌（probiotics）字面上的意思是"为了生命"（for life），是新而有益的细菌，包括两个主要种类：双歧杆菌属（比菲德氏菌）与乳杆菌属（乳酸杆菌）。从发酵食物和补充品而来的益生菌，不会永远住在我们的微生物群中。但它们会与微生物群有正面的互动，并在通过时成为免疫系统的宿主。所以我们应当将益生菌视为补充有益细菌的健康占位者，以排挤掉可能留下来的病原体。

> **重要概念** 你的微生物群反映了你的整体环境。

☑ 走出门去

根据由三个协会认证的医学博士及肠道专家扎克·布什（Zach Bush）的说法，我们的微生物群会模仿我们的整体环境。忙碌的现代生活将我们与大自然分隔，我们必须将"经常恢复大自然"视为优先事项。不管你是健步、冲浪、光脚走在草地上（当然是无农药的草地）、在公园里玩耍，或为花园除草，都会让你吸收微生物群，帮助你补充皮肤上和鼻腔里的微生物群，进而慢慢地进入你的体内。

☑ 常吃发酵食物

消灭病原体的最好方式，是常吃有活菌（有益的细菌／病毒）的发酵食物，如德式酸菜、腌黄瓜、韩式泡菜（及其他发酵蔬菜）、克菲尔酸奶和酸奶。如果你必须避开牛乳制品，可以试试椰子酸奶和克菲尔酸奶。确保你购买的是无糖的，且最好是有机和生的种类（通常在农贸市场可找到），如果需要，可选添加了甜菊的。莫科拉医生指出，发酵食物所含的益生菌超过了益生菌补充品百倍。

警告·有时当你加入发酵食物时，可能会经历好转反应（即坏菌被排挤得太快而释放出毒素），所以从一茶匙开始，就算是德式酸菜的汤汁也一样，然后再逐渐增加。

☑ 每日服用优质益生菌

另一个引进有益细菌的好方法，就是服用益生菌补充品，尤其是在你必须服用抗生素时。选择益生菌时考虑以下条件：

• 瓶身有美国药典（United States Pharmacopeia,USP）的标志，表示该商品已受过独立的第三方认证，内容物所含的成分确实如瓶身贴标所示。

• 高度多样性，即有多重菌株，已被证明在减少病原体上比单菌株更有效。

• 效能很重要，所以每天服用 50B（500 亿活菌）CFU 以上。

• 布拉酵母菌（Saccharomyces boulardii）是一种强效酵母菌型益生菌，常被建议与抗生素一起使用，已被证明在治疗和预防胃肠道感染上有效果，包括艰难梭状芽孢杆菌（Clostridium difficile）和幽门螺杆菌（Helicobacter pylori），以及与胃肠道相关的自体免疫疾病，如克罗恩病、溃疡性结肠炎和肠易激综合征。

•在肠道中殖民较成功的种类包括：植物乳杆菌（Lactobacillus plantarum）、鼠李糖乳酸杆菌（Lactobacillus rhamnosus GG）及洛德乳酸杆菌／罗伊氏乳杆菌（Lactobacillus reuteri DSM）。

•较新型的益生菌，因为其效能而逐渐受到欢迎，包括土壤益生菌（比如 Primal Defense HSO formula 和 CoreBiotic），以及孢子型益生菌（比如 MegaSporeBiotic）。

如果你在自我评估上得分 5 分或以上，就要考虑吃发酵食物及服用益生菌补充品。

剂量·1 日 2 次 1 ～ 2 粒 50B CFU 的胶囊。有些最好跟食物分开吃，其他则跟食物一起服用。请依瓶身指示服用。

注意·可能要花一点时间才知道哪种益生菌最适合你。有点耐心并加以实验。不一定要轮替益生菌，但每隔几个月就引进不同的菌株或许对你有帮助。

警告·在极少数情况下，益生菌对免疫系统虚弱的人可能带来风险，比如感染了艾滋病病毒或是正在接受化疗的人。

"喂养"益生元：多吃纤维质

益生元基本上就是未经消化的纤维质，它会前进到大肠（结肠）去喂养你的益生菌。换句话说，益生菌吃益生元。这可能就是在恢复肠道健康上最重要的步骤：以各种不同种类蔬菜的纤维质，来喂养已经住在你体内的益生菌。需要注意的是，如果你不喂养益生菌，它们就会"吃"你（也就是你肠道黏膜的黏液层）。

最佳的益生元来源可在当地的农贸市场、你的花园内，或有机农产品区找到，而最好的益生元种类则是类别广泛、色彩丰富的当地季节蔬菜。优质的益生元，包括蒲公英叶、芦笋、菜蓟、牛油果、卷心菜、根菜类（凉薯、大蒜、韭葱、洋葱）、亚麻、大麻籽、鼠尾草籽（奇亚籽）和洋车前籽。通过吃生的或略煮过的许多不同种类的季节农产品，你就喂养了广泛多样性的好菌，对微生物群和你的健康来说，都是一个好的保险策略。

其他好的益生元来源是粉状的，包括相思树、菊苣根、生的耶路撒冷菜蓟（菊芋）、猴面包树果实、菊糖、落叶松和果寡糖，可加到果昔和酸奶里，或混合在克菲尔酸奶或水中。组合并轮替多种益生元粉，以尽可能喂养许多种类的益生菌。

剂量·目标是每天从不同种类的来源吃 40 ～ 50 克的纤维质。

警告·如果你现在有小肠细菌过度增生问题或菌丛不良，那么在短时间内吃太多的纤维质会让肠道暂时感觉更糟糕。一旦你解决了失衡的问题，就可以耐受纤维质的添加。慢慢增加纤维质摄取量，以避免随着肠道适应新摄取量时的发酵情形（胀气）。

◆ 修复（Repair）肠道黏膜

好消息是肠道黏膜的细胞每 3 ～ 6 天就会自我更换。这表示，只要你给予适当的支持，你的肠道很快就会自我修复。方法就是持续进行第一步骤，通过严格避免致炎性元素，如标准美式饮食，以及任何你所辨识出的触发食物，并将药物使用量减至最低、减轻压力，以及添加可帮助修复受损黏膜的补充品和有营养的食物。

封补肠漏的食物与补充品

有许多食物与营养成分可帮助封补肠漏。一次添加所有食物和补充品并无害处（除了你的钱包）。下面看看你是否可添加数种食物与补充品来帮助修复肠道黏膜：

☑ **肉汤、高汤、骨汤、胶原蛋白、明胶粉／吉利丁**

这些食品一直以来都是肠道愈合方案的主力成员，这是有原因的。它们会强化肠道黏膜的黏液层，所含的氨基酸脯胺酸（proline）和甘胺酸（glycine）是肠道黏膜的基本组成部分，它们也会促进组织修复。建议你制作或选购以 100% 草饲、放牧的动物烹煮的肉汤、胶原蛋白、明胶或骨汤粉。

策略·每天 2～3 次，每次喝一碗肉汤，或每天服用 2～4 茶匙胶原蛋白、明胶或骨汤粉，可加到果昔、汤、炖物、咖喱或布丁中。如果你喝咖啡（必须是有机的），试试加入胶原蛋白粉来取得蛋白质，并减少对肠道的刺激。

注意·有组织胺问题的人，可以考虑烹煮时间较短的肉汤或高汤（煮 1～4 小时），以取代骨汤（煮 8 小时）。

☑ **椰子油和中链甘油三酯（MCT 油）**

它们都含有中链甘油三酯，可帮助身体减少炎症，燃烧脂肪，改善肠道黏膜。椰子油同时富含月桂酸，这是一种强效抗微生物的媒介，可以消除有害的细菌和酵母菌。

策略·每天将 2～4 茶匙的特级初榨未精炼的椰子油（或是非转基因 MCT 油，浓缩度较高，也无椰子气味），加到果昔、脂肪炸弹（食谱见附录 A）、茶或咖啡中。考虑使用椰子油和澄清奶油作为主要烹饪用油，并在煮好后将 MCT 油洒在食物上。

注意·刚开始时，不要大量食用 MCT 油，可以先采取每天使用

0.5 ~ 1 茶匙的量，再逐渐慢慢增加，以避免腹部不适。若感到口腔或喉咙受刺激，就停止食用 MCT 油，改用椰子油。

☑ 澄清奶油

这是单纯无过敏原、乳糖和酪蛋白的清澈奶油。一般来说，此油对于对牛乳制品敏感的人也是安全的。澄清奶油中，维生素 A、D、E 和 K 的营养素密集，且富含短链及中链脂肪酸和丁酸盐（butyrate，这是可帮助改善肠漏的抗炎症脂肪）。

策略·如同买奶油一样，选择来自 100% 草饲牛的有机澄清奶油，考虑在有机茶或咖啡中加入 1 ~ 2 茶匙的澄清奶油（必须无盐的）。可到网上搜寻"防弹咖啡"食谱。

☑ 复合益生菌

这是一种褐煤（化石土壤）萃取补充品，含有微量矿物质和氨基酸，在实验室检测中，已显示它可帮助肠道在**数分钟到数小时**内愈合，而不像其他补充品要花数个月才有作用。复合益生菌中含有来自古代化石化土壤的碳基氧化还原分子，可帮助复原体内肠道细菌、线粒体和细胞之间的沟通网络。

剂量·1 日 3 次，一次 1 茶匙。

☑ 初乳

这是哺乳动物类母亲的预乳（premilk），是新生儿早期发育必需的蛋白质、生长因子和抗体的集中来源。在人体临床实验上，牛类初乳也被证实可预防及愈合肠漏。

剂量·使用符合最高纯净标准，无激素、类固醇、抗生素，使用低温快速巴氏杀菌，并经过严格测试的 100% 新西兰草饲牛初乳。1 日 2 次，早餐前和睡前 30 分钟空腹服用 1 茶匙初乳粉末（或 4 粒胶囊）。

警告·如果对牛奶有免疫球蛋白 E（IgE）过敏，就会对牛初乳过敏。不过很多对乳糖或酪蛋白，即免疫球蛋白 G（IgG）敏感的人能耐受初乳，因其中只含少量乳糖和酪蛋白。牛初乳含有胰岛素生长因子（IGF-1，类胰岛素生长因子），它被发现与前列腺癌和乳腺癌的风险相关。

☑ 锌

具有肠道黏膜的保护作用。当体内的锌不足时，会增加屏障渗漏和延续疾病过程而有着"灾害性加剧的影响"。易吸收的形式，包括单甲硫氨酸锌（zinc monomethionine）、肌肽锌（zinc carnosine）和吡啶甲酸锌（zinc picolinate）。

要决定你所需的锌剂量，请先自行做锌品尝测试：放 1 茶匙的液体锌（每升 1 克的浓缩液或 1 片锌锭）在嘴里含 30 秒不吞食（不加食物时，锌会引起恶心）之后吐掉。（A）如果尝不出任何味道，你可能非常缺乏锌。（B）如果只尝得出一点味道，代表你体内的锌含量低。（C）如果过了一会儿之后，能尝到特定的味道，代表你体内的锌含量中度偏低。（D）如果能立刻感觉到强烈的金属味道，代表你体内的锌含量足够，无须再食用，或食用低剂量补充品即可。

剂量·根据自我测试结果，为了避免恶心感，每天和食物一同服用。（A）90 毫克锌加 3 毫克铜；（B）60 毫克锌加 2 毫克铜；（C）30 毫克锌加 1 毫克铜。低剂量锌：1 日 3 次随餐服用 5 ~ 10 毫克。在黏合紧密连接缝隙（tight junction gaps）上，这会比一次 30 毫克的剂量更有效。

注意·服用锌时，若不加铜，就会导致铜不足，所以必须要确保每

30毫克的锌加1毫克的铜。如果经常暴露在压力或毒素中，则会增加锌的需求。

警告·空腹服用锌会引起反胃（恶心感），请和食物一起服用。

☑ 维生素 A（视黄酸／ A 酸 retinoi cacid 或视黄醇棕榈酸酯 retinylpal mitate）

这是修复及维护包括肠道内膜在内的组织，以及调节免疫功能的重要因子。动物来源的维生素 A，比如油性鱼和肝，都被认为是最具生物利用性的。你可以考虑服用鳕鱼肝油胶囊，来取得维生素 A 和 D$_3$，以及 ω-3 脂肪酸。

剂量·伟斯顿·普莱斯基金会（Weston APrice）建议成人及 12 周以上的孩子，每天吃 1 茶匙或 10 粒胶囊共含有 9500 IU 的维生素 A 和 1950 IU 的维生素 D 的鳕鱼肝油。或是每天服用混合了类胡萝卜素与视黄醇棕榈酸酯的 5000 ～ 10000 IU 的维生素 A。

警告·所有油类都会因氧化（暴露在空气中）而有酸败（变质）的风险。选购高质量的补充品，并尽量减少暴露于空气、高温和光中的机会。冷藏保存，最好是放在玻璃容器中；如果鳕鱼肝油或鱼油闻起来或吃起来有鱼腥味，就将之丢弃。

☑ ω-3 必需脂肪酸

它可降低炎症，支持脑部与认知功能，能帮助预防癌症、心脏疾病和阿尔茨海默病。服用 ω-3 必需脂肪酸补充品，并多吃富含 ω-3 的鱼类，比如野生鲑鱼和沙丁鱼。尽量选购高质量冷藏，不含金属的野生鲑鱼油或磷虾油。

剂量·每天和食物及维生素 E（如果所选的补充品不含维生素 E）一同分次服用 2000 ~ 3000 毫克的 EPA 和 DHA 合并剂量（即一半在早餐，一半在晚餐）。

注意·要吃到 2000 ~ 3000 毫克的 EPA 加 DHA 合并剂量，你可能要吃比瓶身建议的更多。

警告·所有油类都会因氧化而有酸败（变质）风险。选购高质量补充品，并尽量减少暴露在空气、高温和光中的机会。冷藏保存，最好是放在玻璃容器内；若鳕鱼肝油或鱼油闻起来或尝起来带鱼腥味就丢掉。ω-3 脂肪酸可能会增加血液稀释药物的效果。

☑ 维生素 E（混合生育醇）

它可以帮助治愈及减少肠道黏膜的疤痕组织。如果你的多种维生素剂量中不含维生素 E[14]，考虑服用含有全部共 8 种维生素 E 化合物（被称为"混合生育醇"）。

剂量·每天和食物一起服用 200 毫克混合生育醇形态的维生素 E。

警告·患有出血性疾病、癌症或心脏问题者，应在使用维生素 E 前咨询医生。

☑ 左旋谷氨酰胺（L-glutamine）

这是血液中最丰富的氨基酸，也是修复及重建肠道黏膜细胞的最佳燃料来源，可增进肠道免疫功能第一道防线的肠道分泌型免疫球蛋白 A（IgA）。

剂量·从 1 日次餐间的 2.5 ~ 5 克的左旋谷氨酰胺粉开始。

警告·左旋谷氨酰胺是兴奋性氨基酸类的谷氨酸盐（glutamate）和天冬氨酸盐（asparatate）的前驱物[15]，可能会导致一些人焦虑。有肝脏或肾脏问题者，可以考虑使用会转换成谷氨酰胺的 α - 酮戊二酸（Alpha-Ketoglutarate）形态，作为减少氨的对策。

☑ 槲皮素

这是一种在许多水果和蔬菜中的非柑橘生物类黄酮（noncitrus bioflavonoid），特别是洋葱，通过组合及表现重要肠道黏膜守护者——紧密连接蛋白，增强肠道屏障功能。槲皮素跟其他多酚类协同时效果更好，比如维生素 C、白藜芦醇和表没食子儿茶素没食子酸酯（儿茶素的一种）。所以，可以自由混搭使用。

剂量 · 每天 2000 毫克，分次与食物一同服用。

☑ 专业消化优化剂 GI UltraMax Pro

专业的消化优化剂是粉状剂，提供了肠道治愈元素的全方位混合，包括前文所提到过的元素：初乳、谷酰胺酸、槲皮素，再加上不少额外的营养元素，如益生元纤维、药用蘑菇、适应原（adaptogens）[16] 和磷脂（phospholipids）。

剂量 · 1 勺粉剂对 4 盎司（约 118 毫升）液体，摇动或搅拌到它溶入液体中，喝完后立刻再喝 8 盎司（约 237 毫升）的水，在傍晚或晚上，于餐间饮用。

◆ 再平衡（rebalance）

一旦开始进行前 4 个步骤，就该专注在创造滋养和支持性的习惯，以促进最佳且持续发展的肠道健康。放松对肠道的恢复至关紧要。找到至少一个你每天能做 20 分钟的心身练习，来释放压力，增强韧性。促进放松的对策可参考第 222 页的"情绪健康照护方法"。以下是几个可帮助你开创出长久的肠道健康生活形态及环境的建议。

注意食物的环境

为了最佳的消化和健康，你只注意吃什么是不够的。在哪里、什么时候、怎么吃，以及跟谁一起吃，也很重要。考虑以下诀窍来建立更好的进食环境。

1. **尽量在家自己煮**，可以对烹调方式及成分有更好地控制。

2. **咀嚼，咀嚼，咀嚼！** 古代中医的智慧说"咀嚼食物，进食水"。那是因为消化是从嘴里开始，而咀嚼时间够长，就表示胃部可以事先制造正确的酵素。看看自己是否可以在每口吞咽前咀嚼 40 次。

3. **平静地进食**。研究表明，在压力下进食会妨碍消化。因此，晚餐时间不该讨论充满压力的话题或观看暴力的电视节目。

4. **在下午 3 点前**，你最活跃的时候吃完当天最大的一餐。

5. **睡前至少 3 小时停止进食**，这样当你睡觉的时候，身体就可以专注在休息和修复，而不是消化。

6. **试试间歇性断食**（intermittent fasting）。12 ~ 20 小时不吃进任何热量，让消化器官休息，减少炎症，帮助强化肠道屏障，以及帮助你进入有益代谢状态的脂肪燃烧，而不是燃烧糖。建议你在下午 6—7 点后停止进食，然后在早上 9—10 点时开始进食，来进行 15 小时的断食。当这样的断食让你觉得舒服时，看看是否可以增加断食时间到 18 小时甚至 24 小时。当后者也可行时，可试试 5 天的水断食（即全天只喝水），这对治疗有很大的好处。

步骤 4：过得更脏一点

引用综合胃肠科专家库特坎医生所说，找个方法过得脏一点，拥抱微生物而不是把它们消除。越来越多的科学证据表明如土壤微生物一般的环境微生物，有助于我们预防自体免疫疾病。以下是如何过得脏一点的窍门：

1. **大幅减少使用消毒洗手液，**除非你所在的地方是病原体微生物盛行处，比如医院或医生办公室。

2. **种植花园，**即便是厨房内的小盆栽。如果你想要自行生产无毒农产品时，可以考虑四足农场。

3. **订购由当地农夫所提供的社区支持农业配送箱**（由当地农夫按时配送的综合农产品）。

4. **在农产品上留下一些泥土，**特别指是有机种植的农产品。

5. **考虑养宠物，**不需为餐前要洗手而烦恼。

6. **出门，**光着脚在大自然中玩耍，晒晒太阳。

7. **开窗**让新鲜空气进入家中。

8. **少洗澡，**以培养皮肤微生物群。

额外步骤：考虑使用肠道健康"重炮"

如果你已进行过多次的抗生素疗程，做过化疗，或无法通过标准 5R 计划来平衡微生物群，你就是以下强效处方工具的最佳候选人：

超强效益生菌

你的微生物群包含了 100 兆个微生物，每天只加益生菌，就如同水桶里的一滴水。虽说如此，你要确保加入有益的微生物，而无额外的、会伤害微生物群的致敏性成分，如玉米、乳制品、麸质、链球菌、填充剂或麦芽糊精。

现在我们知道健康的肠道对良好健康极其重要，而微生物是有益的而不是有害的，就必须过着滋养和支持它们的生活方式。而正如对食物的选择一样，这并不代表我们需要恢复到穴居生活。但意味着我们需要更加意识到现代生活形态的选择，特别是所吃的食物、所服用的药物（或选择不使用）、如何处理压力，以及要跟多少尘土共存。

微生物群治疗希望：粪便微生物移植

粪便微生物移植，又称粪便移植，是将健康捐赠者的粪便移植到另一个人的大肠（结肠）内的处理过程。尽管摄取（或插入）别人的粪便听起来很恶心，但新的研究已表明粪便微生物移植可能是恢复微生物平衡最有效的治疗之一。例如，粪便微生物移植在解决艰难梭状芽孢杆菌感染上，可达到超过 90% 的效果，30% ～ 40% 大幅优于抗生素治疗的效果。早期的研究也提供了移植优化微生物可使溃疡性结肠炎临床缓解的证据。

尽管有这些充满希望的结果，且相关学者在治疗其他自体免疫疾病，对粪便微生物移植有日渐增加的兴趣，但美国国家食品药物管理局决议认为粪便微生物是"药物与生物产品"，现今只有反复发生艰难梭状芽孢杆菌感染的患者，才能接受此处理。可见此项新兴且可能具有风险性的治疗方式，还需要被更多了解和监督。对粪便微生物移植的顾虑，包括肥胖症易感性的转移，和可能转移了不良的传染性微生物及其他环境污染物。

● **总结**

五大治愈肠道行动

1. 进行全面粪便检测，以了解自己体内的微生物组成。

2. 尽量减少药物的使用，以避免伤害微生物群和肠道黏膜。

3. 考虑使用消化酵素，帮助消化和吸收养分。

4. 经常外出，从大自然的大型生物群中受益。

5. 以每天吃 40 ～ 50 克纤维质（益生元）为目标，来喂养好的肠道细菌。

◆　译注

1 路易·巴斯德：法国微生物学家、化学家，微生物学奠基人之一。

2 病菌说：那些被称为病原体或病菌（细菌）的微生态，会导致疾病。这些不用显微镜放大就看不到的极小生物，在人体或动物宿主体内生长或繁殖时，就会造成疾病。

3 克洛德·贝尔纳：法国生理学家，被称为最伟大的科学家之一，首位使用双盲实验并确保科学观察的客观性的科学家之一。

4 疟疾：会感染人和动物的寄生虫传染疾病，病原的疟原虫通过蚊子传播，典型症状有发烧、畏寒、头痛、呕吐等，通常在被叮咬的 10 ～ 15 天内出现。

5 风湿热：又称急性风湿热（acute rheumatic fever），是会侵犯心脏、关节、皮肤及脑部的炎症性疾病。

6 结核：结核分枝杆菌感染引起的疾病，传染途径为飞沫感染，症状包括咳嗽、咯血、发烧、夜间盗汗及体重减轻等。治疗方式为搭配不同的抗生素组合，进行一段时间的治疗。

7 噬菌体：病毒的一种，专以细菌为宿主。目前正在研究以噬菌体疗法替代抗生素治疗，以抵抗某些已产生抗生素耐药性细菌的传染病。

8 肠易激综合征：又称大肠激躁症，是常见的肠道功能性障碍，主要症状是腹部不适、腹胀、排便问题（便秘与腹泻）。这可能是肠道感染后遗症，也受情绪压力等影响造成。

9 结肠炎：直肠与结肠慢性炎症性疾病，症状包括腹痛、腹泻等，通常在饮食习惯改变后会有改善。

10 传染性单核细胞增多症：主要致病原是一种疱疹病毒所引起的感染疾病，属飞沫传染，又戏称"接吻病"。主要症状有疲倦感、持续性的发烧、淋巴结肿大及轻微呼吸道不适等。

11 黑霉菌：霉菌的一种，在居家室内常躲藏于墙壁瓷砖缝隙，家具、冰箱、衬垫内等，其孢子会引发鼻塞、眼睛红肿流泪等过敏现象，侵入脑神经系统造成分生孢子菌症，容易使人产生喉咙干燥、眼鼻过敏、易疲倦、咳嗽气喘等症状。

12 紧密连接：两个细胞间紧密相连的区域，由细胞膜构成，为液体无法穿透的屏障。只在脊椎动物中出现。

13 体内平衡：又称恒定状态或恒定性，指在一定外部环境范围内，生物体或生态系统内环境有赖整体器官的协调联系，以维持体系内环境相对不变的状态，保持动态平衡的特性。器官与器官之间必须经由调整和监管机制保持平衡，才能使整个机体正常运作。

14 维生素 E：是 8 种化学结构类似的生育醇的总称，分为饱和型和不饱和型。

15 前驱物：又称前体，指参与化学变化的一种化学物质，其结果是产生另一种化学物质。

16 适应原：1947 年由俄罗斯科学家所提出的名词，系指能让身体获得平衡与修复，减轻心理和生理压力的食品、草药等。

第3章

清除感染

不是虫子的问题，是领域。

——玛丽·马西森（Marie Matheson）

自然疗法医师慢性疾病及感染专家

许多专家相信，**如果你有自体免疫疾病，几乎一定也会被感染**。越来越多的科学证据表明，由细菌、病毒、寄生虫和真菌引起的慢性感染，是自体免疫疾病发展与恶化的一个重要因素。整体医学医生说，不管是隐藏或明显的，他们总是发现至少有一种感染会发生在初始的自体免疫攻击之前，例如传染性单核细胞增多症，又称爱泼斯坦 - 巴尔病毒（Epstein-Barr virus，以下简称 EB 病毒）、人类疱疹病毒第四型（HHV-4）[1]，或是当免疫系统衰弱时趁机出现，例如酵母菌（白念珠菌）感染。无论是哪种情况，感染都会使情况变得更糟，让原本就过度工作的免疫系统压力更大，从而让自体免疫疾病恶化或持续下去。

尽管科学家们在一个世纪以前，就发现了感染与自体免疫疾病之间的关联，但自体免疫疾病的照护标准，仍未包含检测或治疗感染。这是一个致命的错误，原因会在这一章中提到，当感染被发现并获得适当的治疗时，最理想的情况是越早越好，那么自体免疫疾病就可能会得到改善，有时是从根本改善，甚至完全改善。但雪上加霜的是，目前对于有自体免疫疾病的人的治疗方法，通常包括使用免疫抑制药物，因为他们建议抑制免疫系统。虽然这可能是一个适当的短期治疗方法，却不是可行的长期对策，而且可能产生额外的伺机性感染（opportunistic infections）[2]，使自体免疫疾病更加恶化，并减少你治愈的机会。当谈到处理感染时，你需要一个强大而智能的免疫系统，而不是被削弱的免疫系统。

细想以下感染与自体免疫之间关系紧密的证据：

• 研究发现，70% 的慢性疲劳综合征患者，曾感染活跃的人类疱疹病毒第六型（HHV-6）[3]，而健康对照组则只有 20% 曾感染过。

•• 在 114 人的检测结果中，75% 的类风湿性关节炎患者的肠道中有普雷沃氏菌（Prevotella copri，或称普氏菌）[4]，而健康对照组中仅 21% 有。

• 研究发现，相较于健康对照组，红斑狼疮患者体内的俗称传染性单核细胞增多症的 EB 病毒量多了 40 倍。

• 一项食物感染型小肠结肠炎耶尔森杆菌（Yersinia enterocolitica，耶氏菌，肠炎弧菌）[5] 的抗体产生率（暴露的证据）的研究表明，在患有桥本甲状腺炎者身上是对照组的 14 倍。

• 一份纵向研究表明，多发性硬化症最强的已知风险因子是 EB 病毒感染。与对照组相比，在儿童期曾感染 EB 病毒的人，发展出多发性硬化症的风险高出 15 倍，而在青春期或之后感染过 EB 病毒的人，发展出多发性硬化症的风险则高出 30 倍。

不仅有越来越多的证据表明，感染和自体免疫疾病之间存在联系，而且科学家现在也能够通过利用感染性微生物，以人工方式诱发老鼠身上的自体免疫疾病。更重要的是，科学家已能够在老鼠实验中阻止甚至逆转自体免疫疾病，也就是说，**如果你解决了感染，就有可能逆转自体免疫疾病**。当然，人类跟老鼠不一样，但这份证据支持了"治疗感染"可作为从自体免疫疾病中痊愈的整体对策核心的部分价值。

感染悖论：朋友和敌人

我们的身体经常会受到感染，我们不断地与病毒、细菌、真菌和寄生虫等微生物斗争、共存，甚至从中受益。

大多数时候，我们甚至没有意识到感染性微生物的存在，因为免疫系统会自然地抵御它们。有时则会经历急性感染，持续数天或数周自限性[6]感染，比如尿道感染、咽喉炎、感冒或流行性感冒。其他类型的感染肯定会引起我们的注意，比如口腔（第一型）或生殖器官（第二型）疱疹、水痘（水痘带状疱疹病毒）的暴发，或是传染性单核细胞增多症（由 EB 病毒造成的）。

尽管我们倾向于认为所有感染都是不好的，但某些感染性微生物实际上提供了有益的影响，甚至可能对于发展出平衡的免疫系统及微生物群来说，都是必要的。虽然我们尚不清楚它是如何工作的，但年轻时候的病毒感染，可能会启动我们的免疫系统，提供抵抗感染的免疫作用，和预防免疫过度反应，如过敏及后来的自体免疫疾病。

在水痘疫苗出现之前，父母会带着孩子去参加"水痘宴会"，让孩子们暴露在会导致红、痒、起水泡疹子的高传染性水痘带状疱疹病毒中。大多数孩子在 20 岁之前就得了水痘，这让他们获得了免疫力，而不至于在成年后才得，否则情况会更加严重。研究证实，孩童时代感染过其他病毒，比如麻疹，就可受到保护，避免遭到可能的过敏，或是干癣性类风湿性关节炎[7]及幼年型类风湿性关节炎[8]的自体免疫疾病。

科学家们发现，如果你能战胜恶心的感觉，被称为"蠕虫"的寄生虫，比如钩虫、鞭虫或是它们的虫卵，可以成为治疗多发性硬化症、炎症性肠道疾病、乳糜泻、克罗恩病及气喘等自体免疫疾病的可行对策。

根据引人深思的《过敏大流行》（*An Epidemic of Absence*）作者莫伊塞斯·贝拉斯克斯 - 曼诺夫（Moises Velasquez-Manoff）的看法，过去 50年间在美国暴发自体免疫疾病的主要原因是寄生虫的消失，这在很大程度上要归功于卫生条件的改善。贝拉斯克斯 - 曼诺夫声称，寄生虫之类的微生物缺乏，会导致我们的免疫系统失衡，增加我们对自体免疫系统或其他炎症性疾病的脆弱性。研究正在证明这个"卫生假设"（hygiene hypothesis）[9]，即过度清洁是存在的。初步研究提供了强有力的证据，证明蠕虫感染可以改善自体免疫症状，甚至降低麸质敏感性。

最重要的是：目前仍是我们对细菌、病毒、酵母菌和寄生虫的各种作用与功能认识的早期阶段，因此要对这些微生物伙伴保持开放的心态。

然而，根据许多治疗自体免疫疾病的整体或综合医生所说，如果你在处理食物触发、修复不足的营养和治愈肠道后仍未好转，就该检测及治疗隐藏的感染。

在本章，我们会探讨感染与自体免疫疾病之间的关联，了解主要由于感染而产生自体免疫疾病的人，以及通过增强免疫系统或直接解决感染而治愈的人。如果你已经有自体免疫疾病且想要优化你的健康状况，"清除感染照护方法"提供了你可采取的处理感染的步骤。

感染与自体免疫疾病

尽管我们已自然地适应了与许多微生物共生，如细菌、病毒、酵母菌，甚至寄生虫，但当发生过多微生物、微生物失衡，或受到在身体里不常出现的微生物群入侵的情况，就是"感染"。感染会因强度、时间长短及生命周期而有所不同。有些来来去去，有些长久停留，其他会重新启动成为免疫系统的重大负担。如果你有自体免疫疾病，任何一种感染都很恼人，但隐藏的感染是最难治疗和恢复的。以下是不同类型感染的快速参考指南：

·**活性：**目前正在产生症状的感染，例如疱疹病毒第一型是活性时，就出现唇疱疹（cold sores）。

·**急性：**短期，持续数天到数周，如感冒或流行性感冒，很快出现，迅速传播，然后完全清除。

·**慢性或持续：** 长期，持续数周或数月。

·**隐型／隐藏：** 许多微生物，特别是细菌，有许多躲过免疫系统攻击和保护自己免受抗生素治疗的对策。霉浆菌（mycoplasma）、肺炎衣原体（Chlamydia pneumoniae）和莱姆伯氏疏螺旋体（Borrelia burgdorferi）会躲藏在细胞、深层组织和器官内，以及它们所产生的，名为"生物膜"（biofilm）[10] 的厚重黏膜层之下。

·**潜伏性：** 感染性的生物体是隐藏、不活跃，或休眠，通常不会造成明显的损害，或显示出免疫反应的临床迹象；比如对大多数人来说，疱疹病毒是安静地在潜伏或休眠状态下隐藏。在潜伏状态下，免疫系统并不会受刺激而产生反应。

·**伺机性：** 当免疫系统减弱时，部分新感染或潜伏就会产生或扎根。

·**再活化：** 潜伏的病毒会从休眠状态转到活性状态，特别是在充满压力的时间内或之后。再活化的病毒（如 EB 病毒），对免疫系统来说是沉重的负担。

一般与自体免疫疾病相关的感染包括：

•8 种疱疹病毒的任何一种或多种，包括 EB 病毒（病毒感染）。

•霉浆菌（细菌感染）。

•肺炎衣原体，又称披衣菌（Chlamydia，细菌感染）。

•莱姆伯氏疏螺旋体与合并感染（细菌感染）。

•胃肠道感染，包括幽门螺杆菌、白念珠菌和小肠细菌过度增生。

•口腔感染，比如牙龈炎（牙龈炎症）、牙周炎（牙龈疾病）和空腔

（cavitations，拔牙或根管治疗后的颚骨感染）。

下面列出了一些与一般自体免疫疾病相关的感染。如果你已被诊断出自体免疫疾病，请使用这个列表来积极主动地保护你的健康。传统的医生或许没有意识到感染与自体免疫疾病之间的关系，所以你可能需要鼓励医生检测已知的感染，或是去找一位在此领域比较有经验的医生合作。如果你的自体免疫疾病并未在表中，可自行上网研究，找出与你的自体免疫疾病相关的特定感染。

自体免疫疾病	通常与之相关的感染
脱毛症	莱姆伯氏疏螺旋菌
肌萎缩侧索硬化症	莱姆伯氏疏螺旋菌
阿尔茨海默病	莱姆伯氏疏螺旋菌、幽门螺杆菌、肺炎衣原体、巨细胞病毒（cytomegalovirs）[11]、人类疱疹病毒第一型（HHV-1）、牙龈卟啉（紫质）单胞菌（Porphy-romonas gingivalis），或其他口腔感染
强直性脊柱炎	克雷伯氏肺炎杆菌（Klebisella pneumoniae）
动脉粥状硬化	肺炎衣原体、幽门螺杆菌、巨细胞病毒及牙周感染
斑秃	又称人类疱疹病毒第四型的 EB 病毒、幽门螺杆菌
乳糜泻	腺病毒、肠病毒、C 型肝炎病毒、轮状病毒、里奥病毒（reovirus，呼肠弧病毒）
克罗恩病	小肠结肠炎耶尔森杆菌、曲状杆菌（Campylobacter）、大肠杆菌

炎症性肠道疾病	EB 病毒、克雷伯氏肺炎杆菌、白念珠菌及小肠细菌过度增生
格雷夫斯病	幽门螺杆菌、小肠结肠炎耶尔森杆菌、人类疱疹病毒第六和七型（HHV-6,7）、细小病毒 B19、肠杆菌属（Enterobacter）、曲状杆菌
格林 - 巴利综合征（Guillain-Barré syn-drome）	EB 病毒、巨细胞病毒、曲状杆菌
桥本甲状腺炎	小肠结肠炎耶尔森杆菌、EB 病毒、人类疱疹病毒第六型（HHV-6）、幽门螺杆菌、细小病毒 B19、小肠细菌过度增生、C 型肝炎病毒、莱姆伯氏疏螺旋菌、人芽囊原虫（Blastocysitis hominis）和白念珠菌
红斑狼疮	解尿支原体（Ureaplasma urealyticum）、霉浆菌、EB 病毒、巨细胞病毒、细小病毒 B19、C 型肝炎病毒
多发性硬化症	莱姆伯氏疏螺旋菌、EB 病毒、人类疱疹病毒第六型、德国麻疹病毒、流行性感冒病毒、人类乳突病毒、肺炎衣原体及麻疹病毒
肌痛性脑脊髓炎／慢性疲劳综合征／纤维肌痛综合征	莱姆伯氏疏螺旋菌、霉浆菌、人类疱疹病毒第六型、EB 病毒、巨细胞病毒
重肌无力症	C 型肝炎病毒、人类疱疹病毒第一型
心肌炎	柯萨奇 B3 肠病毒（Coxsackievirus B3）、巨细胞病毒、肺炎衣原体
风湿性多发性肌痛症	流行性感冒病毒、肺炎衣原体
干癣	酿脓链球菌（Streptococcus pyogenes）、潜伏肺结核感染

类风湿性关节炎	莱姆伯氏疏螺旋菌、EB 病毒、C 型肝炎病毒、大肠杆菌、柠檬酸杆菌属（Citrobacter）、克雷伯氏菌、变形杆菌属、细小病毒 B19、霉浆菌
舍格伦综合征（又称干燥综合征）	EB 病毒
1 型糖尿病	柯萨奇 B4 肠病毒（Coxsackievirus B4）、巨细胞病毒、流行性腮腺炎病毒（mumps virus）和德国麻疹病毒
白斑症	C 型肝炎病毒、巨细胞病毒

虽然在我们的生活中感染是极为普遍的事，但它们只是偶然会导致自体免疫疾病。例如，90% 以上的美国人带有某种类型的人类疱疹病毒，但其中只有 20% 的人会患上自体免疫疾病。美国疾病管制与预防中心报道：

• 美国人在 3 岁前几乎都感染了人类疱疹病毒第六型（婴儿玫瑰疹）。

• 超过 95% 的美国人都会在生命中某段时间感染水痘带状疱疹病毒，这种病毒会导致水痘。

• 美国的成年人中，95% 曾感染过 EB 病毒（人类疱疹病毒第四型）。

• 美国半数以上成年人都曾感染过巨细胞病毒。

• 50 岁以下 2/3 的成年人都感染了人类疱疹病毒第一型。

如果感染的情况很普遍，但自体免疫疾病则不然，那么为什么有些人受到严重的影响，有些人则毫发无伤？

鲜为人知的莱姆病知识

根据美国疾病管制与预防中心的数据，莱姆病是美国成长最快的病媒感染／虫媒传染（昆虫叮咬）疾病。美国疾病管制与预防中心报告称，在美国这种疾病每年会发展出超过 30 万个新病例，比乳腺癌多 1.5 倍，也比人类免疫缺陷病毒／后天免疫缺乏综合征（AIDS）多 6 倍。如果你的大型关节，如膝盖、手肘或肩膀感到疼痛或肿胀、虚弱疲劳、短期记忆减退、头昏、面神经麻痹（单边下垂）、突发性剧痛、麻木及刺痛、严重头痛，或有自体免疫疾病，就可考虑进行莱姆病及合并感染的检测。

◎ 莱姆病在 1975 年首度被发现于美国康涅狄格州的莱姆镇（Lyme），发现者是威利·伯格多弗（Wilhelm Burgdorfer）。

◎ 患上莱姆病的人，有不到 50% 记得自己曾被蜱虫叮咬，而仅有 20% 的人会出现被称为"游走性红斑"（erythema migrans）的指标性莱姆皮疹。

◎ 莱姆病不只是由蜱虫带病。若你被蚊子、鹿蝇及马蝇叮咬，也可能会感染莱姆病；有证据表明，莱姆病可以通过性交传染，或通过胎盘从母亲传染给胎儿。

◎ 急性莱姆病症状，与流行性感冒十分相似，包括发烧、不适、疲劳及全身疼痛。

◎ 据估计，40% 被诊断出莱姆病且接受早期治疗的人仍旧患病，这种状态被称为"慢性或持续性莱姆病"或"治疗后莱姆病综合征"，是一种自体免疫疾病。

◎ 莱姆病有"伟大的模仿者"之称，因为它能模仿超过 300 种其他疾病，包括会影响关节的疾病，如红斑狼疮、骨关节炎及类风湿性关节炎；会影响心脏的疾病，比如莱姆心肌炎（Lyme carditis）、心传导阻滞（heart block）；以及会造成神经退化的疾病，如肌萎缩侧索硬化症、阿尔茨海默病、多发性硬化症和帕金森综合征。

失常的免疫系统

免疫系统是我们的武装力量，负责保护我们远离具有伤害性的入侵者。当它功能正常时，可以抵御一般感冒或莱姆病的感染。但是，由于炎症性生活方式因素，如单一碳水化合物饮食、糖和精制谷物，不良的睡眠、极少的活动、过度压力和环境毒素等，我们的免疫系统就会疲惫不堪，无法良好地运作。简而言之，我们的现代生活方式给我们的免疫系统增加了负担，让免疫系统更容易功能异常、受感染和产生自体免疫状况。

功能异常的免疫系统是感染的沃土。或许你已经注意到，压力特别大时，会是感染占据或重新激活并对你的身体造成严重破坏的绝佳时机。而当你的免疫系统对感染产生反应，就会产生大量的炎症，我们已经知道这是自体免疫状况出现或恶化的最佳环境。

就像前文所说的（在"减少毒素"篇章会完整描述），我们每个人都有一个身体负担（body burden）。你能承受多少额外毒物的攻击，取决于你的"毒素桶"装得有多满。若有两个人的毒素桶都处于中度满的状态，带着基因排毒弱点的那个人，会比能迅速处理和排出毒素的另一人，更接近于引爆点。而毒素桶全满的人，离发展出自体免疫疾病，或许就只差再一次感染的距离。

> **重要概念**　慢性炎症会导致免疫系统一直保持在反应的状态。

女性比男性更容易受到感染的影响。因为女性的身体安装了更快、更强的免疫系统攻击来清除感染，而由此产生的炎症会在系统内泛滥，增加自体免疫疾病的风险。除了性别以外，以下的因素会使免疫性衰弱，增加感染和自体免疫疾病的风险：

· **炎症**：炎症的来源包括环境毒素、标准美式饮食、营养不足、睡眠不良、缺乏运动、慢性压力，当然还有感染。

· **胰岛素抵抗**：有胰岛素抵抗、糖尿病前期或糖尿病的人更容易遭感染。

· **激素失衡**：激素事件，如青春期、怀孕、停经过渡期、更年期、甲状腺功能异常、雌激素占主导（estrogen dominance），以及胰岛素抵抗，都会增加身体的负担。

· **代谢不足**：老化、不够活跃的甲状腺，或重度毒素负荷会造成缓慢的（低）新陈代谢、减弱免疫反应、降低核心体温（core body temperature）[12]，让你更容易受到各种感染。

· **功能失常的免疫系统，是感染性微生物的工读生**：隐藏或休眠的感染，比如霉浆菌、疱疹病毒，或受到隔离的莱姆伯氏疏螺旋菌，往往在免疫系统衰弱时重新启动。当我们的毒素桶装满时，任何对系统的大压力或冲击，都会是引发自体免疫疾病倾泻而出的最后一根稻草。

促成慢性疾病的流行性感冒：
雅各布·泰特尔鲍姆博士的故事

有时，一个寻常的急性感染，比如流行性感冒病毒或传染性单核细胞增多症，会是压倒一切的最后一根稻草。雅各布·泰特尔鲍姆（Jacob Teitelbaum）博士的故事提醒了我们，情绪压力对免疫系统的影响，可能是为毁灭性的感染铺路。泰特尔鲍姆博士数十年来都是一位好好先生，因此慢性压力的累积造成了沉重的全身负担。慢性压力设下病毒感染肆虐的理想环境，使得雅各布的毒素桶终于满溢，引发了一连串的慢性疾病。

雅各布是奥斯维辛（Auschwitz）集中营幸存者的孩子，其家庭在希特勒（Hitler）统治期间遭受莫大的损失。战后，雅各布的父母移民到美国，在俄亥俄州克利夫兰市（Cleveland）落脚，他从小在母亲的创伤阴影下成长。虽然家中有爱，但他仍感受到母亲对完美期望的重担。母亲希望雅各布成为一位有道德、高成就的犹太孩子，但雅各布的身份并未总是与母亲对孩子的期望一致。每当极具同理心的他未能达到母亲的期望时，就能深深感受到母亲对恐怖的集中营的愤怒情绪。因此，雅各布在2年之内自费读完大学及完成学业后，就迫不及待地进入医学院，期望成为一名医生。

雅各布在就读医学院时，健康状况急转直下，不是因为学业要求，而是因为持续的家庭压力导致了这个无法克服的状况。在医学院二年级时，雅各布的两位表亲决定与天主教徒结婚，这对他母亲和叔叔来说是不可原谅的罪，并坚持孙儿们必须以犹太方式扶养。由于雅各布是家族里的调解人，亲戚们恳求他去说服表亲取消婚礼。

压力和责任最终让雅各布崩溃，他得了所谓的"暴毙流感"（drop-dead flu）。实际上，这可能是非常严重的传染性单核细胞增多症。他挣扎着想完成学业，但疲劳和脑雾使他变得虚弱，还好他最后听从了关心他的教授的建议。教授告诉他，人生有时要向前冲，但有时也要停下来重整。这场激烈的"流感"持续了数个月，引发了一系列令人痛苦的神秘症状，这些症状后来被确认为是慢性疲劳综合征、纤维肌痛综合征及肌痛性脑脊髓炎。雅各布在无法工作的状态下，被迫休学，最终无家可归。

虽然大多数人认为无家可归又没有工作，是一种高度压力的情况，但事实上，雅各布在这样的状态下不仅减轻了压力，而且还得到了良好的治疗效果。在这段时间里，雅各布感受到探索各式各样治愈方式的自由。他形容说，就好像宇宙在他的公园椅子上盖了"无家可归的整体医学院"的印章，许多不同背景的治疗师来教他恢复健康和快乐所需的点点滴滴。

他治愈旅程的核心是解决主要诱因：慢性压力。雅各布发现，减轻压力的关键，是单纯地多做他享受的事，而少做不享受的事。在发现并跟随自己的喜悦后，他的健康与幸福状态都得到了改善。随着他对自然治疗产生了新的热情时，过度工作的肾上腺被治愈了，免疫系统也终于恢复了。至此，他的许多症状减弱或消失了，而雅各布带着全新的活力和个人任务回到医学院，他要帮助世界上受到同样状况影响的人。

感染如何引起自体免疫攻击？

尼古拉斯·赫德伯格（Nikolas Hedberg）医生是受过认证的脊骨神经内科医生，研究感染与自体免疫疾病的关系，他描述了导致免疫系统错误攻击自体组织的最常见感染方式如下：

最常见的桥本甲状腺炎的触发因素之一，是小肠结肠炎耶尔森杆菌感染，这些细菌通常存在于被污染的食物或水中。多数感染小肠结肠炎耶尔森杆菌的人可能会有胃肠道不适，就像食物中毒或腹泻一样，然后感染很快就会自行清除。但在某些人身上，小肠结肠炎耶尔森杆菌会驻足在肠道中并繁殖。这时，免疫系统开始发挥作用，标记小肠结肠炎耶尔森杆菌蛋白表面序列，并开始产生抗体攻击这些序列。但是，小肠结肠炎耶尔森杆菌和甲状腺组织有着相同的蛋白分子序列，所以当免疫系统追击小肠结肠炎耶尔森杆菌时，同时也攻击了甲状腺。这样的分子相似性，意味着免疫系统不只产生抗体抵抗感染，同时还会产生抗体来攻击和感染相似的自体组织。

每当出现感染、毒素甚至食物等外来蛋白分子，与人类组织有着类似或相同的结构时，分子相似性就有可能发生。麸质的分子结构与髓鞘蛋白相似，而髓鞘蛋白正是多发性硬化症的目标组织。常见的咽喉炎感染的化脓性链球菌，其分子结构与心脏组织肌球蛋白相似，会导致自体免疫心脏疾病；而许多病毒，包括柯萨奇病毒 B 族（肠病毒）、德国麻疹病毒和人类疱疹病毒，都类似胰岛细胞[13]，会造成 1 型糖尿病。

有时候，一种常见的感染可能会引发多年甚至数十年后才出现的自体免疫问题。我们知道口腔健康状况不佳，比如牙龈炎（牙龈的细菌感染），与心脏疾病风险的增加相关，而且口腔感染，也会导致类风湿性关节炎的自体免疫疾病，这对你来说就可能是个新闻。

口腔感染导致类风湿性关节炎：
阿里斯托·福基丹尼母亲的故事

自体免疫学家阿里斯托·福基丹尼（Aristo Vojdani）博士描述了他母亲罹患类风湿性关节炎超过47年的可能诱因。回顾过往，福基丹尼博士说当他还是青少年时，母亲常因反复的牙痛和由牙龈炎引起的牙龈肿胀去看牙医。历经数次的拔牙和补牙后，母亲开始遭受严重的关节问题。

看到母亲在牙科手术后急转直下的健康状况，福基丹尼博士询问医生关于此问题的原因。他凭直觉认为母亲不断加重的关节炎症状与口腔感染相关，但她的医生们"不知道"或将其归因于"坏基因"。福基丹尼在博士课程中，开始研究感染与自体免疫疾病之间的因果关系，最后终于揭露出母亲罹患类风湿性关节炎的可能原因。

他叙述可能发生过的事：

我母亲一直没有好好照顾牙齿，到她40岁的时候，她不得不拔掉牙齿最后装上了假牙。在她接受牙科手术的2年中，她还罹患了牙龈炎，受到牙龈卟啉（紫质）单胞菌或血链球菌（Streptococcus sanguinis）之类的活性细菌感染。这两种细菌菌株都会释放毒素。当牙医拔牙后，屏障就受到了破坏，细菌毒素立刻进入她的血液中。身体开始产生抗体来抵抗毒素，但由于毒素和关节分子的相似性，免疫细胞开始攻击关节。5年内，她开始因骨关节炎而关节疼痛。之后数年内，她不得不接受膝关节置换手术，10年后，她患上了类风湿性关节炎，这导致她的手非常疼痛且变形。

回想起母亲的经历，福基丹尼博士认为，如果母亲的牙医能在手术前，先以抗生素（当时的首选是青霉素）来治疗母亲的牙龈感染，母亲一连串的不良健康问题是可以得到预防的。不幸的是，福基丹尼夫人未曾从类风湿性关节炎中恢复。亲眼看着母亲健康状况恶化的痛苦经历，这成了福基丹尼博士研究免疫学的主要动力，并最终开发出实验室检测方法，可及早发现免疫系统的异常状况，帮助其他人预防像他母亲那样的自体免疫疾病。

恶性循环：感染→抵抗力降低→更多的感染

感染和自体免疫之间的关系，常被形容是"多方面和多方位"的，涉及体内大量复杂的行为和反应。虽然感染可能引发疾病，但许多感染或许是因疾病本身而发生及持续，并发展成了炎症、感染、免疫力降低和更多疾病的恶性循环。更糟糕的是，感染是伺机性且通常结伴而行，很多患有自体免疫疾病者，经常发现自己有着多重的细菌、病毒、寄生虫或真菌感染。雪上加霜的是，受到多重感染的人，更容易罹患真菌病或慢性炎症反应综合征，这是一种全身性炎症状态，因暴露在被水损坏的建筑物所产生的有毒生物而引起，并因暴露在过多的电磁波之下而放大所造成的影响。

你可能带着多种的慢性感染，如多重人类疱疹病毒、念珠菌和莱姆病，多年来或数十年来都活得好好的且功能良好。但只需要一击或一次具有压力的事件，就会让毒素桶倾倒，引发出症状或疾病的暴发。

桥本甲状腺炎的根本慢性感染：
多蕾亚·罗德理格斯的故事

作为一位成功的经理人、自行车骑行爱好者和专业飞行员，多蕾亚·罗德理格斯（Toréa Rodriques）多年来感染了许多疾病，直到三个极具压力的事件发生，才让她被诊断出罹患了桥本甲状腺炎。

多蕾亚在悠闲的科罗拉多州中，被单亲"嬉皮妈妈"抚养长大，她的性格和对科学的喜爱，帮助她在生物化学上取得了学士学位，并在毕业之后于硅谷担任经理人的职务。但随着时间的推移，多蕾亚越来越讨厌"隔间人生"。当一位来自阿拉斯加的女性友人带她去飞行时，多蕾亚爱上了飞行并当场报名参加飞行课程。多蕾亚在确定了新道路后，很快就通过了证书考试，而且快速辞去她在科技行业的工作。之后，她不是在飞包机的航班，就是骑着公路自行车，1周骑行约150英里（约241千米）。生命翱翔高飞，直到接二连三发生的充满压力的事件将她打回人间。

多蕾亚38岁时，被迫在飞行途中进行紧急降落。虽然这是常态且最终成功的事件，但这个事件给她留下了萦绕不去的阴影，是该年数个创伤事件的首例。数个月后，她母亲意外去世了。而在不久之后，多蕾亚发生了严重的自行车事故，带给她极度疼痛的伤势，包括肩膀脱臼、脾脏挫伤及多处疼痛的血肿。

在身体痊愈之后，多蕾亚还是觉得非常疲累。即使她睡了14小时，醒来后还是没有精神。她的头发越来越少，而且经常觉得冷，体重也增加了。相关检测显示她罹患了桥本甲状腺炎，内分泌科医生开给她合成的甲状腺药物。服药期间，多蕾亚会从甲状腺功能减退到甲状腺功能亢进，然后再恢复，但从来不会稳定在"最佳点"上。她也从未感觉更好。这对需要通过定期体检的飞行员来说是一个危险的时期。当她询问内分泌科医生，是否可以帮助她通过体检，医生建议她进行放射治疗和切除甲状腺。但对多蕾亚来说，这样的处理是她不能接受的，她决定寻求更好的方法。

她的研究带她找到了克里斯·克雷瑟（Chris Kresser）这位持照针灸师、功能医学、营养学（ancestral nutrition）专家及健康教育者，来当她的私人医生。多蕾亚同意尝试原始人范本饮食，以更多的蔬菜和一些肉类来取代她重谷物的素食饮食。1 个月之内，她对身体状况的改善而感到惊讶，不仅疲劳消失了，脱发减少了，她还减轻了一些体重，但检验结果仍指出她离痊愈还很遥远。

进一步的检测揭露出多蕾亚还有肾上腺功能不全，这是身上有毒素和慢性压力的迹象。她的皮质醇量很低，克里斯担心她会被诊断出另一种自体免疫疾病：爱迪森氏病（Addison's disease）[14]，这种病症会导致肾上腺分泌的皮质醇太少。但是，就算多蕾亚与治疗师合作，并放弃了她最爱的刺激肾上腺的活动：骑车和飞行，她还是觉得提不起劲。她和克雷瑟继续挖掘可能的根本原因。

粪便检查结果显示，多蕾亚有三重肠道感染：幽门螺杆菌、艰难梭状芽孢杆菌和梨形鞭毛虫（giardia），可能已在她体内很多年了。多蕾亚通过多回合及轮替地使用药草抗生素，包括牛至油、小檗碱（berberine）、乳香脂、单月桂酸甘油酯，和广效植物抗微生物剂美芬丁胺（Biocidin），才让她终于摆脱肠道感染。情况再一次得到改善，但多蕾亚仍旧为令人虚弱的头痛所苦。

多蕾亚下定决心要恢复过去的活力，继续检测并发现了最后两种她必须与之对抗的感染：慢性鼻窦感染和复发的 EB 病毒，后者或许就是她罹患桥本甲状腺炎的隐形根本原因。多蕾亚从艾维亚·罗姆（Aviva Romm）博士的书《女性健康植物用药》（Botanical Medicine for Women's Health），学到疱疹病毒通常会对柠檬香蜂草、紫锥花（echinacea）和圣约翰草（贯叶连翘／金丝桃）的组合有反应。她的鼻窦感染，源自一种多重耐药性凝固酶阴性葡萄球菌（multiple antibiotic resistant coagulase negative staphylococci, MARCoNS），这是一种具耐药性的葡萄球菌，通常因暴露在霉菌中、持续的莱姆病或生物毒素疾病所引起，她以美芬丁胺生理食盐水鼻腔喷剂治疗。

这两种治疗方式都起作用了，她的鼻窦感染已被清除，头痛也消失了。2014 年，从她开始踏上自体免疫旅程的 5 年后，多蕾亚回到学校取得功能医学诊断营养医师证书。现今她的肾上腺刺激来自"当一位生物化学怪胎"，以及帮助自体免疫疾病患者像她一样恢复活力充沛的健康。

为了维护健康，多蕾亚管理她的压力程度，并持续服用少量的 T3 和 T4 复合甲状腺药物来支持甲状腺功能，以及使用柠檬香蜂草、紫锥花和圣约翰草组合来保持 EB 病毒的平静。

如果你跟多蕾亚一样，在解决食物触发、改善营养不足，以及治愈肠道后，仍然受到自体免疫疾病的症状所苦，就该挖掘更深，并解决隐藏的感染。有时正如多蕾亚所发现的，要恢复良好健康需要坚定的决心、顽强的侦查工作和耐心，来让自然疗法发挥作用。在照护方法中，我们会考虑感染的根本原因，审视经证实的对策和治疗方式，并与具有经验的医生合作的重要性。

清除感染照护方法

我们通常都认为，清除了感染，就能解决自体免疫疾病，但是只处理感染本身，并没有解决免疫系统最初无法抵御感染的根本原因。想想泰特尔鲍姆博士和多蕾亚·罗德理格斯的例子。假如他们只使用消灭微生物的对策，而不解决让他们生病的根本原因，就不会开创出完全的治愈条件。癌症的诊断提供了良好的证明。如果你选择化疗来杀死癌症细胞，而不是一开始就解决罹患癌症的根本原因，癌症很有可能会复发，而且往往更加猛烈。

认证心脏科医生、综合健康教育者暨治疗莱姆病的科登医疗方案（Cowden Protocol）创办人李·科登医学博士认为，**从感染中恢复的关键是强化宿主的抵抗力**。强化抵抗力的意思，是指使你的免疫系统处于良好的战斗状态。这就涉及了 F.I.G.H.T.S. 的各项，尽可能吃最佳的食物、治愈肠道、将毒素与压力减至最低、平衡激素和处理感染。这套完整的“心—身—灵”对策可以减少炎症，加速新陈代谢，并优化免疫系统，让你的身体成为不适合感染，而是最佳健康的理想环境。通过健康的生活习惯来改善你的防御能力，你就能更容易、更有效地清除感染。

> **重要概念**　清除感染的主要目的不是杀死细菌，而是优化免疫系统，让免疫系统能遏制感染。

你不需要按照顺序进行这些步骤，如果你着急进行，可以从步骤 1 进行到步骤 4，同时寻找并开始与一位有经验的医生合作。要减轻感染的负担，请进行所有 5 个步骤，如果需要额外的帮助，就考虑额外步骤。

步骤 1：进行感染情况自我评估。

步骤 2：获取数据。

步骤 3：提高新陈代谢。

步骤 4：减轻免疫系统的负担。

步骤 5：考虑药草抗微生物剂。

额外步骤：探索清除顽强感染的"重炮"。

步骤 1：进行感染情况自我评估

如果你有自体免疫疾病，很可能也有一种或多种感染，无论它们是否引发了自体免疫疾病，都为日后埋下危机。进行感染情况自我评估的目的，在于帮助你去了解过去和现在可能为免疫系统带来负担的感染。如果你不知道答案，就跳过该题。

以 0 或 1 评分，0 表示"无"或"从未"，1 表示"是""至少 1 次"或"有时候"：

0　1　　　我曾被蜱虫叮咬过。

0　1　　　我曾得过腮腺炎、麻疹、水痘或传染性单核细胞增多症。

0　1　　　我得了或曾得过酵母菌感染。

0　1　　我得了或曾得过口腔感染，包括牙龈炎、牙周病，或根管治疗／装置假牙的感染。

0　1　　刷牙时牙龈流血。

0　1　　我得了或曾得过慢性鼻窦感染／鼻窦炎。

0　1　　我曾服用过多回合或延长疗程（4 周或以上）的抗生素。

0　1　　我有性行为传染疾病，比如疱疹。

0　1　　我得了或曾得过唇疱疹。

0　1　　我曾得过旅行者腹泻（traveler's diarrhea）。

0　1　　我得了或曾得过其他胃肠感染：细菌、真菌、寄生虫。

0　1　　每年我会感冒三次以上。

0　1　　我的淋巴结疼痛或肿胀。

0　1　　我常发烧。

0　1　　我有一个或多个自体免疫疾病。

请列出其他相关征兆或症状：

1　＿＿＿＿＿

1　＿＿＿＿＿

分数加总：＿＿＿＿＿＿＿

感染评估解答

0　　　　不可思议！你或许是属于极少数未遭受感染的人。请在预防的道路上继续前行。

1 以上　如果你对所有题的回答是"是"，或者有自体免疫疾病，请考虑和医生合作，这位医生能订购或解读正确的检测，然后为你提供治疗计划。

备注　　如果你有口腔感染（如牙龈炎）、根管治疗、装置假牙、拔除智齿、慢性莱姆病、气喘、自体免疫肝炎、乳糜泻、克罗恩病、多发性硬化症、1 型糖尿病、溃疡性结肠炎，或其他顽强的感染，记得看看第 145 页的重炮考虑。

步骤 2：获取数据

感染是一个复杂的领域，尤其你处理的是重叠问题，比如重金属、莱姆病和真菌病。我敦促你去找一位有经验的综合医学、自然疗法或功能医学医生，并与他合作，他能帮你订购正确的检测，设计并设定完整治疗计划的优先级，也会在过程中支持你。

如果你怀疑自己有莱姆病和其他相关合并感染，请找一位懂莱姆病的医生。不幸的是，莱姆病是个具有争议的领域，许多医生根本不相信持续性莱姆病的存在。如果你要确保自己得到最正确的检测结果，可以考虑进阶莱姆病测试。

有许多医生提供 15 分钟的免费电话咨询，看看双方是否互相适合。你可考虑询问以下问题：

- 你有帮助他人逆转自体免疫疾病的经验吗？

- 你通常认为哪些感染与你的自体免疫状况有关？

- 你使用哪个类型的实验室检测？

- 你如何治疗感染和自体免疫疾病？

- 通常你要花多久时间帮他人解决感染和逆转自体免疫疾病？

在考虑选择医生时，要记得这些警示信号：

- 如果医生没有帮助他人逆转自体免疫疾病的经验，或根本不相信这是可能的，建议避开他。

- 如果医生没有发现自体免疫疾病的根源或感染的根本原因，这就是他可能不会深掘病因的迹象。

• 如果医生只使用 LabCorp 和 Quest 之类的标准实验室，或许无法帮你取得最佳数据。感染检测离完美还有一大段距离，而且还有许多伪阴性和伪阳性。

• 如果医生只使用抗生素来祛除感染，不管感染已经持续了多久，他的照护方法可能不够完整。

• 如果医生宣称，他通常需要花一两个月来治疗感染和解决自体免疫疾病，这根本不切实际。

步骤 3：提高新陈代谢

患有自体免疫疾病的人，新陈代谢速度通常比较慢，这是一种能量耗尽的状态，被称为"低代谢"。这就像是身体里生产能量的线粒体和甲状腺（油门腺体）都罢工了一样，你觉得累、冷，而且好像无法减轻体重。当你处在低代谢状态时，不仅会降低活力，还会降低免疫系统的强度，让你更容易受到感染。为了清除感染，你可以协助身体启动你的自然能量的生产。

要知道你是否有低代谢状况，可在接下来的 5 天里测量你的体温。在床头摆放一支老式的水银体温计，睡前先将水银柱甩降下去，然后一醒来就放到舌下 5 分钟或腋下 10 分钟。记录你的体温，如果连续几个早上的体温都低于 37℃，你可能就是低代谢者。这时，你的目标是要将体温在醒来时提升到接近 37℃。

如果要加速新陈代谢，可试试这些对策：

一天数次刻意地深而缓慢地呼吸

有意识地呼吸是最容易，也是看似最简单的方法之一，可提高新陈代谢，同时放松身体。

试试·以 1—4—2 的比例进行有意识的呼吸。例如，吸气 4 秒，屏气 16 秒，呼气 8 秒。一开始你要提醒自己记得做此呼吸练习，例如醒来时、行走时或睡觉前。每天做数次，每轮 10 次的呼吸。如果要知道更多通过呼吸提升新陈代谢的信息，请参考帕姆·格鲁特（Pam Grout）的《启动你的新陈代谢：如何以改变呼吸方法来减轻体重》（*Jumpstart Your Metabolism：How To Lose Weight By Changing The Way You Breathe*）。

从日落到醒来之间使用红色光线

试试·标准的人造光线会发散蓝色波谱，如果你在晚间及清晨暴露其中，会抑制褪黑素（melatonin），伤害你的昼夜节律，让你停留在低代谢的状态中。将床边的台灯换成红色 LED 灯泡，在浴室使用红色夜灯，在电子设备上安装免费的调光软件，晚上在家佩戴"隔绝蓝光"的眼镜，养成在醒来后晒晒早晨的太阳的习惯。

定期进行生酮饮食

生酮饮食是一种高脂肪、中等蛋白质、低碳水化合物的饮食法（大约是 70% 脂肪、25% 蛋白质、5% 碳水化合物），有助于降低炎症，逆转胰岛素抵抗，改善大脑功能和能量程度，甚至去除重金属毒素。

当你严格限制自己的碳水化合物摄取量，比如每天摄取 25 ~ 50 克的净碳水化合物（碳水化合物扣除纤维质），并从健康的油脂，如椰子油、MCT 油、澄清奶油、牛油果、坚果和种子获取大部分的热量时，很快就会失去对碳水化合物的渴望，并在很多方面改善健康。

试试·参考马克·西森（Mark Sisson）所写的《生酮重设饮食：21天重启新陈代谢和永远燃烧脂肪》（*The Keto Reset Diet : Reboot Your Metabolism in 21 Days and Burn Fat Forever*）来帮助你迈出从原始人饮食法转到生酮饮食的第一步。利用从药店购买的尿酮生酮试纸来查验你的生酮状态，酮数值的目标在 0.5 ～ 3.0 纳摩尔 / 升。在进行生酮饮食以前，请先读第 64 页考虑生酮饮食时的警告事项。

演练间歇性断食

研究证实，定期不吃食物对健康有很多好处，比如提高胰岛素敏感性、促进新陈代谢和能量程度，以及降低患病风险甚至帮助逆转糖尿病、心血管疾病、癌症、自体免疫疾病和阿尔茨海默病。

试试·要慢慢地进入断食，每周数次在晚餐和早餐之间间隔 15 小时（意指零卡路里）。或试试 1 周数次不吃晚餐，只吃早餐和午餐。在习惯之后，试试更长时间的断食，比如 18 小时、20 小时或 24 小时，或甚至定期 5 天的水断食来获得更好的效果。

运动

尤其是以下这三种类型的运动，对新陈代谢有着短期和长期的效果：

1. 阻力训练和重量训练，可产生活跃的肌肉组织，它比脂肪代谢更活跃，即使在休息时也能帮助你燃烧更多的卡路里。

2. 高强度间歇训练和高强度间歇阻力训练，例如在健身房内的快速循环训练，都是有效加快新陈代谢的方法。

3. 空腹时的中度有氧运动，例如在早上起床后就先做，比进食后再运动，有着更好的新陈代谢效果。

试试·如果可以的话，做做田畑泉极有效的四分钟高强度间歇性训练：20秒全力运动（如短跑、高抬腿、开合跳），然后休息10秒。重复8次就完成了。你也可以在网上找到4分钟及12分钟的田畑泉训练（Tabata workouts）。

常洗冷水澡

这样做会帮助加速新陈代谢。就如同断食，人体浸泡在冷水中，具有毒物兴奋效应[15]，也就是轻微的压力会带来有益的效果。冷水不只会强迫身体更加努力工作以保持温暖，还会燃烧卡路里，也会启动健康的棕色脂肪[16]，帮助消除有害的白色脂肪[17]。

试试·淋浴时，在数分钟内交替20秒热水和20秒冷水淋浴。如果你能接触冷水水源，比如未加热的泳池，或冷水河流、海洋或湖水，就每天跳进冷水中吧。

生物化学家史蒂夫·福克斯指出，如果身体温度没有低于正常值（约37℃），就很有可能是由于炎症和感染导致的低度慢性发烧[18]，因为炎症和感染状况会掩饰低体温。因此在清除感染和炎症的过程中，定期重新评估体温会是个好主意。

步骤 4：减轻免疫系统的负担

免疫系统在正常工作时，是最有力的治疗系统。一个功能良好的免疫系统是平衡且恢复力强的，在需要时抵挡感染，不会对食物或其他有害环境因素（比如花粉）起过度反应，或在自体免疫反应中攻击自己的身体。不活跃或功能不良的免疫系统，会增加你对疾病的易感性，如感冒、真菌感染和癌症；过度活跃的免疫系统，则会在体内产生炎症，也容易产生过敏和自体免疫疾病的过度活跃反应。

常年因不良饮食、持续压力、欠缺（或过度）运动，以及重度环境毒素所引起的慢性低度炎症，会使免疫系统失衡，造成其反应不足或过度反应。好消息是，身体具有先天的再生能力，通过移除炎症的来源和养成健康的生活习惯，你的免疫系统就可以在数天或数周内达到平衡。

移除加工食品、糖和淀粉类碳水化合物

微生物爱糖，你的免疫系统则不爱。研究表明，任何类型的糖（葡萄糖、果糖和蔗糖）都会在你吃下后抑制免疫功能达 5 小时。若要让自己不适合感染性微生物居住及提高免疫功能，就要停止吃糖和喂养微生物。在食物篇章中谈到的原始人范本饮食，就非常适合滋养你，而不是感染性微生物。

加入增强免疫的食物

大量的科学证据表明，大蒜和姜具有强大的抗炎症及抗微生物属性，甚至可抵御具有耐药性的病原体。椰子油已经被证明可控制真菌病原体白念珠菌。姜黄素是姜黄根的橘黄色色素，它可调节免疫系统和改善自体免疫疾病，而德国酸菜和韩式泡菜等发酵食物，则可抗微生物和增强免疫力。你可以大量摄取这类食物来抵抗感染和支持免疫系统。

策略性地补充营养品

超过 148 个研究表明维生素 C（又称抗坏血酸）会减轻或预防由病毒、细菌和原虫（protozoa）所引起的感染。每天与食物一同或分开服用，分次服用共 2000 ~ 5000 毫克的维生素 C（最好是不含玉米成分）。

维生素 D_3 可调节免疫系统和预防自体免疫疾病，而低水平的维生素 D 则与感染和自体免疫疾病的增加有关。检测你的维生素 D 量，以早

上服用 5000 ～ 10000 IU 的维生素 D_3 的方式，将体内的维生素 D 量调至 70 ～ 100 纳克 / 毫升，以预防并从自体免疫疾病中痊愈。维生素 D_3 和维生素 K_2 在同一天服用时好处最多，可帮助钙到达正确的地方，比如到达骨骼中，而不是到错误的位置，比如动脉。（细节可参考第 52 页治愈食物的照护方法的补充营养品段落。）6 个月内再次检测你的维生素 D 量。

锌是一种支持免疫系统和抵抗感染的必要元素，而提升锌在体内的含量，可以改善自体免疫症状和其他疾病。每天和食物一起一次或分次服用共 30 毫克的锌，并服用 2 毫克的铜来平衡。此外，包括乳酸菌、双歧杆菌和酵母菌种的益生菌，已被发现对免疫系统具有有益的调节作用。益生菌细节请参考"治愈肠道"篇章。

取得恢复性睡眠

每晚少于 6 小时的睡眠，会抑制免疫功能、激活致炎性基因，以及增加肥胖、2 型糖尿病和心血管疾病的风险。免疫系统在你有足够的睡眠时运作得最好。对于任何患有慢性疾病的人来说，8 小时以上的睡眠是最理想的。

多动一动

大家说"坐着等于在吸烟"，这是有科学依据的。一份包含了 18 项研究的文章发现，长时间坐着的人，比起不常坐着的人，更容易罹患糖尿病或心脏疾病，并有更高的死亡风险。每天适度的运动，如每天 40 分钟的步行，可以降低全身性炎症和上呼吸道疾病的发生概率。坐 2 小时就抵消了运动 20 分钟的锻炼效果，要确保自己一天站着和行动的时间，可使用如 Time Out、Stand Up! 或 Awareness 等提醒应用程序。

将压力减至最低

慢性压力，就像患有慢性疾病一样。失智者或失业的人，几乎对所有的免疫系统功能都具有负面影响。尽可能消除不必要的压力源，并找出健康的方法来放松，比如以浴盐泡热水澡、大笑，以及被证明可减轻压力及降低炎症的缓慢且有意识的呼吸。可在第 222 页的"情绪健康照护方法"探索更多放松对策。

步骤 5：考虑药草抗微生物剂

一旦你得到了潜藏感染的数据，就踏上了治愈之路。药草抗微生物剂和椰子基底复合物，对任何种类的感染都安全有效，而且可与抗生素结合使用。药草疗法与抗生素不同，它不会破坏肠道微生物群，而微生物也几乎不会对药草药物产生抵抗性。带有广效抗微生物效果的天然药物包括：

单月桂酸酯

这是椰子油中的天然复合物，具有抗病毒、抗菌、抗寄生虫和抗真菌的属性。有一篇对单月桂酸酯的研究表明，单月桂酸酯可对抗脂质包覆细菌（lipid-coated），包括幽门螺杆菌、金黄色葡萄球菌、B 型（乙型）链球菌，以及脂质包覆病毒，包括疱疹病毒、流行性感冒病毒、人类免疫缺陷病毒和麻疹病毒。

牛至萃取物

地中海的牛至油具有抗炎症、抗病毒、抗细菌、抗寄生虫和抗真菌的效果。它在对抗寄生性阿米巴原虫和梨形鞭毛虫上，比药物替硝唑（tinidazole）更有效，也比一般处方用来抗真菌的药物氟康唑（diflucan），在对抗酵母菌感染时更有效。

橄榄叶

在动物与体外研究上，橄榄叶萃取物已被证明其对抗多种微生物的效果，包括上呼吸道感染、柯萨奇和流行性感冒等病毒，白念珠菌等真菌以及细菌，如大肠杆菌、曲状杆菌、幽门螺杆菌、金黄色葡萄球菌，以及抗甲氧苯青霉素金黄色葡萄球菌（耐药性金黄色葡萄球菌）。

苦艾

苦艾是植物中最苦的一种，具有抗寄生虫属性，而且常被与丁香和黑核桃萃取物结合，用来消除肠道蠕虫，尤其是蛲虫和蛔虫。苦艾同时也具有抗疟疾、抗细菌和抗真菌的特性。研究表明，苦艾在治疗小肠细菌过度增生问题上，可能和处方药物一样或更有效。

小檗碱

小檗碱是一种可在数种植物中发现的黄色复合物，包括金印草（goldenseal）、奥勒冈葡萄根（Oregon grape root）、刺檗（barberry）和黄连，可抗菌、抗病毒、抗寄生虫和抗真菌。常被用来治疗胃肠道感染，如细菌、病毒、寄生虫和白念珠菌之类的酵母菌。黄连在实验室和人体上，已在流行性感冒中展现出抗病毒效果。

银

希波克拉底在公元前 400 年，首次描述银在治疗伤口时的抗微生物特性。今天，银本身已可被用来安全地治疗感染，或者你使用了抗生素，银则可以加强抗生素对抗被称为"超级细菌"的革兰氏阴性菌（gram-negative bacteria，通常具有耐药性）的功效。银的种类很多，而根据研究诊断及治疗寄生虫的目前已退休的整体医学医生拉菲尔·安吉洛（Raphael d'Angelo）医学博士表示，清除寄生虫、酵母菌、病毒、细菌和螺旋体的首要种类有银 500（Silver 500），可在网络上购买，以及 Results RNA's ACS 200 Extra Strength（ES）的强效胶体银（colloidal silver），它标榜"达到 99.9999%（完全）消除莱姆伯氏疏螺旋菌（莱姆病之病原体）、韩瑟勒巴通氏菌（*Bartonella henselae*，猫抓病[19]之病原体）和合并感染微生物波瓦森病毒（Powassan virus，脑炎）、耐药性金黄色葡萄球菌等，不会伤害健康菌群或破坏人类组织。"

额外步骤：探索清除顽强感染的"重炮"

如果你已调整好饮食，治愈了肠道，并在具有经验的医生帮助下解决了感染问题，但仍未有所进展，或许可以考虑以下的辅助性疗法。开始之前，请务必与你的医生或合格的相关主题专家讨论这些治疗。

探究蠕虫疗法

如果你罹患气喘、自体免疫肝脏疾病、乳糜泻、克罗恩病、多发性硬化症、1 型糖尿病或溃疡性结肠炎，或许会想要探索蠕虫疗法这个具有希望的疗法，利用数量受控的良性肠道蠕虫（肠虫）或其虫蛋（卵），帮助重建衰竭的微生物群。尽管吞下蠕虫或虫卵听起来令人反感，但使用过蠕虫疗法的人都获得了显著的效果。

自 2000 年起，小型研究已证明以蠕虫成功治疗自体免疫疾病，包括实现缓解多发性硬化症的症状，以及逆转克罗恩病、溃疡性结肠炎和乳糜泻的症状。蠕虫治疗的新兴科学与传闻证据尽管有限，但却使人信服。公众科学（citizen science）[20] 已就蠕虫治疗实验超过 10 年以上，并在数个网站及论坛分享他们的历程，包括：helminthictherapywiki.org/wiki/index.php/Helminthic_Therapy_Wikiwww.helminthictherapy.com

处理口腔感染

莱姆病专家大卫·明科夫（David Minkoff）医学博士认为，口腔健康是重中之重，如果免疫系统正在处理口腔的问题，比如牙龈疾病、根管治疗牙齿或空腔（可能受到感染的下颚骨上的洞或孔），就无法适当地击败其他感染。他和其他整体医学医生主张，除非人们先清除口腔感染，否则无法被治愈，即使感染是无症状的也一样。

你可以到美国国家生物牙科与医药学院（International Academy of Biological Dentistry and Medicine）、iabdm.org，通过邮政编码找一位生物牙医（又称整体医学牙医）询问为你的牙齿进行锥状断层扫描（cone beam computerized tomography scan）的相关细节。锥状断层扫描能提供详细的立体 3D 图像，让合格的牙科专家清楚地看到炎症、感染、脓肿、骨质流失、牙齿腐败或坏死的情况。

考虑以高压氧治疗慢性莱姆病

高压氧治疗是一种医学治疗方式，通常在 60 ～ 90 分钟内，在控制压力下使用 100% 氧气的医疗方法，就如同在海面下 60 英尺（约 18 米）深度的压力下进行治疗。美国食品药物管理局（FDA）已针对特定的医学用途核准高压氧治疗，包括又称"潜水员病"的减压病、持久的伤口和烧烫伤口。然而，还有其他状况尚未经过审核，但会受益于利用高压氧治疗来作为辅助治疗，包括持续性莱姆病（慢性莱姆病）。

莱姆伯氏疏螺旋菌是一种厌氧性生物，它会在无氧气的环境下茁壮成长，反过来说，它无法在氧气丰富的环境下生存。此外，莱姆伯氏疏螺旋菌常隐藏在生物膜中，使得此感染对抗生素和药草药品格外具有耐药性。高压氧治疗能穿透生物膜，尤其是当它与生物膜突破药物，如硝唑尼特（Alinia）合并使用时，硝唑尼特通常被用来治疗原虫（单细胞生物）感染。一项研究证明了具有说服力的发现：66 名患有慢性莱姆病的患者中，85% 在经过大约 22 小时的高压氧治疗疗程，体验到部分或是完全消除了莱姆病病症。

随着改善新陈代谢和养成健康的生活习惯后，你的状况会变得更好，你的免疫系统通常就能自行消除持续性感染（慢性感染），或至少减弱其严重性。通过积极清除感染，你在逆转和预防自体免疫疾病方面迈出了关键一步。

● 总结

五大处理感染行动

1. 停止吃糖和加工碳水化合物，以减轻免疫系统的负担。

2. 每天至少服用 3 克的维生素 C（抗坏血酸），来增强免疫系统。

3. 提高体内维生素 D 量到 70 ~ 100 纳克／毫升，最好是通过晒太阳来取得。当你无法得到充足的日晒时，可再加上服用补充品维生素 D_3 和维生素 K_2。别忘了每年检测几次自己的维生素 D 量。

4. 与综合医学医生合作，获取可能罹患的感染数据。

5. 考虑以药草抗微生物剂治疗，取代会伤害肠道的抗生素治疗。

◆ 译注

1 疱疹病毒：是一种 DNA 病毒，会感染人及动物，包括能引发人类疾病的 8 种病毒，被称为"人类疱疹病毒"。其中第一及第二型皆为单纯疱疹病毒，第三型为带状疱疹病毒，会引发水痘或带状疱疹，第四型为淋巴细胞病毒。

2 伺机性感染：指病原体利用原本健康的宿主出现免疫缺陷时发生的感染。

3 人类疱疹病毒第六型：全名为"玫瑰疹病毒属"（Roseolovirus），婴儿玫瑰疹是良性疾病，会造成发烧，但无后遗症。

4 普雷沃氏菌：普氏菌，肠道细菌的一种，会干扰免疫系统，导致自体免疫系统攻击关节，诱发类风湿性关节炎。

5 小肠结肠炎耶尔森杆菌：肠科杆菌，常存在于哺乳动物肠道中，但并非正常菌群。

6 自限性：疾病方面的自限性，是指疾病发展到一定程度后，靠机体调节就能够控制病情并逐渐恢复痊愈。在没有并发症的情况下，通常只需对症治疗或不治疗，靠自体免疫就可以痊愈。

7 干癣性类风湿性关节炎：自体免疫所引发的关节炎，与干癣相关，表现出的症状包括皮疹、僵硬、运动障碍和关节肿痛。任何年龄皆可能发生，多见于 30 ～ 50 岁；可能与感染、外伤和细胞免疫功能异常有关。

8 幼年型类风湿性关节炎：儿童中最常见的慢性持续性关节炎，发作年龄小于 16 岁。女性多于男性，3 ～ 4 岁及 10 岁是两个发病高峰期。

9 卫生假设：认为童年时缺少接触传染源、微生物与寄生虫等，导致免疫系统未能正常发展，增加了罹患过敏性疾病的机会。

10 生物膜：又称菌膜，是微生物分泌的黏液，会附着在生物或非生物表面，成分以多糖体为主。

11 巨细胞病毒：人类疱疹病毒第五型（HHV-5），最常见的病毒感染之一。

12 核心体温：通常指直肠温度，正常维持在 37℃以内。

13 胰岛：胰脏分为内外分泌腺，外分泌腺为复合式管泡腺，内分泌腺称为胰岛或兰氏小岛。胰岛大小不一，分布于胰脏内，调节血糖的胰岛素、升糖素及体制素的分泌。

14 爱迪森氏病：原发性肾上腺功能不足，肾上腺无法分泌足够的皮质醇所造成的疾病。症状小，不易诊断，大部分患者有高色素沉淀状况（晒黑），包括不常晒到太阳的部位。常见症状有疲倦、站立时头晕、发烧、体重减轻等。

15 毒物兴奋效应：是毒物学用来描述毒物剂量效应的术语，高剂量毒物对生物体有害，反之，低剂量则对生物体有益。特征是低剂量具刺激效应，高剂量则具抑制效应。

16 棕色脂肪：动物体内储存中小型脂肪油滴的脂肪组织，可产生身体热能，过去相信在人体中仅存在于婴儿时期，但近年发现成年人体内亦有棕色脂肪，一般分布在颈部及肩膀部位。

17 白色脂肪：动物体内储存大型脂肪油滴的脂肪组织，即一般所称的脂肪组织，用来储存能量，也用于延缓散热、保持体温。

18 低度慢性发烧：体温略微升高，为 37.5～38.3℃，持续超过 10～14 天。由于发烧通常是对感染的正常反应，原则上不需过于担心。

19 猫抓病：一种亚急性（介于慢性与急性之间），由韩瑟勒巴通氏菌引起的细菌性疾病，1950 年发现此病多经猫抓伤或咬伤而造成感染，主要传播媒介是家猫，主要病发在小孩及年轻人身上。猫抓病是幼儿及青少年慢性淋巴结病的最常见病因之一。

20 公众科学：由一般公民、业余科学家及志愿参与者所参与的科学研究活动。

第 **4** 章

减少毒素

慢性疾病基本上代表着我们控制体内毒物汤的失败。

——迪特里希·克林哈特（Dietrich Klinghardt），
医学博士

我们的健康是自身与环境关系的总和，包括我们所有的吃、喝、吸收、思考、呼吸和放在皮肤上的，以及在哪里和如何居住，还有身体的天然排毒系统运作得如何。不幸的是，环境变得越来越毒，年复一年，我们体内的毒素也逐渐饱和，而我们也病得更早、更重。接下来，我们将会了解到，越来越多的证据表明，我们环境中不断增加的有毒物质正在对我们的健康产生巨大的负面影响。更甚者，暴露于环境毒素中的情况日益增多，显然为暴增的自体免疫疾病火上加油。

毒物攻击我们的情况，在 20 世纪大幅增加了。1930 年，世界上还没有开始大规模出现合成化学物，环境中也几乎没有合成化学物。专家估计，今日在美国商业上存在超过 10 万种合成化学物，而在环境中则可能有百万种。

你可能会很惊讶，在美国，使用于日常消费用品中的化学物，不到 5% 曾在贩售前接受过人体安全测试。相比之下，欧洲国家通常依循"预防原则"（precautionary principle）[1]，要求化学物在售出做商业使用前要进行测试。欧盟同时也限制生产、进口及在境内销售多数的转基因作物，以及禁止进口用激素处理过的牛生产的牛肉和奶制品。

没有人知道如此松散的环境是如何影响我们的健康的，但有强有力的指标指出我们的健康都下降了。有人估计，美国成年人平均都带有 700 种受污染物，更令人震惊的是，两家主要实验室的研究者在 10 名新生儿的脐带血中，找到了平均 200 种有毒化学物，包括阻燃剂（flame retardants）、汞，以及从燃烧的煤、汽油和垃圾处得来的废弃物。这真是个不公平的开始。

如果你是个家长，就不会太讶异于知道，年龄在 0 ~ 17 岁的孩子中，超过半数至少有一种慢性疾病。一长串的疾病名单包括过敏、注意力缺陷障碍（ADD）、注意力缺陷与多动障碍（ADHD）、哮喘、自闭症类群障碍[2]、自体免疫疾病、学习障碍[3]、智能障碍、肥胖症，还有现在的糖尿病。问任何一位小学老师，要他说出一个没有食物过敏、学习障碍或注意力问题的班级，他会很难回答。

让我们看看几个特例。过去的"成人发病型糖尿病"，现在被称为"2 型糖尿病"，因为孩子们也开始罹患此病症。年仅 5 岁的孩子就得了类风湿性关节炎，我们现在为此取了新名字：幼年型类风湿性关节炎，又称"幼年特发性"（idiopathic），意思是不明原因的关节炎。

同样令人不安的是，在女孩及青少年间日益常见的甲状腺功能减退。美国费城儿童医院小儿甲状腺中心医疗主任暨小儿内分泌医师安德鲁·鲍尔（Andrew J. Bauer）医学博士就观察到这个令人忧心的情况："过去我们总认为，100 名儿童和少年中会有 1 ～ 2 名罹患甲状腺功能减退，但现在看来是 100 名中会有 2 ～ 3 名患病。"也就是说，在一个医生的职业生涯中，看到了甲状腺疾病的倍增。

自闭症类群障碍呈现更惊人的统计数字。在 20 世纪 80 年代，大约每 2000 个孩子中就有一个被诊断出患有此病。到了 2000 年，这一数字跃升至 1/150。2008 年，此数字再度加倍到每 88 名中就有 1 位，今天又再度加倍到每 45 名中就有 1 位。照每年 13% 的成长率计算，到了 2033 年，每 4 名孩童中就有 1 位可能患有自闭症类群障碍。美国麻省理工学院（Massachusetts Institute of Technology）资深研究科学家史蒂芬妮·塞内夫（Stephanie Seneff）博士认为此数值是低估了。她认为，到了 2025 年时，每 2 名孩童中就有 1 名患有自闭症类群障碍，而这主要是由于除草剂草甘膦的普遍使用，草甘膦是世界历史上使用最广泛的农业化学品。

环境毒素与罹病率的关系

这些数字令人震惊，我可以理解你受到了惊吓。但与其恐慌，我们需要做的是问几个棘手的问题。毕竟，我们越了解自己的困境，就越容易做出必要的改变。把头钻进沙里，是解决不了任何问题的。所以让我们从这两个问题开始："为什么会发生这种情况？"以及"我们能做什么？"

对于前一个问题，我们住在一锅身体从未面对过的毒物汤中。这锅难以下咽的炖煮物，是我们一生中每天接触到的所有东西的累积：空气污染、存在或添加进水和食物中的化学物质、经常使用塑胶，以及常用的充满化学物质的居家和身体保养产品。每一种东西都是一根稻草，最终都是会压垮骆驼的一根稻草。而我们也会看到，有些不仅仅是稻草。

我们身体的建构本来是可以承受一些毒物的攻击的，比如蔬菜中的植物性化合物（植化素），或是少量的压力，但我们天然的排毒系统因从未见过的东西而变得不知所措。这些毒素是自体免疫疾病的首要诱因，考虑到我们每天接触到的大量且日益增多的化学物质，它们无疑是位列名单之首。如果你有自体免疫疾病，在基因上具有容易罹患自体免疫疾病的体质，或如同近半数的人口那样，基因上的排毒代谢能力比较弱，那么或许在受毒素伤害方面就有着较高的风险。

在你举起双手投降前，要知道你对环境的控制，远超过你以前所认为的可能性。就算你正承受着沉重的身体负担，也可以恢复健康。许多患有自体免疫疾病的人，通过清理个人环境而获得治愈。你也可以！一切都从产生觉知开始，再加上简单的购物习惯来改变。

最重要的是，为了治愈或预防疾病，你必须尽量减少接触毒素，减轻毒素负荷，以及优化身体天然的排毒系统。我会帮你了解从内到外可能接触到哪些毒素，这样就可以限制你的接触，减轻可能已超过负荷的身体负担，增加你身体的排毒能力，加强受到不利影响的身体系统，以及帮助你让身体承受度变得更强。

认识环境及体内的毒素

一想到"毒物"，你会马上想到什么？也许是有毒的化学物，如老鼠药或从烟囱冒出的工业污染物质。我敢打赌，你一定没想到口红或你最喜欢的香水，或是那装咖啡的纸杯，也包含了毒物。

定义毒素

毒素（toxin）：用来总称所有有害或有毒的物质。严格来说，它指的是任何生物自然产生的有害蛋白质，比如蛇毒、细菌废物，或其他内在生产的化学物。

毒物 / 毒剂（toxicant）：任何有害或有毒的，人工制造或天然生成的物质，比如化学物、金属、霉菌或放射线。

有毒的（toxic）：能够产生伤害性或毒性的效果。

新生抗原（neoantigen）：新化合物，通常是会与人体组织结合的毒物，比如双酚 A（bisphenol A/BPA，又称酚甲烷）[4] 会结合人类的蛋白质，免疫系统视之为有害并以自体免疫反应攻击。

环境暴露（expoSome）：影响健康的所有环境中的暴露。

可能你从来没有想到你的口红、你最喜欢的古龙香水，或者你早上盛咖啡的纸杯中含有有毒物质吧。你知不知道很多口红的成分里含有铅？或大多数的香水里含有邻苯二甲酸酯（phthalates，塑化剂）这种用来制作塑胶的化学物？或是一次性纸杯里往往含有聚乙烯（polyethylene）这种塑胶？虽然一支口红、数滴香水，或几个纸杯的咖啡，都不会引发自体免疫疾病，但长期暴露在此类渗透入皮肤、吸进鼻内，或流入肠道的低剂量毒物中，会随着时间的推移而与人类组织结合，导致炎症和肠道渗漏，引发巨大的免疫系统反应，并螺旋式上升为自体免疫级联。

在定义毒素时，我们必须将任何有害或有毒的物质包括在内，也就是说，任何会伤害生物体，且会诱发抗体形成的物质，都会导致免疫系统产生防御反应。我们很容易认为毒素是外在环境中的有害元素，但在这个更广泛的定义之下，就必须考虑任何物质都有可能伤害我们，包括我们体内产生的物质。那些会引发自体免疫疾病的毒素，既"在外"，也"在内"。让我们来仔细看看：

◆ 外毒素（exotoxins，外在的毒物）

包括在空气、水和食物中的化学物质：

• 使用在工业制造和农业、水处理、干洗、家庭清洁和个人保养产品中的**化学物质**。

• **金属**，包括在水、鱼、土壤和所呼吸的空气中发现的汞、铅、铝、砷和镉。

• **药物**，包括许多处方药、抗生素和疫苗。

• 许多**食品添加剂**、防腐剂和甜味剂，如麸胺酸钠盐，以及人工甜味剂。

• 多种转基因生物含有内置的农药或除草剂。

• 许多**引起过敏的食物**，包括麸质、乳制品、大豆等，对易发生自体免疫问题的人而言特别有毒。

• **空气污染**，包括二手烟和汽车尾气。

• **霉菌**，会产生有毒的霉菌毒素（如黄曲霉毒素和赭曲霉毒素 A）。

• **异环胺类**（heterocyclic amines, HCAs）和多环芳香烃碳氢化合物（polycyclic aromatic hydrocarbons, PAHs），当使用高温烹煮或炭烤各种肉类时所形成的化学物质。

• 长期或大量暴露于电磁频率和"脏电"（dirty electricity，在电线上的高频电压变化／尖峰），可能与许多慢性健康失调相关，包括自闭症、不孕症、心脏疾病和脑癌。

◆　内毒素（内在的毒素）

又称生物毒素（biotoxins），是由身体或住在体内的生物所制造的副产品：

• 肠道中的**细菌、真菌和酵母菌**的量过多，或有害物种可能是有毒的。

• 由**酵母菌和念珠菌**所产生的，与甲醛（formaldehyde，用于防腐液中）相关的有毒化学物质，称为乙醛（acetaldehyde）。

• **脂多糖**（LPS），这种细菌毒素会渗入你的血液中，甚至通过血脑屏障，在身体和脑中引起巨大的免疫系统反应。与控制组相比，在迟发性阿尔茨海默病患者脑部侦测到有较高量的脂多糖。

• **排毒激素不足，使得雌激素或环境雌激素**[5]（xenoe-strogens，**与雌激素竞争的有毒化学物质**）会再循环，并与雌激素受体（receptor）[6]结合，阻碍正常激素的功能。

· 长期的压力与负面思考会破坏神经内分泌系统和微生物群的平衡，排挤有益的细菌，并为有害微生物的接管奠下基础。

· 持续的、未解决的或未表达的负面情绪，如愤怒、悲伤或怨恨，会被存放在我们的神经系统内。你或许听过"问题就在组织里"。多位综合医学癌症专家可证明，未解决的情绪痛苦会促进癌症的发展。

你个人的环境暴露是什么？

你是否听说过"环境暴露"？这个词是科学家用来描述会影响我们健康的各种环境上的暴露。每个人的环境暴露量取决于每天所接触的化学物质数量，所以我们都有各自不同规模的环境暴露。你认为自己在今天接触到多少化学物质？数以百计，还是数以千计？它们在空气、水、个人保养用品、食物、衣服里，在我们的家具、车辆、智能手机和计算机里。有些是无可避免的，但有许多是当你得到信息时就可以选择排除的。

尽管美国政府并未要求事先的检验，对许多毒素的监管也很松，但环境工作组织（Environmental Working Group, EWG）填补了重要的空缺。EWG.org 是一个非营利无党派机构，致力于教导并使人们了解关于环境中隐藏的毒素。2004 年，环境工作组织的一项研究发现，女性平均每天使用 12 种个人保养用品，其中包含了 168 种不同的合成化学物质。虽然男性使用的保养品较少，但他们每天仍会暴露在大约 85 种不同的合成化学物质中，而这只是个人保养用品，比如牙膏、洗发水、刮胡膏、除臭剂、香水和美发产品。还有用来洗澡的水，如果未经过滤，可能含有氯、氯胺或氟化物等会致癌的化合物。

如果你决定吃一杯水果口味的酸奶，里面可能含有 20 克的糖（根据我们的定义，糖是毒物），会促成肥胖症、糖尿病和免疫功能失常。若是无糖，则含具有神经毒素（对脑部有毒）的人工甜味剂，再加上多种人工口味、防腐剂、胶质和色素，每一种都是自体免疫的触发物。简单、无糖、有机酸奶——最好是椰子酸奶并存放在玻璃瓶中。

> **重要概念**　运用预防原则，视所有毒物皆有罪，直到证实它的清白。

你买了新车？这种"新车的味道"其实是超过两百种，尚未排完气或消散到周围环境中的化学混合物。如果你通勤，很可能接触到其他车辆或卡车所排放的有害尾气，其中最糟的是柴油。如果你决定吃养殖鲑鱼当晚餐的话，就可能接触到化学物质多氯联苯（polychlorinated biphenyl, PCBs）这种持久性有机污染物，它与癌症和自体免疫疾病有关；而如果你将鲑鱼加以炭烤，还会接触到致癌的异环胺类和多环芳香烃碳氢化合物，这类在高温烹煮肉类时所形成的化学物质。

我可以听到你的叹气声。你可能很想把这本书丢到房间的另一头，心想，"何苦呢？反正我们都难逃一死。"请耐心听我说，我知道要吸收的信息有很多。与其认命，不如利用这些信息给你力量，让你采取行动保护自己和家人。

我们很快就会谈到排毒照护方法，但先来看看我们在对抗什么。我们会看到大量有毒物质是如何影响我们的健康的，包括两个小故事，说明大量有毒物质如何导致自体免疫疾病。然后来听三位专家对"毒物是慢性疾病主要驱动"的见解，以及与自体免疫疾病相连的首要毒物简介。最后将见到一位被身体负担压垮，后来通过排毒生活方式而获得治愈的女性。

当你的毒素桶满溢时

在正常情况下，我们的身体会自行排毒，主要是通过肝脏。若未受到过度负担的情况下，肝脏会将可能具有伤害性的毒素转化成无害的生物产品，通过大肠（结肠）和肾脏排出体外到厕所里。但当毒素负荷过大时，肝脏就跟不上进度了。此外，许多人都有基因缺陷，阻碍了排毒的能力，放大了炎症和增加了患病的风险。未经处理的毒素积聚在体内，会被储存在脂肪细胞和其他组织中，为炎症和疾病设好舞台。

科学家使用"毒素负荷总和"（total toxic load）或"全身负担总和"来谈任何时候加诸你系统上的外在和内在压力总量。如果我们累计的毒素暴露高，而排毒系统基于环境因素或基因倾向性，或在两者上都受到破坏，我们的全身负担总和就会很高。

想一想我在分享自己的故事时，要你们想象的那个毒素桶。年复一年，毒素、感染、情绪创伤和其他现代生活的压力全装入毒素桶内，直到有一天毒素桶满溢。满溢的毒素桶比喻了一个过度负担的排毒系统。一旦主要的排毒器官肝脏无法跟上进入的毒物的脚步，症状就开始出现。随着毒素桶摇摇欲坠，你的身体会有多种反应。不同的毒素会因为量、时机、持续时间和暴露方式而有不同的反应。

毒素负荷总和越大，对身体的伤害风险就越高。当毒素负荷增加时，身体会被压垮，免疫系统更是会受到损害，且无法产生保护性的抗体和抗氧化剂大师：谷胱甘肽（GSH）。体内的谷胱甘肽越少，就越容易遭受毒素的有害影响，在恶性循环下，你就更无法把毒素排出系统外。

当毒素负荷压垮包括皮肤、肺、肝、肾和结肠等排毒器官时，一连串健康问题就会接踵而来，包括慢性炎症、肠漏、DNA损伤、自体免疫反应、全面的自体免疫疾病，甚至癌症和阿尔茨海默病。

化学物质通过不同的机制，即使在非常低的剂量下，都会产生有毒的效果。它们会：

- 伤害肠道，破坏微生物群平衡和造成肠漏。

- 损害免疫系统。

- 破坏线粒体，这是细胞的内部能量来源。

- 破坏细胞的 DNA 和细胞膜，这些改变甚至会遗传到下一代。

- 扰乱激素的平衡，甲状腺功能失调或雌激素量异常。

- 造成氧化压力，这代表身体的崩溃速度比修复速度更快。

- 堵塞胰岛素受体位置，促成肥胖症、糖尿病和癌症。

- 借着有毒的酵素系统阻碍排毒。

- 阻碍身体制造和循环抗氧化剂大师谷胱甘肽的能力，身体需要谷胱甘肽来排毒。

- 与你的组织结合，形成新的外来分子（即新生抗原），免疫系统视其具有危险性，并以自体免疫反应攻击。

在足够的时间和累积之下，这些问题的任何一个都会引起症状。当最后一滴毒素终于导致毒素桶满溢时，健康不良的第一个主要迹象就出现了。

更糟的是，有些人和我一样，排毒代谢的基因较弱，我们的毒素桶比较小。这表示不需要太多或太久就会被装满，或许可以解释为何在我 19 岁时就出现多发性硬化症。我个人的身体负担包括了沉重的慢性压力，或许从在子宫内就开始（我的生母当时只有 15 岁，很可能非常不知所措），为了国际旅游所施打的额外疫苗，还有因为我爱吃甜食所导致的多次汞填牙，以及对麸质及酪蛋白的敏感。

毒物如何引发自体免疫疾病：两个小故事

现在我们已经知道，身体的天然排毒系统会因负荷过度而不再正常地工作。我们也知道毒物可以以各种方式伤害我们。接下来的真实故事生动地描写出，长期接触毒素，最终会导致自体免疫疾病和其他的炎症性疾病。

特里·华尔斯医学博士以用食物来治愈了自己的多发性硬化症而闻名，她的著作《华尔斯方案：以原始人饮食原则治疗所有慢性自体免疫状况的激进新方法》（*The Wahls Protocol：A Radical New Way to Treat All Chronic Autoimmune Conditions Using Paleo Principles*）记录了此段过程。可能不太为人所知的是，她怀疑有毒的化学物质是她患多发性硬化症的最大元凶。

特里在美国爱荷华州的家庭农场长大。为了满足不断增长的生产需求，特里的父亲开始使用农药和除草剂，比如美国境内广泛使用的除草剂草脱净（Atrazine）[7]来控制杂草。草脱净是一种强效内分泌（激素）干扰物，已被证明在低剂量时会化学阉割[8]公蛙。在她离开农场后，经历了更多化学物质暴露：在医学院时，特里经常接触高浓度的甲醛。到了大学二年级时，她开始有了奇怪的症状，包括听力问题、难以保持平衡和脸部疼痛加剧。回顾过去，特里毫不怀疑是因孩童及青年期长期暴露在有毒化学物质中，造成沉重的身体负担，这极大地促进了多发性硬化症的发展。

有时只是长期暴露在毒物中就会填满一个正常大小的毒物桶，而有时是毒物桶本身比较小，或对毒物的伤害性比较敏感，只要几次刺激就会出现令人不安的症状。

功能医学先锋马克·海曼医学博士因为可能在体内累积超过 20 年的低量汞中毒，而得了使人虚弱的慢性疲劳综合征。小时候，马克吃"无限量"的鲔鱼三明治（鲔鱼是最常见和最大的饮食中汞的来源之一），而且嘴里满满都是银填料。30 多岁时，马克花了 1 年时间在中国北京开发医学中心，当他在中国大吃生鱼片时，并不知道汞正慢慢地在体内累积。那时马克还不知道，他和美国将近半数的人口一样，欠缺一个关键基因：谷胱甘肽转移酶 M1（glutathione S-transferase M1,GSTM1），这个基因控制了可用来排除汞和许多其他毒素酵素的生产。

马克回到美国以后，开始出现数个复杂且看起来毫不相干的症状。他感觉虚弱、筋疲力尽、思考困难，还出现了肌肉疼痛、抽搐、失眠、消化问题、食物过敏、焦虑和抑郁的症状。对一个过去充满精力且自信的医生来说，这是一段格外令人沮丧和困惑的时期。由于找不到可以为他做出适当诊断和进行治疗的医生，所以他开始自行研究，他收集症状的线索，最后终于发现是慢性疲劳综合征。一位同事告诉他，许多患有慢性疲劳综合征的人的重金属负担很大，所以马克做了尿液检测，结果让他震惊。正常人的汞含量低于 3 毫微克/升，超过 50 毫微克/升就算是汞中毒了，而马克的量是将近 200 毫微克/升。

马克咨询了许多专家，然后进行了小心而仔细的排毒过程，包括治疗肠道，加入排毒食物、补充营养品，静脉注射谷胱甘肽和维生素 C，口服螯合剂（chelators，可结合金属的化合物，以便将金属排出体外）和做蒸气浴。虽然马克在数周内就感觉有所好转了，但还是花了超过 1 年的时间才清除掉体内的汞，治疗受损的线粒体，并恢复到正常的高能量程度。

全身负担过重的迹象

全身负担过重的迹象和症状，与患有自体免疫疾病患者的症状一样。你可能不知道这些也是毒素超载的警告迹象：

◎ 精力问题：极度虚弱，嗜睡，精神萎靡。

◎ 睡眠问题。

◎ 消化问题：腹胀、便秘、腹泻、粪便味臭、胀气、胃灼热。

◎ 疼痛：头痛、肌肉疼痛、关节疼痛。

◎ 鼻窦问题：慢性鼻涕倒流、鼻塞。

◎ 精神问题：抑郁、脑雾、注意力集中困难。

◎ 神经问题：眩晕、颤抖。

◎ 体重问题：不明原因的体重增加或减重阻抗。

◎ 皮肤问题：皮疹、湿疹、白癣、青春痘。

◎ 激素问题。

◎ 高血压或低血压。

毒素与疾病的关系

与毒素过量有关的疾病名单很长，包括关节炎、慢性疲劳综合征、消化失调、纤维肌痛综合征、心脏疾病、月经问题、帕金森综合征和 2 型糖尿病等，但让我们来看看几个揭露出毒素与慢性疾病之间明显关系的特别例子。

约瑟夫·皮佐诺（Joseph Pizzorno）、沃尔特·克里尼昂（Walter Crinnion）和阿里斯托·福基丹尼（Aristo Vojdani）医生已见证慢性疾病流行增长超过 40 年。今天他们都提出毒物与健康不良之间令人信服的相关性。

自然疗法医生约瑟夫·皮佐诺是讨论毒素问题的独特代言人，因为在他行医超过半个世纪以来，就见证了疾病驱动因素上的巨大变化。1975 年，当他第一次给人看病时，人们生病的原因主要是营养不足或生活习惯不良。在他行医的第一年，只见到一位糖尿病患者，而这跟全国的平均值差不多。60 年前，美国总人口中大约只有 1% 患有 2 型糖尿病。今天这个数值已增长到大约 10%。有些推测表示，到 2050 年时，将会有超过 1/3 的人口罹患糖尿病，而这只是被诊断出的人数。如果包括未诊断出的糖尿病、胰岛素抵抗或糖尿病前期，到 2050 年时可能大多数的人口会患病。

皮佐诺医生担心糖尿病患者大暴发，便进行了深入的研究。他越研究，就越发现大多数的慢性疾病，包括糖尿病，都是因为环境毒素。为了验证他的假设，他比较了特定毒素最高量与最低量的人，结果发现了很强的相关性。例如，身上带有最高量的、通常喷洒在传统种植的水果和蔬菜（尤其是羽衣甘蓝）上的有机氯农药的人，糖尿病发病率是体内无此类化学物质者的 12 倍。随着研究的深入，他发现有毒的化学物质，比如农药、砷和塑胶，会附着在胰岛素受体的位置，防止胰岛素进入细胞中，并伤害肠道微生物群和新陈代谢。现在，皮佐诺医生相信，在过去 50 年间，糖尿病发病率增加的主要原因是毒素。

另一位对毒素对健康的影响有深刻认识的医师是沃尔特·克里尼昂医学博士，他是作家、毒素专家，自 20 世纪 80 年代开始行医的环境医学医生。当时，他的许多患者是想要怀孕却无法受孕的年轻女性。克里尼昂医生只是调整她们的饮食，让她们服用多种维生素，成功率就高达 90%，患者最后都在 6 ～ 12 个月之内怀孕了。如今，他声称因为环境毒素负荷大且不断恶化，已经无法再用这个方法了。现在，克里尼昂医生的报告说，一些二三十岁的男性睾丸激素水平与 60 岁的男性相当——年轻男性患有临床上的性腺功能低下，只是因为呼吸的空气。

研究表明，在工业化国家中，男性不育症的发病率已从 1960 年的 7% ～ 8%，逐渐增加至今天的 20% ～ 35%；而 2017 年的一项综合分析证实，空气污染物的确降低了动物和人类的生殖能力。

毒物暴露引发了多种化学物敏感性： 阿里斯托·福基丹尼的故事

自体免疫学家阿里斯托·福基丹尼（Aristo Vojdani）博士除了在专业上对免疫系统受到环境毒素影响有兴趣外，他自己也为此所苦。在 20 世纪 80 年代早期，福基丹尼医生在美国加州大学洛杉矶分校进行博士后研究：有毒化学物质对小老鼠的影响。他注射微量的化学物质到三个不同品系的小老鼠体内。一种是对化学物质敏感的，一种是能阻抗化学物质影响的，一种是介于中间的。他观察到敏感的小老鼠长出了一个大肿瘤，介于中间的小老鼠长出了小肿瘤，而有阻抗性的小老鼠则完全没有罹患癌症。福基丹尼医生说，"人类就跟小老鼠一样，具有不同的弱点。"他继续说道，"当接触到化学物质时，20% 的人会产生多种化学敏感性（multiple chemical sensitivities，MCS），其他的人口或许有 20% 会产生耐药性，而 60% 则介于中间地带。"

福基丹尼医生和敏感性小老鼠一样，在实验室工作约 5 年后，他开始出现严重的头痛和全身类纤维肌痛综合征。医生们说，他是压力过大，只需要去度个假，所以他就休息了 2 周，感觉真的好多了。但他说，这不是因为自己更放松，而是暂时远离了实验室的化学物质。最后他去看了神经毒理学家（neurotoxicologist）贡纳尔·霍伊泽尔（Gunnar Heuser）医学博士，被诊断出患有多种化学物质敏感性，并被告知，如果他真的想帮助他人，就应该开办一家实验室来为像他一样的人进行检测。福基丹尼医生开始开发化学物质抗体检测，后来发展为 Immunosciences Laboratories 和 Crex Laboratories 这两家公司，专注于检测与自体免疫疾病有关的有问题的环境因素，比如化学物、病毒、莱姆感染、食物和饮食成分。

福基丹尼医生在访问中告诉我，化学物质如何改变了我们的身体组织，以及引发自体免疫反应：

化学物质进入体内，与组织结合，改变我们身体部分的基本结构，无论是甲状腺、肾上腺或髓鞘等，这些结构都无法被免疫系统认出。新结构成了新生抗原，它是与人体组织结合的新异物或敌人，会受到免疫系统的攻击。免疫系统为了进行工作，生产出"自身抗体"（autoantibodies，摧毁自己细胞的士兵们）来攻击新的抗原——也就是自己体内新的、看来像是外来的那些组织。

福基丹尼医生和同事达帝斯·哈拉齐安（Datis Kharrazian，健康科学医生、整脊疗法医生、理学硕士），解释了为何有些人会发展出自体免疫疾病而有些人则不会。差别在于"免疫耐受性"（immune tolerance）[9]，这直接与免疫系统相关，它决定了哪些元素可以忍受和哪些要受到攻击。哈拉齐安医生说，通过尿液检测，可以发现每个人都暴露在从塑胶和汞而来的高量化学物质中，但检测结果并不会告诉你谁会患上自体免疫疾病，导致你患自体免疫疾病背后的原因或是塑胶或是金属。哈拉齐安医生强调，主要的问题是人们是否对化学物质失去了免疫耐受性。一旦失去了免疫耐受性，免疫系统就会开始对毒物产生抗体。

所以，人体内任何特定毒物的量，在疾病公式上来说，并没有"对毒物的抗体量"这么显著的因素。血液中越高量的毒物抗体流动，自体免疫攻击所造成的伤害就越大。反过来说，毒物抗体量越低，自体免疫攻击所造成的伤害就越少。好消息是，现在已经可以检测出对一般化学物质和金属的抗体程度。至于恢复免疫耐受性，那是在解决所有 F.I.G.H.T.S. 时自然产生的副产品。一旦我们清除了坏东西，就能降低炎症程度。当我们养成良好的生活习惯时，我们对各种压力源的适应力就会增强。

毒物与自体免疫疾病的科学面

尽管还有很多环境毒素涉及或经证实会引发自体免疫疾病，包括石棉、二噁英（dioxin）、铅、三氯乙烯（trichloroethylene,TCE）和隆乳硅胶。在这里我列出一些最常见的，在科学上与自体免疫疾病相关联的毒物：

◆ 农药：DDT、草脱净

主要暴露来源·水和传统养殖（非有机）的食物。

相关状况·注意力缺陷与多动障碍、阿尔茨海默病、2 型糖尿病、更年期提早、帕金森综合征、类风湿性关节炎、红斑狼疮和癌症。

许多不同种类的合成（人造）农药被用于农业中除虫，或是在居家、学校、公园和花园中使用的产品。有机磷农药原本在 20 世纪 40 年代开发出来作为高毒性生物战剂，目前在美国是使用量居首位的杀虫剂。环境工作组织提供了年度"12 大肮脏蔬果"，列出了农药残留量最多的农作物。有些水果，比如传统种植的草莓和葡萄，就可能有多达 15 种农药残留。

DDT 是一种有机氯农药，在 20 世纪 70 年代被美国禁止使用，因为其与癌症和生殖伤害相关。但 DDT 是持久性有机污染物，要从环境和我们的身体中移除是极度困难的。DDT 在人体内的半衰期（也称半生期，指化学物质降解一半所花的时间）是 10 年。皮佐诺医生怀疑，将近 45% 的阿尔茨海默病只与 DDT 相关联。

有一项研究，14 年间专注在美国其中 26 个州内的 30 万张死亡证明上，研究人员审查了职业与因自体免疫疾病死亡之间的关联性。他们发现，在使用农药的农场中工作的工人，最有可能死于自体免疫疾病，包括类风湿性关节炎、红斑狼疮和全身性硬化症（systemicsclerosis）。但不只是农场工人受影响。一项针对 7.7 万名停经后女性所做的长期研究表明，在居家或工作场所使用或暴露于农药的女性，患红斑狼疮、类风湿性关节炎和其他自体免疫疾病的风险更高。

◆ 双酚 A

主要暴露来源·饮料的塑胶瓶、罐装食物、售货收据／发票

相关状况·多种自体免疫疾病、心血管疾病、2 型糖尿病和神经退化性疾病。

双酚 A 是一种内分泌干扰物，可用来硬化塑胶。它于消费商品中无处不在，比如塑胶水瓶、食物容器和罐装食品（尤其是罐头汤）、烹饪用具和玩具，同时也在我们体内。一项研究发现，超过 90% 以上的美国人，尿液中带有可检测出的双酚 A。双酚 A 会渗入液体和食物中，特别是当容器被加热时。研究表明，双酚 A 会引起许多自体免疫疾病表现和进展的免疫反应。不要被"不含双酚 A"（BPA-free）的标签给骗了。有些东西不含双酚 A，但含有较新的版本，如双酚 AF（BPAF）、双酚 B（BPB）、双酚 F（BPF）和双酚 S（BPS），这些可能都跟双酚 A 一样具有伤害性，或更具有伤害性。如此一来，就更让人想自己煮汤了。

◆ 汞（水银）

主要暴露来源·海鲜（特别是大型掠食性鱼类，比如鲨鱼、马林鱼、旗鱼、大西洋马鲛、马头鱼和鲔鱼），牙科汞合金填料和空气中的煤尘。

相关状况·慢性疲劳综合征、头痛、抑郁、自闭症、心血管疾病、阿尔茨海默病、肌萎缩侧索硬化症、多发性硬化症、帕金森综合征、癌症。

汞是一种自然存在的元素，也是无处不在的环境污染物，它由燃烧的煤炭和化石燃料释放出来，也由污染湖泊、河流和海洋的采矿和工业化学生产释放出来，生物累积（浓度增加）在食物链中处于高位的较大鱼类体内。过去 50 年间的科学文献表明，从鱼类和牙科汞合金而来的汞暴露，以及从任何其他慢性低级别汞接触中接触汞，是发展出多发性硬化症的促

成因素。顶尖的多发性硬化症专家，帕特里克·金斯利（Patrick Kingsley）医学博士描述，在他看过的将近 4000 名多发性硬化症的患者中，只有 5 位不是因汞中毒所引起的。

◆ 多氯联苯（PCBs）

在电器设备中，比如晶体管和电容器。

主要暴露来源·养殖（如大西洋或苏格兰）鲑鱼。

相关状况·自体免疫疾病，尤其是甲状腺炎、类风湿关节炎、2 型糖尿病、慢性感染、癌症、智商降低。

多氯联苯是持久性有机污染物，因为与人类的癌症有关，在美国已不再生产，但仍可在环境中找到它们，因为多氯联苯类的半衰期长达 25 年。随着多氯联苯在食物链中向上移动，生物累积在鱼类和动物中的量，比在水中或土壤中所发现的还要高百万倍。研究证实，多氯联苯会伤害"紧密连接"组织，造成肠漏，并导致许多疾病的出现及发展，包括糖尿病、过敏、气喘和自体免疫疾病。

◆ 药物

包含许多非处方和处方药物。

主要暴露来源·抗生素、抗真菌药、降压药、消炎药、降胆固醇药、合成雌激素、口服避孕药、生物制剂（如肿瘤坏死因子阻断剂）和化疗。

相关状况·肠漏、红斑狼疮、帕金森综合征、类风湿性关节炎和癌症等自体免疫疾病。

我们知道药物通常有副作用，有时有些副作用格外不受欢迎，比如自体免疫疾病，特别是所服用的药物就是在治疗自体免疫疾病或癌症。有些非处方药（如非类固醇消炎药）会造成肠漏，从而打开自体免疫性的大门。有超过90种药物，包括治疗心脏疾病、甲状腺和神经精神失调的药物，已被指出会引起药物性红斑狼疮。用来降胆固醇的他汀类药物（stains）[10]会引发自体免疫肌肉病变，而口服避孕药则会引发类风湿性关节炎。

◆ 铝

主要暴露来源·止汗剂（antiperspirants）、铝制家庭用品和疫苗。

相关状况·失智症、阿尔茨海默病、自闭症、帕金森综合征、佐剂类群（adjuvantsspectrum）诱发的自体免疫综合征、多发/多重自体免疫疾病。

铝盐是最受广泛使用的疫苗添加剂，会引发注射疫苗后综合征，这被称为"佐剂类群诱发的自体免疫综合征"或以发现此问题的自体免疫学家之名命名的"史恩菲氏症候"（Shoenfeld's syndrome）。初始的症状可能包括慢性疲劳、疼痛、衰弱和认知障碍。最后可能导致任何一种自体免疫疾病，包括多发性硬化症、全身性红斑狼疮和类风湿性关节炎。

◆ 邻苯二甲酸酯（塑化剂）

主要暴露来源·软质塑胶（如浴帘），食物包装（尤其是放在塑胶中的微波食物），个人保养用品，包括乳液、指甲油、发胶、除臭剂、化妆品和香水。

相关状况·肥胖症、不孕症、男婴先天缺陷、哮喘、子宫内膜异位症、肌瘤、2型糖尿病、红斑狼疮、癌症，特别是生殖器官癌：前列腺癌、子宫癌、卵巢癌和乳腺癌。

邻苯二甲酸酯是一种化学物质，可用来让塑胶软化，保持家用及个人保养产品、化妆品和香水的颜色与香味。它们通过破坏激素，阻断胰岛素和甲状腺受体，来损害人体生理机能。一项针对年轻男性体内邻苯二甲酸酯的研究发现，只要使用包含了此种化学物质的个人保养品，包括乳液、香水、除臭剂和漱口水，就会提高邻苯二甲酸酯的身体负担达 300 倍，而不是只有 300%。

◆　食品添加剂

添加的葡萄糖（糖）、钠（盐）、乳化剂（emulsifiers，让食物像奶油一般或更稳定的化学物质）、麸质、谷胺酰转氨酶（transglutaminase，被当成食物蛋白质"胶水"的一种酶）、纳米粒子（nanoparticles）、人工甜味剂、麸胺酸钠盐和大豆萃取物。

主要暴露来源·加工食品、包装食品、快餐和饮料。

相关状况·肠漏、自体免疫疾病、代谢综合征（肥胖症、胰岛素抵抗、高胆固醇、心脏疾病风险等）、癌症。

关于用以加强质量（比如味道、气味、口感和保存期限）的工业用食品添加剂，近期的研究发现，加工食品使用度的增加与肠漏的出现，以及自体免疫疾病发病的增加之间，有着显著的关联性。有些食品添加剂，如麸胺酸钠盐和阿斯巴甜（人工甜味剂），是刺激毒素（excitotoxins），其刺激性的神经毒素会过度刺激神经元受体，可能引发自体免疫疾病。

◆　砷

主要暴露来源·水、鸡肉、糙米、矿业、木头防腐剂、农药。

相关状况·自体免疫疾病、糖尿病、心血管疾病、痛风，以及肺癌、前列腺癌、肝癌。

砷是地壳的天然成分，广泛分布在空气、水和陆地的整个环境中。在无机形式时具有高度的毒性，此类型可在土壤和地下水中发现，是风化岩石中矿物质溶解的结果。（注意：此处的"有机"与"无机"是化学名词，不可与贩卖的有机食品混淆。）人们通过饮用被污染的水（尤其是井水）会暴露于高量的无机砷中；在食品制备和粮食作物灌溉中使用受污染的水；吃受污染的食物，特别是传统养殖的鸡和种植的糙米，在受污染的糙米中，砷的含量比白米高；以及吸烟。虽然美国目前有饮用水国家标准，但在 2015 年时，美国 2/3 的州的水中砷含量都高过法定上限。

◆ 霉菌和霉菌毒素

分枝孢子菌属（Cladosporium）、青霉菌属（Penicillium）、链隔孢菌属（Alternaria）、曲霉属（Aspergillus）和葡萄穗霉菌（Stachybotrys chartarum，有时被称为"有毒的黑霉菌"）。

主要暴露来源· 被水损坏的建筑物。

相关状况· 过敏、哮喘、霉菌疾病、俗称的慢性炎症反应综合征、自体免疫疾病。

每当想到空气污染，就会想到室外空气，比如尘霾、烟雾和汽车尾气，但专家说，室内空气的质量可能存在更大的健康风险。据估计，室内空气污染，包括霉菌和霉菌毒素，或许导致了超过 50% 的疾病。一项大型调查中，归因于经确认是暴露在混合霉菌感染而有多个健康问题的患者证实，暴露在遭水损坏的建筑物中的霉菌，以及与它们相关的霉菌毒素，会导致涉及中枢神经系统和免疫系统的多重健康问题，包括增加患自体免疫疾病的风险。

增加伤害风险的因素

许多因素会让你更容易受到毒物质的有害影响。或许你要考虑这张清单，来判断自己是否更容易或不易受影响：

• 暴露的增加或持续

• 营养不足（维生素 B 族、抗氧化剂、镁、硒等）

• 高碳水化合物，低蛋白质饮食

• 重金属

• 慢性压力或情绪创伤

• 肠道菌丛不良

• 单一核苷酸多型性（single nucleotide polymorphisms,SNPs），在排毒基因酵素中常见的基因变形，代表着受损的排毒能力。

面对看似无法克服的毒物，以及其他让你更容易受伤害所影响的因素时，你能做什么？请实施预防原则并采取积极的行动，来保障自己的健康。尽管你现在可能觉得信息饱和了，但我希望你觉得自己是被给予力量的，通过他人已经成功的做法来获得新程度的自由。接下来的故事，提供给关心自己毒素桶状态的任何人。

排毒治愈：艾米·瓦尔波内的故事

艾米·瓦尔波内（Amie Valpone）是功能医学营养和健康专家，以及畅销料理书《排毒抗炎，重设身体的 21 天计划》（*Eating Clean：The 21-Day Plan to Detox, Fight Inflammation and Reset Your Body*）的作者，她曾经历这个过程后并康复。艾米病重长达 10 年，直到她发现自己带着大约 1/3 的人都有的基因弱点：甲烯基四氢叶酸还原酵素（methylenetetrahydrofolate reductase, MTHFR）基因缺陷，使人更容易受环境毒素影响，而她尽力修复这个问题。艾米的故事验证了每日排毒以清空毒素桶并恢复精力充沛的健康的力量。

10 年来，艾米患有多种慢性疾病和重度毒素负荷，包括莱姆病、念珠菌、多囊卵巢综合征、甲状腺功能减退、慢性疲劳综合征，以及小肠细菌过度增生，大量的重金属、寄生虫和霉菌毒素。就如她在访谈中所解释的，让她深感莫名其妙的是，她向来是一个"生活得干干净净的好女孩"。她避开了明显的毒素，比如药物、酒精、加工食品和快餐，除了乳糖不耐受外，她并未察觉到任何敏感性。

第一个症状迹象出现在她 20 岁，当时她的腿肿胀了 40 磅（约 18 千克）的水重量，这让她"除了弹性衣物外什么都不能穿"。首先她被误诊为血癌，然后得了致命的感染（艰难梭状杆菌感染），被宣告只剩下 24 小时的生命。她很勉强地活了下来。接着，她处于残障状态 1 年，看遍全国的医生，包括梅约诊所（Mayo Clinic），累计花费了将近 50 万美元的自付医疗费用，一切都只为了找出自己生病的原因。直到艾米遇见了综合与功能医学，才发现自己排毒基因中的缺陷：她带着"甲烯基四氢叶酸还原酵素"基因突变。

艾米说，带着这个基因突变的人，无法有效地排毒，因此，毒素会累积并导致自体免疫疾病，甚至癌症。研究估计，美国40%的人口可能都有"甲烯基四氢叶酸还原酵素"突变，意思是这些人更容易受到除草剂、农药、抗生素和重金属等环境毒素的伤害。"甲烯基四氢叶酸还原酵素"突变会阻碍"甲基化"这个涉及排毒、DNA修复和调节炎症的复杂过程。简单来说，你必须能甲基化以维持健康，而艾米并未甲基化。

为了给自己一个战斗的机会，艾米自学并开始了一生的排毒。她审视生活中的每样东西，并认真选择穿戴在身上或进入体内的任何东西。她从食物开始，移除麸质、乳制品、大豆、精制糖、玉米、蛋、加工食物和食品添加剂，然后治愈了肠道。她移除所有充满化学物质的居家和个人保养产品，只使用无毒的替代品。她停止喝自来水，开始过滤饮用水及洗澡水。

简单地说，艾米恢复到基本只摄入未添加化学物质的食物和水的状态。为了帮助移除体内的金属，艾米与一位排毒专家合作，并在2年多的时间里进行了仔细的静脉螯合治疗。她让综合医学牙医安全地移除了牙齿中的汞填料，这位牙医确保艾米在此过程中未吸入任何有害的汞蒸气。

随着慢慢地排毒，她开始觉得身体有所好转，血液检查结果也改善了，而且她在4年内回到学校正式研读营养学。2009年，艾米离开大公司并开始经营 The Healthy Apple 公司，为客户烹饪，并帮助他们像自己一样从似乎无法克服的健康状况中恢复过来。

艾米证明了排毒生活方式可以帮助我们超越症状和诊断。额外的好处是你不需要花 10 年和 50 万美元来恢复健康，一切可以更简单。尽你所能地把坏东西摒除在外，迎进好东西。

排毒照护方法

你无法回到过去或完全避开毒物，但你可以更多地了解自己的接触情况，改变生活方式，尽量减少进一步的接触，并加强身体的防御能力。即使在处理了巨大身体负担的负面后果之后，你也有很大的希望恢复健康。

专家们一致认为，清除毒素最好的方法是积极、温和并持续地排毒，而不是每年几次强烈而迅速地清理。的确，细胞的排毒需要时间。沉重的身体负担不是你一个晚上就累积出来的，因此也不该期望一次就卸下所有的负担。排毒专家丹·庞帕（Dan Pompa）理学博士、克里斯·夏得（Chris Shade）博士和温迪·迈尔斯（Wendy Myers）功能医学营养诊断医生、营养教练、整体健康认证顾问，都谨慎地与客户设定期望，有时可能要花数年才能明显地减轻霉菌、金属和化学物质的沉重负担。虽然排毒需要时间，但过程相当简单，就像艾米·瓦尔波内、海曼医生及其他人证明的一样，努力是绝对值得的。

你自己就可以做很多事来减轻身体的负担，但有些领域需要专家的指导。克里尼昂医生说，我们体内大约 80% 的化学毒物都是非持久性的，只要清理我们的住家和饮食，就可以在 3 周内减少 84%。

要将毒物的伤害降到最低并恢复或保护健康，可依循以下 5 个步骤。

在此建议：如果你正在处理很大的毒素负担，如金属、霉菌、莱姆病及联合感染，请与合格的医生合作来调查毒素暴露、营养不足和基因排毒状况。在肠道和排毒器官准备好之前，就将金属排入血液中可能会导致惨重的后果，比如汞被储存到你的大脑中。

步骤 1：对身体负担进行自我评估。

步骤 2：获取数据。

步骤 3：关掉长期毒素源头。

步骤 4：支持排泄器官。

步骤 5：减轻身体负担。

额外步骤：考虑排毒"重炮"。

步骤 1：对身体负担进行自我评估

想想以下的说明。如果你不知道答案就跳过。

以 0 或 1 评分，0 代表"没有"或"从不"，1 代表"是"或至少是"有时候"：

0　1　　　我有自体免疫疾病、2 型糖尿病或代谢综合征。

0　1　　　我的家族病史中有阿尔茨海默病、肌萎缩侧索硬化症（渐冻人）、帕金森综合征或多发性硬化症。

0　1　　　我有以下一个或多个症状：极度疲劳、肌肉疼痛、头痛、注意力或记忆力问题。

0　1　　　我有汞合金填料。

0 1　化学气味让我困扰，比如汽油味、香水味、清洁用品气味等。

0 1　我饮用未经过滤的自来水。

0 1　我使用塑胶水瓶或罐装食物（比如罐头汤、罐头蔬菜、罐头水果）。

0 1　多数时候，我吃传统种植的农产品和养殖的动物产品。

0 1　我一周一次或多次吃大型或养殖鱼类（比如大西洋或苏格兰鲑鱼）。

0 1　我吃米饭。

0 1　我将食物存放在塑胶容器中，或在塑胶容器中微波加热食物或饮料。

0 1　我住在 1978 年以前盖好的房子或建筑物中。

0 1　我住在离农场或果园 5 英里（约 8 千米）以内的距离，或住在农业耕种区域。

0 1　我住在市区或工业区。

0 1　我在已知有霉菌或之前曾被水损坏的建筑物中居住或工作。

0 1　我使用或正暴露在化学家用清洁产品或草坪花园化学物。

0 1　我会干洗衣物。

0 1　我吸烟或经常暴露在二手烟中。

0 1　我经常服用非类固醇类消炎止痛药、酸抑制剂、合成的激素补充品（口服避孕药、雌激素、前列腺药物），或类固醇之类的药物。

0 1　我正处于慢性压力中，或曾经历尚未受到解决的创伤压力。

0 1　我体重过重。

0 1　我不容易流汗。

0 1　我知道自己的排毒基因有缺点（比如甲烯基四氢叶酸还原酵素、谷胱甘肽转移酵素 M1、儿茶酚 -O- 甲基转移酵素）。

任何你要加注的项目？

1　＿＿＿＿＿

1　＿＿＿＿＿

分数加总：＿＿＿＿＿＿＿

感染评估解答

0～1　太优秀了！你是排毒生活方式的榜样。继续努力！

2～5　还不错！看来你的生活方式很干净，可能只面对相对少量的毒素。实施预防原则对你会有帮助，继续减少暴露并减轻可能已有的负担，以预防未来的健康问题。

6～9　排毒是你的首要任务。你可能已有自体免疫症状，或者由于接触有毒物质，出现这些症状的风险更大。现在是最佳时机，通过将接触减至最少及减轻身体负担，来避免进一步的健康问题。考虑与合格的医生合作来协助你。

10+　排毒是你非常首要的任务。振作精神，要知道你并不孤单。许多人都将排毒置于优先并长期与之抗战的位置，从慢性疾病中获得部分或完全的治愈。请与合格的医生在排毒过程中合作，致力于此过程，而且要有耐心。

步骤 2：获取数据

不幸的是，目前（撰写此书时）尚未有单一的实验室检测能评估你的金属、化学物质、霉菌和（细菌细胞）内毒素的负担。但还是有数个检测可以让你很好地了解个别毒物的负荷。需要注意的是，尽管检测可以提供你的暴露程度，甚至是你的免疫系统对该暴露的反应概况，但它不会显示任何负担的影响。这也是和专家合作会对你极有帮助的原因。

◆ 排毒遗传学

常见的基因突变是单一核苷酸多型性（SNPs），与排毒功能障碍风险的增加相关，包括细胞色素 P450（与药物新陈代谢有关）、甲烯基四氢叶酸还原酵素（与甲基化有关）、谷胱甘肽转移酵素 M1（与谷胱甘肽有关）、儿茶酚 -O- 甲基转移酵素（与神经传导物质处理有关）、超氧化物歧化酵素（SOD，与氧化保护有关）和维生素 D 受体。要知道自己是否有排毒单一核苷酸多型性，可考虑以下检测，但要记得你的基因不是你的命运。它们在表观遗传学上由你的营养和生活方式的选择所控制。

· www.23andMe.com 的基因检验——使用唾液

此检验提供原始基因数据。因此，你必须将原始数据上传到解读单一核苷酸多型性的应用软件中。有许多应用软件提供解读，到目前为止，我发现 NutraHacker 是最有帮助的，因为它提供了一些有用的建议，告诉我该鼓励什么，该避免什么。

· Genova Diagnostics 的排毒基因组概况——使用唾液直接提供你的基因排毒概况

· LabCorp 的聚合酵素连锁反应——使用血液

此检验能提供你的 HLA-DR（人类白细胞抗原相关抗原 D）状态，揭露你是否在基因上更容易感染霉菌、莱姆病或受多种生物毒素的影响。

◆ 化学物质

· Cyrex Array 11 化学物质免疫反应性筛检——使用血液

检测你对霉菌、化学物质和重金属所产生的抗体，从而深入了解哪些抗体可能会挑战你的免疫系统并促进自体免疫进程。

· Great Plains Laboratory 的 GPL-TOX——使用尿液

筛检 172 种不同的有毒化学物质的存在。

◆　**金属**

·**Doctor's Data 的有毒金属套组**——使用诱发为主的尿液检测

使用口服螯合剂，将金属从组织中提取，并在 24 小时内收集到尿液。

·**Quicksilver Scientific（QS）的汞三项测试**——使用血液、头发、尿液

检测排泄能力，以及无机汞和甲基汞（methyl mercury）的暴露。用于暴露广泛的潜在有毒金属和营养元素。

◆　**霉菌**

· **视觉对比敏感性**

网络眼图测试是一个生物毒素筛检工具，捐款 10 美元给 www.vsctest.com 就可以测试。

· **Great Plains Laboratory 的霉菌毒素套组（MycoTOX Profile）**——**使用尿液**

从 4 种霉菌品种侦测 7 种不同的霉菌毒素。

·**Realtime Laboratories**——**使用尿液**

从 4 种霉菌品种侦测 15 种不同的霉菌毒素。美国许多州给消费者提供直接检测。

步骤 3：关掉长期毒素源头

减少与毒物的接触，你就可以在减轻自己的毒素负荷上得到很大进展。与其一次做完所有事，不如从你可以做到的地方开始，并通过以下的方法指南来减少最普遍或最有问题的毒物的接触。

随着你改用相对安全的替代品，就会发现整个过程变得越来越简单。或许你还会注意到自己更有精神，症状更少，而这会成为你继续下去的动力。

◆ 食物

皮佐诺医生说，人体的毒素负荷有 70% 来自食物，尤其是标准美式饮食和食物添加剂，以及我们如何烹煮、储存和加热食物。研究表明，从传统作物改成食用有机水果和蔬菜，就算只有几天，也可减少儿童体内高达 50% 的农药量。

吃有机食物

降低身体负担所能采取的最重要的一步就是吃有机食物。而其中最重要的就是肉类，这意味着肉类应从 100% 草饲和终身草饲的动物而来。医学博士、认证心脏病专科医师暨综合医学专家李·科登表示，传统养殖肉类中的农药量，超出传统种植水果和蔬菜的 5 倍～ 20 倍。

如果全部吃有机食品的花费是你难以负担的，至少购买 100% 草饲肉类、100% 放牧鸡和蛋，以及被环境工作组织称为"12 大肮脏蔬果"的有机产品（包括：草莓、菠菜、油桃、苹果、桃子、芹菜、葡萄、梨、樱桃、西红柿、甜椒和马铃薯）。

过滤所喝的水

自来水（水龙头水）含有毒物和污染物，包括氟化物、氯、铝、砷、除草剂，甚至处方药物。考虑以固体碳棒滤水器作为料理台上的设备，买一个价格合理的淋浴滤水器，或是整个房子安装滤水装置。需要注意，不是每种滤水器或滤水壶都会去除氟化物这种恶性毒素，购买之前要仔细阅读标签。

以低温烹煮

高温烹煮或烧烤会破坏油和蛋白质，产生"糖基化最终产物"（advanced glycation end products,AGEs），此物质会让你提前衰老。建议你采用烘焙、炖、略微炒或蒸煮食物，并在食物装盘后才添加油品。

使用不锈钢、铸铁或陶瓷烹饪用具

铁氟龙（Teflon）之类的不粘锅含有全氟辛酸（perflurooctanoic acid,PFOA），这种化学物会损害免疫系统、肝脏和甲状腺。

使用玻璃容器保存食物

塑胶中的化学物质会溶出到食物中，尤其是加热时。

◆ 身体

使用无化学物质的身体保养产品和化妆品

例如，椰子油是很好的保湿用品。一个大原则是：如果你不认识成分，就不要使用它。再进一步是：如果你不想吃，就不要把它放在身边。参考环境工作组的 Skin Deep 档案库，查看超过 7 万种个人保养产品的信息。下载 Think Dirty 这个免费的行动装置应用软件，扫描个人保养产品的条形码，取得产品的可能伤害评分（1 ~ 10 分）。

流汗

一份综合了 50 项研究的论述发现，因蒸气浴或运动而流汗，可以帮助清除体内的有毒物质，包括铅、镉、砷、汞和双酚 A。红外线蒸气浴有助于安全排毒，也没有一般蒸气浴那样的高温。低电磁波蒸气浴包括

Relax Sauna、Clearlight、Sunlighten，而 SaunaSpace 提供了无电磁波的选项。

缩减药物的使用

在体验到转变为健康生活方式的有益效果后，与医生合作逐渐减少药物的使用剂量。

考虑移除汞合金填料

以无毒的材料取代。专家们一致认为，在处理汞毒性之前，必须先移除暴露源，包括银汞合金填料和鱼类。可在权威网站寻找受过训练的医生进行适当的移除处理。

◆ 居家

美国环保署表示，室内空气污染物的程度，可能比室外空气污染物高 2 倍 ~ 5 倍，有时甚至会高过 100 倍。普通人大约 90% 的时间都待在室内，而室内空气污染是人们环境化学物质暴露的主要来源。室内空气污染的来源包括：通风不良、化学清洁产品、沙发和地毯的发泡体、空气清新剂、香氛蜡烛、氡（radon）[11]，以及挥发性有机物（VOCs），比如霉菌。

为地板吸尘

减轻身体负担所能做的最好方法之一，就是保持地板无尘土和霉菌孢子。环境咨询师约翰·班塔（John Banta）建议客户，购买并使用具高效空气过滤网（high efficiency particulate air, HEPA）的吸尘器，并"禁止使用扫帚"，以避免再度将颗粒重新散布到空气中。别忘了在室外清空吸尘器的集尘桶。

滤清室内空气

另一个有助减轻身体负担的工具，是在你最常使用的房间里使用高效空气过滤网，比如卧房、厨房及办公室。高效空气过滤网可以滤除极细的粒子（小于 0.1 微米），这表示你所呼吸的空气传播污染中的九成，包括霉菌、灰尘、甲醛、宠物皮屑、挥发性有机物，甚至空气中的病毒，都将被滤除。

使用无毒清洁产品

环境工作组测试了 2500 种产品，发现超过 2/3 的产品不达标，在人类与环境毒性上获得 D 或 F 的评分。考虑自行制作便宜有效的多功能家用清洁剂：以 4 份水，加 1 份白醋和 10 ~ 20 滴的精油（如薰衣草、肉桂或柠檬）。保存在玻璃瓶中，避免油的质量在塑胶中降低。

检查并消除霉菌的来源

渗水、潮湿的地下室有霉味，很可能是霉菌所产生的霉菌毒素和挥发性有机物。功能医学博士暨自体免疫专家吉尔·卡纳汉，就曾因霉菌暴露而罹患慢性炎症反应综合征，因此建议你通过 mycometrics.com 取得环保署核可的环境相关霉性指标 ERMI（SM）检测，因为它可以测量更多种类的霉菌。名为"矫治"（remediation）的霉菌安全移除作业，可能费用会比较昂贵，但在帮助健康恢复上是势在必行的。尽管听来严苛，但除非你移除霉菌或搬到别的地方，否则就不会治愈。

在门口脱鞋

这不仅是禅的行为，而是一个非常实际的方法，能保持家中无除草剂、肥料、煤渣粉尘，以及从狗的排泄物而来的有害细菌和寄生虫等。

减少电磁场暴露

科学家已发现暴露在手机和无线网络的人工或非本地电磁场，与心脏病、肥胖症和炎症性肠病等慢性疾病相关联。当我们的家庭因为使用无线网络设备而更智能化时，健康风险也随着便利性越来越大。将你的电子设备在不使用的时候设定为飞行模式，考虑在晚间关掉无线网络的路由器，在手机上使用有线耳机，让手机远离你的身体。

步骤 4：支持排泄器官

充分利用排泄器官，来激活你身体的排毒能力：

肝脏 / 胆囊

肝脏是身体的化学物处理工厂，负责将你吃下的食物转变成身体可使用的成分，以及去除对身体无用或有害的物质。胆囊储存并调节胆汁流，以帮助你消化脂肪。为了帮助这两个器官，可以用一杯温柠檬水开启每一天，将咖啡与酒精量减至最低，以纯净水和少量有机无糖蔓越莓果汁来补充水分。

吃有机、营养丰富的食物，如绿叶蔬菜、苦味蔬菜（芝麻菜、甜菜和羽衣甘蓝叶）、十字花科蔬菜（羽衣甘蓝、西蓝花、菜花和卷心菜）、含有硫的食物（大蒜、洋葱和蛋），以及富含氨基酸，可支持第二阶段（结合与排除）肝脏排毒的食物（骨汤、明胶或胶原蛋白、肉类、鱼类、菠菜和南瓜子）。

肾脏

负责过滤血液中的代谢废物，以便从尿液排出体外。帮助肾脏，将酒精、咖啡和蛋白质的食用量减至最少，补充足量的水分是优化肾脏排泄的关键。多吃滋养肾脏的食物，包括颜色非常深的食物，比如黑莓，特别是100% 不加糖的蔓越莓果汁（可加甜菊作为甜味剂）、甜菜、海藻、黑芝麻籽、黑核桃。

大肠（结肠）

负责吸收水分让粪便更结实，然后通过肠道活动将粪便排出，最好是每天 1 ～ 3 次。重点是每天让肠道保持蠕动。支持肠道蠕动的三个关键：增加水分、多吃纤维质，以及多运动。

皮肤

皮肤是人体最大的排泄器官，有时被称为"第三个肾脏"。每天尽可能地流流汗，如果可以的话，每周蒸几次桑拿，促进出汗，但要注意保持水分充足。排汗后立刻以凉水或冷水冲洗，以防止毒素重新被吸收。

肺部

室内空气污染可能比室外空气污染更严重，建议你在平时停留时间最长的房间内使用高效空气过滤网（HEPA）。练习屏气（止息），以 1:4:2 的比例做 10 次有意识的呼吸。举例来说，吸气 4 秒，屏气 16 秒，然后呼气 8 秒。经常进行中强度运动，使用药草和精油来缓解鼻塞及改善肺部循环，比如姜、牛至和桉。

淋巴系统 / 神经胶质细胞（类淋巴系统）

淋巴系统是身体内部的排水系统，由淋巴结、腺体、器官和血管组成，能将废弃物从组织中运输到血液，然后到脾脏进行净化。脑部有自己的淋巴系统"神经胶质细胞"来清除废弃物。支持淋巴系统最好的方式，是吃抗炎症的原始人范本饮食，增加水分，以任何你可行并且愿意的方式进行每日运动，朝心脏方向干刷皮肤，以浴盐泡澡。支持脑部神经胶细胞系统的最好方式是充足的修复性睡眠，因为那是系统清理垃圾的时间。

除了以上的食物、药草和生活方式的建议，考虑加上一种或多种顺势疗法（homeopathic）[12] 和药草排水治疗剂，放到你的排毒照护方法中。我推荐以下品牌，我自己也轮替使用这些酊剂 [13]：BIORAY NDF、Liver Life，Energetix 的顺势疗法配方 Drainage-Tone、Lymph-Tone III。有些配方只能通过医生取得：Apex Energetics ANTITOX 的肝、肾、淋巴排水配方，PEKANA 顺势疗法三大排毒和排水套组，Beyond Balance, Inc. 的 TOX-EASE GL。

步骤 5：减轻身体负担

你可以养成简单的习惯，来减少大多数循环中的非持久性毒素，如邻苯二甲酸酯、双酚 A 和其他化学物质。

◆ 以补充品帮助排毒

皮佐诺医生曾说，如果今天我们活着只是在呼吸，即便像艾米·瓦尔波内一样做"对"每一件事，我们的身体里还是有毒素。这也就是为什么将主动排毒策略综合到你的日常健康习惯中是如此重要。通过支持身体天然的排毒途径，并加入排毒"黏结剂"（可结合毒素并帮助排除，而不会再被身体吸收的元素），就能帮助身体摆脱持续暴露在化学物质、霉菌和金属的负担。

◆ 和缓地推出毒素

除了吃排毒食物、补充水分和支持排泄器官外，特定的养分可以协助身体成功地将毒素排出去。

谷胱甘肽

身体最重要的抗氧化剂之一，帮助强化肝脏及免疫系统功能，中和自由基，结合和排出毒素。如果你的健康状况良好，要增强谷胱甘肽量的最佳选择是服用谷胱甘肽前驱物：N- 乙酰半胱氨酸。若你正在处理健康问题、早衰（过早老化）或慢性疾病，可能缺乏谷胱甘肽，服用脂质体谷胱甘肽是最明智的选择，这是比口服谷胱甘肽胶囊更具有生物可利用性的形式。当我觉得肝脏需要额外的关爱时，就会同时服用 N- 乙酰半胱氨酸和脂质体谷胱甘肽。

N- 乙酰半胱氨酸剂量·1 日 2 次空腹服用 200 ～ 600 毫克。

脂质体谷胱甘肽剂量·1 日 2 次空腹服用 2 泵或 100 毫克。在口中含 30 秒，以便从舌下的微血管开始吸收。找玻璃瓶装的高质量品牌。

注意·将脂质体谷胱甘肽冷藏保存，并和维生素 C 及维生素 E 一起服用（如果配方中没有包含这两者），让谷胱甘肽维持在最佳浓度。

ω-3必需脂肪酸（EPA+DHA）

鱼油中含有此成分，它对肝脏的所有功能都是必要的，包括排毒、支持细胞膜、神经和脑部组织修复。服用 ω-3 必需脂肪酸补充品，并多吃富含 ω-3 的鱼类，如野生鲑鱼和沙丁鱼。

剂量·每天与食物和维生素 E 一起服用 2000 ~ 4000 毫克的 EPA 和 DHA。找取自野生鲑鱼或磷虾，已被检测过不含金属的高质量冷冻油。

注意·所有油品都会因氧化而具有酸败（变质）风险。购买高质量补充品，减少暴露于空气、热和光中。保持冷藏，最好放在玻璃容器内，如果鱼油闻来或尝来有鱼味（腥臭）就将之丢弃。

警告·ω-3 必需脂肪酸会增加血液稀释药物的功效。

镁

以温和、不上瘾的方式促进健康的肠道运动（排便）。

剂量·从大约 100 毫克的镁（一粒胶囊），与食物一同或分开服用开始，最好是在睡前，然后每天增加一粒胶囊，到一天分次服用达 2000 毫克的剂量。首选类型包括苹果酸镁、甘氨酸镁、抗坏血酸镁和（左旋）羟丁氨酸镁（苏糖酸镁）。

注意·如果你服用过多镁或身体已饱含镁，可能会出现稀便或腹泻的情况。此时只要减少剂量即可，无须完全停止。

警告·最常见的副作用是暂时性胃肠道症状，包括腹泻、腹痉挛和肿胀。柠檬酸镁可能会减少一些抗生素的吸收，如果同时服用，还会降低甲状腺激素。

◆ 温和地抽出毒素

黏合剂是有效排毒治疗方式的重要组成部分。当肝脏处理毒素时，毒素会被胆汁排出进入小肠。如果毒素未与任何东西结合，就会再被吸收到循环中，造成更多的破坏。黏合剂的工作，是抓住并安全地将毒素护送出身体外，避免出现伤害性的再中毒。

吃更多纤维质

帮助身体清理毒素最重要的方式之一，是增加纤维质的摄取。如"治愈肠道"篇章所提的，纤维质不仅能喂养有益的肠道细菌，还会黏附废弃物，并帮助将废弃物从大肠（结肠）排出体外。良好的纤维质来源，包括落叶松阿拉伯半乳聚糖粉、有机洋车前子壳、有机现磨奇亚籽或亚麻仁籽，以及有机水果和蔬菜，比如牛油果、菜蓟、椰子和树莓。如果你的身体耐受，将目标定在每天摄入 40 ~ 50g 的纤维质。需要注意的是，一定要慢慢增加食用量。

使用温和的"鸡尾酒"黏合剂

排毒专家建议服用安全而温和的鸡尾酒黏合剂，来清除胃肠道的多种毒素。理想的情况下，你要使用混合的活性炭、绿藻、香菜和食品级的黏土，来处理所有项目：金属、霉菌、化学物质、挥发性有机化合物，以及其他生物毒素。确保在服用黏合剂前后至少 2 小时，服用营养补充品和药物，以免它们也被黏附排出体外。

考虑每天至少一次在餐前 30 分钟服用以下黏合剂鸡尾酒：将 1 茶匙的粉末和数滴香菜酊剂放到一个有盖子的小玻璃瓶中，加入 4 盎司（约 118 毫升）的纯水和几滴甜菊（想要的话）。密封后，摇约 30 秒至均匀，然后立即饮用。服用 30 分钟后再吃东西。黏合剂需要服用多久并没有规定，所以聆听你的身体，并向医生寻求额外的指导。

☑ **活性炭**：以椰子或硬木制成，是一种富含碳的广效黏合剂，可黏附内毒素（细菌废弃物）、霉菌毒素（除了黄曲霉毒素）、双酚 A 和农药。活性炭同时也会黏附维生素和矿物质，所以与营养补充品至少要间隔 2 小时服用。

剂量·1 日 3 次，餐前 30 分钟空腹服用 600 毫克。

注意·活性炭会导致便秘，而且会将粪便染成黑色。多喝水并额外服用镁（不要和黏合剂一起服用）。

☑ **绿藻**：富含叶绿素的绿色海菜，是一种有效的重金属、挥发性有机化合物、农药、除草剂和霉菌毒素的螯合剂。

剂量·1 日 1 ~ 3 次，餐前 30 分钟服用 500 毫克的有机破壁 [14] 绿藻片（吸收最佳）粉末。

☑ **香菜（cilantro）**：看起来像欧芹，带有香气的草本植物。通过黏附重金属，如汞、铅和铝，可帮助身体排毒，并协助将其排除。

剂量·从数滴开始，观察自己的反应，然后再慢慢增加到建议剂量。

☑ **黏土食品级膨土（bentonite）、沸石（zeolite）或叶蜡石（pyrophyllite）**：可黏附霉菌毒素，尤其是黄曲霉毒素，以及其他生物毒素。

剂量·在 1 茶匙纯食品级黏土中，加入 2 盎司（约 60 毫升）水，摇匀后立刻饮用。

黏合剂相关警告·服用黏合剂时要多喝水，并考虑额外服用镁和维生素 C 以避免便秘。确认在餐前 30 分钟服用。药物或其他营养补充品，要在服用黏合剂前后至少 2 小时服用。

额外步骤：考虑排毒"重炮"

如果你已遵照上述步骤执行，但发觉自己仍在面对顽强的毒素负担，或许与一位在排毒技术上极有经验的综合医学医生合作，会对你大有好处。

◆ 重型"推"对策

营养品静脉注射受到综合医学和自然疗法医生的广泛使用，因为这可以将非常需要的维生素、氨基酸、矿物质和其他营养品直接"推"入血液中，绕过自体免疫疾病者身上常受损害的消化道。可支持排毒的推入静脉注射，包括谷胱甘肽、磷脂酰胆碱（phosphatidylcholine）、维生素 C 和迈尔斯鸡尾酒（Myers cocktail，含维生素 C、镁、矿物质和维生素 B 族）。

◆ 重型"抽"对策

对某些人来说，温和的黏合剂鸡尾酒并不够。排毒专家会建议适度的抽取对策，比如口服螯合剂，或特强的抽取对策，比如静脉注射螯合剂。不管是哪种方式，在开始进行任何螯合剂治疗前，将解毒代谢准备好是至关重要的，必须确保代谢是开放的，且能适当地排除金属。这就是与训练良好的排毒专家合作极为重要的原因。

螯合剂牵涉到吞咽胶囊（口服），或注射（静脉注射）强力的黏附媒介，如乙二胺四乙酸（ethylene diamine tetraacetic acid, EDTA）、二巯基丁二酸（dimercaptosuccinic acid, DMSA），或 2,3- 二巯基丙磺酸钠（2,3-Dimercapto-1-propanesulfonic acid, DMPS）到身体内，以从组织中捕获任何金属，包括铝、铅和汞，并通过尿液和粪便排出体外。不同的螯合媒介在移除金属方面有不同的效果。例如，对于兔子肾脏组织里的汞，2,3-

二巯基丙磺酸钠（DMPS）可移除 86%、二巯基丁二酸（DMSA）可移除 60%，而乙二胺四乙酸（EDTA）只能移除了 6%。

研究表明，对于在与有毒金属相关的多种疾病，乙二胺四乙酸（EDTA）螯合剂是耐受度良好且有效的治疗方式，包括阿尔茨海默病、心血管疾病、糖尿病和多发性硬化症。事实上，在一项多发性硬化症实验模型（小老鼠）的研究中，显示乙二胺四乙酸（EDTA）减少了脱髓鞘斑块，减缓了疾病的进展，且显著降低了疾病的严重性。

消减腹部脂肪来排毒

为了保证重要器官的安全，你的身体会在脂肪细胞中隔离脂溶性毒物，比如农药、重金属和塑胶。许多毒物被贴切地称为"肥胖因子"（obesogens），因为它们会制造出脂肪细胞促成肥胖，尤其是在你的腹部。减轻体重，特别是腹部脂肪，有助于降低你的毒素负荷。但是，如果没有排毒策略，腹部脂肪（以及储存在其中的毒素）特别难以减少，而排毒策略的重点是增加脂肪分解，也就是"分解脂肪细胞－细胞自噬"这个健康细胞的清理过程。你能做些什么来参与脂肪分解和自噬，减掉顽固的腹部脂肪和储存在里面的毒素呢？简单来说就是，戒掉你对碳水化合物的依赖，成为一个高效的身体脂肪燃烧者。

增加脂肪分解和细胞自噬及减轻你的毒素负荷，要依照以下 3 个步骤：

1.**定期进行生酮饮食：**每周数天或每年数周，降低纯淀粉量

（碳水化合物减去纤维）到每天 20～50 克（见 64 页考虑生酮饮食的说明）。

2. **实行间歇性断食：**只在 6～8 小时的时间段内进食，如从上午 11 点到下午 7 点。定期延长断食时间到 17、20 或 24 小时，甚至 5 天，以获得额外的健康益处，比如降低胰岛素，增加脂肪分解和细胞自噬。

3. 如果可以的话，**每周 2 天或 3 天进行高强度间歇式训练**或高强度间歇式阻力训练。

要加强这些策略，可饮用绿茶增加脂肪分解和细胞自噬，以减少炎症和脂肪量；服用 ω-3 脂肪酸，以减少脂肪量和增加净体重（lean body mass）[15]；考虑服用氨基酸左旋肉碱（amino acid L-carnitine），帮助将脂肪酸运送到细胞的线粒体中当作燃料使用。

最后，要帮助身体清理毒素和细胞碎片，随着你瘦下来，确保每天喝体重一半的纯净水（参见 32 页），而且每天至少服用一次黏合剂鸡尾酒来抓住并将释出的毒素送出体外。

我知道这是一个格外令人望而却步的话题，我要恭喜你走了这么远。如果你还是觉得不知所措或是不愿做其他任何事，请考虑从五大排毒行动中的一项开始。请记住撰写了《排毒或死亡》（Detoxify or Die）一书的雪莉·罗杰斯（Sherry Rogers）医学博士所说的智慧之语："每晚上床睡觉时，你会知道自己累积的负荷是变得更好、一样或是更糟了。你每天所做的选择都是你人生的一部分。你是自己这艘船真正的船长。"

五大排毒行动

1. **吃有机食物**（特别是动物产品），以尽量减少接触农药、抗生素和生长激素。

2. **吃更多的纤维质**来黏附并从身体清除毒物。当你增加纤维质摄取量时，别忘了喝更多的水，保持体内食物的流动。

3. **使用过滤水**做饮用和洗澡用水，以避免氟化物、氯和其他化学物质。

4. **使用高效空气过滤网吸尘器**，来清除地毯和地板上极细的有毒微粒。

5. **使用不含化学物质的居家和身体保养产品**，以避免塑化剂和其他激素干扰物。

◆ **译注**

1 预防原则：指活动或政策对公众或环境有不可恢复的损害威胁时，不得以缺乏充分的科学证据为由，推迟符合成本效益的预防措施。旨在防止环境恶化，而非恢复或减轻灾害。

2 自闭症类群障碍：自闭症属于广泛性发展障碍问题，目前将自闭症、亚斯伯格综合征与未明示之广泛性发展障碍，合并称为自闭症类群障碍。

3 学习障碍：又称特殊学习需要，是指智商没有问题，也没有发展迟缓，但是在听力、会话、阅读、书写、计算、推理和推论这些特定领域，学习或使用上却出现明显问题而导致学习困难。

4 双酚 A：又称酚甲烷，是化工原料，常作为聚碳酸酯塑胶（polycarbonate）材质的原料，以及罐头内壁涂层。高温加热或刮损，会使双酚 A 释出，并随着食物或饮料进入人体，在人体内会干扰性激素，导致功能混乱。由于其结构与雌激素类似，因此被视为是一种环境激素。

5 环境雌激素：又称仿雌激素、外源性雌激素，指进入人体后可产生具有模拟雌激素作用的环境毒素，会对生物有生殖方面的影响，使得幼体发育延迟等。

6 受体：又称受器，是一种蛋白质分子，通常存在酵素分子的表面，可以和神经传导物质、激素、药物或是毒物等配体结合。每种受体只能结合某些特定形状的配体分子，受体与配体结合之后，会带来构形的改变，因而影响蛋白质活动，并进一步引起各种细胞反应。

7 草脱净：在多国广泛使用的持久性有机污染物，已被欧盟禁止使用，中国则以"莠去津"为产品名。

8 化学阉割：又称化学去势，是一种药物控制法，通过注射药物，以减少雄性激素，抑制性冲动。

9 免疫耐受性：免疫系统对特定抗原的特异性无反应状态。特异性是指只对特定抗原无反应，但对其他抗原仍产生正常免疫反应。

10 他汀类药物：还原酶抑制剂，可有效降低血脂，预防心血管疾病。

11 氡：通常的形态是气体，是具有放射性的无色、无臭、无味惰性气体。由于具有放射性，吸入人体后会产生变化，对呼吸系统造成辐射损伤，形成肺癌。建材是室内氡的主要来源，比如花岗岩、砖砂、水泥和石膏等。特别是具有放射线元素的天然石材最易释出氡。

12 顺势疗法：又称同种疗法，其理论是如果某种物质会导致病症，那么将此物稀释震荡处理后（成较小的分子）就可以治疗该病症。是另类医学的一种。

13 酊剂：以乙醇为溶剂浸泡后提取的澄清液体药剂。

14 破壁：使细胞壁破裂，增强营养物吸收率。

15 净体重：去除脂肪后的体重。

第 **5** 章

解决压力

无论周遭发生任何事，你都能保持内在平静，
就能避免压力对你健康的损害。

——杰拉德·科恩（Gerald S.Cohen），
认证顺势疗法医师、整脊疗法医师，
佛罗里达健康创新研究所（Florida Institute for Health Innovation）、
治愈过程中心（Center for the Healing Process）创办人

有自体免疫疾病患者在病情发作前都历经了不寻常的情绪压力或令人震惊的事件。对雅各布·泰特尔鲍姆来说，接连发生的家庭崩溃和致命流感引发了他的慢性疲劳和纤维肌痛综合征。多蕾亚·罗德理格斯在被诊断出罹患桥本甲状腺炎前，则是在1年内遭受三重创伤，经历驾驶飞机被迫紧急下降、失去母亲和遭遇严重自行车事故。唐娜·伊顿（Donna Eden）这位能量医学的先驱，曾是一位活泼的青少年，在一次看似不可思议的背叛后，承受了痛苦的情绪打击。数个月内，她体会到多发性硬化症的第一个症状。尽管这些经历都很独特，但压力却不可避免。

没有人能逃过充满压力的事件。生活中我们共同承担着疾病、失去亲人的人类负担。值得庆幸的是，我们的身体被建构成足以经受住这些风暴，多数时候我们都能全身而退。不管压力以何种形式出现，生理的、精神的、情绪的或创伤的，我们都可以承受，甚至从少量的压力中茁壮成长。

不幸的是，我们中的许多人都经历过压力带来的更持久、更有害的影响。无论是创伤性事件，令人震惊的事件（比如天然灾害或性侵），还是重复发作的剧烈压力（比如持续的虐待、经济压力或社会孤立），这些有毒的压力会改变身体的化学物质，损害你的免疫力，导致炎症、早衰和慢性疾病，甚至提早死亡。

你或许会问："真的吗？"你刚读完"减少毒素"与"清除感染"篇章，这些章节本身就会带来压力，现在是时候给你更多压力了？是的。无论功能医学或传统医学都一样，大多数的医生都会避免或很少谈论压力这个话题，因为谈论食物或毒素这种直截了当的话题，通常比较容易也不含糊。但不完全解决压力，对任何急着想要治愈的人都是有害的。而正如我自己的经验，还有从客户以及曾与上千位自体免疫疾病客户合作的专家中了解到的，忽略压力或情绪的痛苦，会导致健康问题的后续出现。不管你多努力压抑或埋藏负面情绪，你的身体不会说谎，就像你尝试将软木塞放进水里一样，当手一放开，软木塞就会浮回水面。

也许你能明白我的意思，也许你有尽可能避免面对情绪痛苦的经验。也许你已养成了一些对应不健康的策略，比如吃太多糖或喝太多酒；或是你压抑自己的愤怒变成了一个讨好他人的人，因为短期的缓解和避免冲突，远比处理不幸的婚姻、不得志的工作，或孩童时期的创伤记忆要容易得多。也许这些策略在一段时间内是有效的，直到不再有用为止。

以下是令人吃惊的真相：科学发现三种类型的压力，包括持续性的现代生活日常压力源、重大的压力事件，以及孩童时期留下来的情感创伤，都与自体免疫疾病的出现紧密相关，甚至是持续数十年之后。你的医生或许不会询问你生活中的压力，或教你关于压力与自体免疫问题之间紧密的关联，而这正是现代医学的漏洞。就算我们再怎么忽略它，但充分的证据都表明身心是密不可分的关系。借用唐娜·杰克逊－中泽著作《中断的童年》的标题：你的传记真的成了你的生物学。

所以，现在我邀请你舒舒服服地泡杯茶，做几次慢慢的深层腹式呼吸，和我一起了解压力如何导致和恶化自体免疫疾病的科学和故事。我承诺在另一边提供希望与资源，好让你能软着陆到放松的领域，于此开始治愈。

什么是压力？

让我们从最基本的开始，例如，什么是压力？当我们感觉到它时，都知道那是什么，但要有明确的定义则很难。为了寻求帮助，我找了《压力成瘾：五大步骤转化你与压力的关系》(*Stressaholic: 5 Steps to Transform*

Your Relationship with Stress）的作者暨美国压力机构（American Institute of Stress）执行长海蒂·汉纳博士。美国压力机构是由"压力研究之父"，在1936年创造了"压力"（stress）一词的汉斯·塞里（Hans Selye）所创办的。塞里是一位奥地利—匈牙利医学研究人员，他在老鼠身上做了许多实验，测试各种激素和安慰剂。他发现，老鼠不仅会对他的测试做出反应，也会对实验的压力起反应。塞里观察到，正是压力导致了老鼠生病及死亡。他在1936年的报告中介绍了一般适应综合征（general adaptation syndrome）[1]，以及器官如何对压力起反应的三个阶段：第一个是警告（alarm）阶段，身体准备战斗、逃跑或静止不动；第二个是抗拒（resistance）阶段，生物体尝试处理，慢慢地耗尽储备能量；第三个是疲惫（exhaustion）阶段，如果生物体无法聚集资源来克服威胁，就会发生这个阶段。

当我们谈论时，海蒂·汉纳为我做出如此总结："压力是当你的要求超出你的能力时发生的。"

压力不是发生在你身上的什么事，而是你如何回应，或者更正确地说，你如何对压力源做出反应。也就是说，一个情况或事件被你视为威胁，你的反应将启动一个流程来改变身体物理化学的过程，这个过程的类型和持续时间则决定压力对你是有利还是有害。

驯服的压力（Tame stress），又称为好的压力或积极压力（eustress），是对压力的正常、必要且最终的正面反应。它是在成功应付困难局面时，所感受到的紧张感或兴奋的情绪，如考试、发表会，或最后鼓起勇气追求舒适圈外的事物。你的心跳加速、压力激素会升高、免疫系统得到增强，你为此努力，但事件过去后，一点都不疲惫。事实上，你可能还觉得由此状况获得了力量。这就产生了个人的成长。

可忍受的压力（Tolerable stress）是不舒服的，但你还是能聚集资源来恢复力量。相关例子包括因离婚、亲人去世或得知可怕的诊断时所感受到的压力。在这种情况下，身体的警告系统会在更大程度上被触发，但只要该事件有时间限制，而你有足够的情感支持，身体就会在你把事件处理完成后恢复。甚至你还会学到一些重要的人生经验。

有毒的压力（Toxic stress）就是字面上的意思：不健康且非常具有伤害性。身体的压力反应长期处于开启状态时，就会变成慢性的，即压力事件远远超过了一个人的应对能力。相关例子包括持续的身体或精神虐待、孩童时期的创伤，或持续承受的经济压力。当一个人困在有毒的压力反应中太久，结果就包括了延长的"战斗—逃跑"机制的激活，受损的免疫功能，更有可能发展成抑郁症、心脏病、自体免疫疾病，甚至提早死亡。

重要概念　　压力的大小并不重要，重要的是我们能否适应它。

常见的压力名词

压力源（stressor）：让你紧张的事物或事件。这可以是真实的、可以感受到的，也可以是想象出来的。

急性压力（acute stress）：一种情绪上的痛苦、有时兴奋的感觉，持续达 1 个月，通常不会造成持续性的损害，除非是经常性的重复。这有可能是重大任务的最后期限、公开演说事件、亲人间有未解决的争议，或从税务局收到查账的通知信函。

适应过程（allostasis）：对于身体的、心理的和环境的挑战或压力的适应过程。你的身体适应负荷（allostatic load）代表了对身体造成破坏的慢性压力磨损程度。身体适应超载（allostatic overload）是有害的，而且会导致疾病。相关例子包括过多的腹部脂肪、受抑制的免疫系统或心脏疾病的加速。

慢性压力（chronic stress）：属于折磨类型的压力，时间超过 1 个月，导致心理、情绪和身体的崩溃，以及慢性疾病。慢性压力可能来自无情的日常要求、患有慢性疾病或照护慢性疾病患者、持续的绝望与无助感、睡眠不足，或未得到解决的孩童时期创伤经历。

应对（coping）：人们用以管理、处理或减少压力事件影响的许多策略。这些可能是健康的或不健康的、有效的或无效的应对压力的方式。

体内平衡（homeostasis）：身体在处理外部变化时寻求和保持平静或平衡的能力。体内平衡的一个例子是，不管外在温度如何，人体都能保持 37℃ 左右的体内温度。

复原力（resilience）：尽管在负面经验下，仍有成功的动态平衡或适应、调适，甚至是茁壮成长的能力。

现在的我们有更多的压力，也病得更重

总的来说，有毒的压力反应使得我们比以往任何时候都更虚弱。据估计，去看医生的总人数的 75% ~ 90%，都是因为与压力相关的症状，研究表明，大约一半的病例都是因为压力引起的。这些压力背后的原因是什

么呢？为了了解根本原因（那些超过我们能力的要求），我请教了美国心理学会（American Psychological Association, APA）。在过去 10 年间，美国心理学会接受委托进行了一项年度调查，来检视美国人压力的状况及其对健康的影响。美国人压力调查报告得出了以下六大压力源：

- 金钱
- 工作
- 家庭责任
- 对个人健康的关注
- 影响家庭成员的健康问题
- 经济

汉纳补充说，"感觉时间不够用"可能是今天位居首位的压力源。

而调查结果也显示出，压力与美国人健康状况的恶化有着越来越紧密的关系：

- 2017 年，80% 的美国人描述在前 1 个月至少体验到一种压力症状，高于 2016 年的 71%。

- 相较于 2014 年的 60%，2017 年有 67% 的人被诊断出至少患有一种慢性疾病。

- 23% 的人说自己的健康只是"尚可"或"不良"，高出了 2012 年的 19%。

这些发现已被美国前总统奥巴马任内的卫生局局长维韦克·穆尔蒂（Vivek Murthy）医学博士所证实。穆尔蒂医生上任之初采用了一种不同寻常的策略：他在全国进行了一次"聆听之旅"，希望了解他能如何帮助他人。跨越了世代、地理位置和收入层级，他听到了一个共同的说法：美国人正经历着高度的情绪痛苦。

痛苦的原因会因特定情况而有所不同，但概括来说，包括了疾病、经济不确定性、上瘾性或孤立。不管压力源是什么，所产生的情绪痛苦都是一样的。穆尔蒂描述了一个事件，他说这代表了他"到处"看到的情况。在美国得州大学，穆尔蒂医生在礼堂向 500 名学生致辞。他问有多少人在过去 1 个月曾体验到"无法承受的压力"。大约 95% 的学生举了手。他接着问举手的学生，有多少人觉得自己具备以健康的方式处理压力的能力。只有 5% 的人肯定地回答。

穆尔蒂医生警告说，如果我们不积极地解决压力和情绪健康问题，那么它不仅会对我们个人的健康和幸福造成影响，还会对国家的健康造成影响。

压力会导致疾病

若要理解这些压力对我们的影响，先了解压力如何在身体中发挥作用。《当身体说不的时候：过度压抑情绪、长期承受压力，身体会代替你反抗》（*When the Body Says No : Exploring the Stress-Disease Connections*）的作者加博尔·麦特（Gabor Maté）是医学博士，他在 YouTube 一个相同标题的影片中，将压力体验描述为三个组成部分。第一是触发事件，即我们认为具有威胁性的身体或情感压力源。第二是大脑如何处理和解释压力源的含义。第三是压力反应，即我们在生理和行为上所做的调整，以对感受到的威胁做出反应。我们是否能恢复，取决于休息状态的能力。以下是我所做的视觉化解说：

健康的压力反应

压力源→意义→压力反应→解决→放松反应→休息、消化和治愈

不健康的压力反应

压力源→意义→压力反应→未解决→陷入战斗—逃跑模式→自体免疫疾病风险增加，或不健康应对行为会增加疾病的风险

从生理上来说，我们的身体以"战斗、逃跑或静止不动"反应来回应压力源，这一系列的化学反应包括一连串的激素变化。肾上腺释放出压力激素皮质醇、肾上腺素（epinephrine，又写作 adrenaline）和去甲肾上腺素（norepinephrine）到血液中，让你的身体做好战斗或逃跑的准备。交感神经启动，导致心率和血压上升，肌肉紧绷和消化停止，这些都是为了增加你生存的机会。如果此事件是短暂的，你跑赢了熊，或避免了意外，或知道房子里的奇怪声音是来自你的猫而不是小偷，你的压力反应就会消退。理想情况下，你会回到放松反应，这个身体的"休息和整理"（rset and digest）模式是由副交感神经系统所控制。

但如果你不回到放松反应呢？万一压力反应一直处于开启的位置呢？

未得到缓解的压力导致痛苦（distress），而长期的痛苦会导致生理上的崩溃。研究表明，慢性压力（长期有毒的压力反应）会对身体的每个系统和器官产生负面影响，包括：破坏肠道功能和排毒，使血压升高，增加胆固醇，改变大脑化学物质，搅乱激素和血糖平衡，中断深度睡眠和危害免疫功能。当免疫系统受到抑制，你就更容易受到感染，伤口需要更长的时间才会愈合。由于长时间的压力，身体的组织，包括免疫细胞对皮质醇的调节效果，会变得没那么敏感，降低了皮质醇在管理炎症反应上的能力。这会导致不受控的炎症，而这些都与自体免疫疾病的发生和发展有关。

如果不解决这个问题，持续的压力会导致任何疾病，从烦人症状到威及生命的疾病，包括：

- 青春痘
- 自体免疫疾病
- 失智症
- 头痛和偏头痛

- 肥胖
- 中风（脑卒中）
- 减重阻力

- 阿尔茨海默病
- 癌症
- 抑郁
- 心脏疾病和突发性心脏病（压力心肌症）

- 帕金森综合征
- 体重增加或减轻

> **重要概念** 慢性压力→全身性炎症→自体免疫疾病

压力与自体免疫的关系

压力在自体免疫疾病的发展和延续中扮演了主要角色。研究表明，80%的人在自体免疫疾病发病前曾有不寻常的情绪压力。压力不只会造成疾病，疾病本身也会造成巨大的压力，从而形成恶性循环。

以下是将压力与自体免疫疾病的发生及扩大联系起来的相关科学研究：

• 一项历时 24 年针对 54000 名女性的纵向研究表明，暴露在任何一种创伤中（从车祸到性侵）的女性，比未受任何创伤的女性，发展出红斑狼疮的可能性高出 3 倍之多。

• 一项针对 2490 位越南退伍军人的研究发现，患有慢性创伤后压力综合征（post-traumatic stress disorder, PTSD）比无此综合征者的自体免疫疾病风险增加了 174%，包括类风湿性关节炎、干癣、1 型糖尿病和自体免疫甲状腺疾病。

• 过去几年间，经历了更多负面生活事件的人，患格雷夫斯病（甲状腺功能亢进）的可能性，比控制组高出 6.3 倍。

• 罹患类风湿性关节炎的人，在疾病开始或暴发前都曾发生过具有压力或带有创伤的生活事件。

• 相较于一般人口情绪失调的发生率，克罗恩病和溃疡性结肠炎患者情绪障碍的发生率更高。此外，抑郁与焦虑会影响潜在肠道疾病的进程和严重程度。

• 家庭冲突和工作相关问题，对于多发性硬化症患者在 8 周后发展出新的脑部病灶有着强烈的关联性。

当谈到自体免疫疾病时，有三种压力反复出现在文献中，包括：

• **慢性压力**：持续超过 1 个月，让你精疲力竭的持续类型，比如持续的感情或工作问题、经济压力，或沉重的家庭责任，如照护患有严重疾病的家人。

• **重大压力或冲击**：一次令你难以从中恢复的事件，比如一场意外事故、亲人去世、天然灾害，或失去重要工作或感情关系。

• **孩童时期的创伤**：这或许是最危险的压力种类，因为它发生在孩童尚无有效应对压力的资源的成长期。无论你是否记得孩童时期的创伤事件，它们的影响已被证明具有毁灭性的后果，包括改变了脑部发展、对终身健康和行为的影响，除非采取干预措施来解决情感上的痛苦。你可能很难相信发生在数十年前的事，会影响到你今天的身体健康，但为了改善你的健康状况，了解这种关系是很重要的。你还在怀疑？让我们来仔细看看。

负面童年经历与自体免疫疾病

或许你尚未将童年所发生的事和你现在的健康状况联系起来，但研究揭露出这两者有不容忽视的有力联结。在 20 世纪 90 年代中期，美国疾病管制与预防中心和圣地亚哥凯萨永久健康维护组织（Kaiser-Permanente Health Maintenance Organization）开始研究孩童时期身体、情感和心理创伤的经历，与后来发展出慢性疾病的潜在联系。这项为期 2 年的研究，以及随访 15 年的后续研究，有超过 1.7 万名参与者。参与者被问及约 10 种孩童时期的创伤，包括：

• 身体、精神和性方面虐待。

• 身体与情感上的忽视。

• 一名家庭成员患有抑郁症或被诊断出其他精神疾病。

• 对酒精或其他物质上瘾。

• 坐牢服刑。

• 目睹母亲或继母遭受暴力对待。

•父母分居或离婚。

当结果出来时，美国疾病管制与预防中心的研究共同发起人、医学流行病学家罗伯特·安达（Robert Anda），震惊地看到了这么多人遭受了苦难。安达医生了解到，64% 的成年人至少有过一次负面的童年经历，其中有 87% 的人曾经历两次或多次的负面童年经历。这表示，曾看过母亲遭受言语或身体虐待的孩童，很可能自己也亲身经历过同一种或另一种的虐待。如果父亲酗酒且虐待母亲和孩子，那就算是三种负面童年经历了。如果每一种负面童年经历算 1 分，那参与者无负面童年经历的分数就是 0。

负面童年经历分数越高，无论个人的行为如何，自体免疫疾病、癌症、阿尔茨海默病，甚至提早死亡的风险就越大。换句话说，无论是否吸烟，高负面童年经历分数，都是患肺癌的一大风险因素。

•有两种以上负面童年经历者：多发性硬化症、1 型糖尿病、桥本甲状腺炎的风险增加 70%；红斑狼疮、湿疹、肠易激综合征、哮喘的风险增加 80%；风湿性疾病的风险增加 100%。

•有四种以上负面童年经历者：患癌症的可能性增加 2.5 倍；患阿尔茨海默病的可能性增加 4.22 倍。

•有六种负面童年经历者：寿命缩短 20 年。

•有七种负面童年经历者：心脏疾病风险增加 360%。

•有八种负面童年经历者：肺癌风险增加 3 倍。

负面童年经历研究还揭示了人们用来逃避情感痛苦的应对方法。有四种以上负面童年经历的人，相较于无此经验的人来说，酗酒、滥用药物、抑郁和试图自杀的健康风险增加了 4 倍 ~ 12 倍；吸烟、自我评估为"健康状况不佳"，有 50 位或更多性伴侣的情况高出 2 倍 ~ 4 倍；缺乏运动和严重肥胖的人数增加了 1.4 倍 ~ 1.6 倍。用药物和潜在的不健康行为自我治疗，似乎是人们对严重孩童时期创伤的正常反应。

这份数据表明，负面童年经历会有意识或无意识地驱动你后来的行为，决定你的健康结果，甚至塑造你的人格。

我知道这很难接受，尤其是如果你的负面童年经历分数很高的话（见附录 C 的负面童年经历问卷）。振作一点：我们很快就会看到，无论你的分数是多少，还有很多事是你自己可以做到或者可以与专家合作，这些方法已被证明可以帮助减少对创伤的感知，并扩大你的应对能力。首先，让我们探讨一下自体免疫人格，许多人在童年时期就以此人格作为控制环境的手段。然后，我们会看到两位女性跳脱孩童时期的创伤以及数十年的慢性疾病，来作为她们自体免疫治愈历程的重要部分。

自体免疫人格

加拿大勋章会员、匈牙利出生的加拿大医师暨作家加博尔·麦特（Gabor Maté）医生，花了超过 20 年的时间在家庭医学与舒缓照护（palliative care）[2] 上，服务过上千名患者。他声称"几乎百分之百确定"知道哪些患者有慢性疾病甚至提早死亡。麦特在自体免疫疾病患者身上，观察出他称之为"相当有可能杀死你"的四个重要的风险因素，包括：

• 主动关心他人的需求，常忽略自己的需求。

• 冲动而刻板的认同义务、角色和责任，而不是做真实的自己。

•压抑或抑制所谓的"负面"情绪（加引号的原因是，比如愤怒的表达在此算是合理的情绪）。

•为他人的感觉负责，从不愿让他们失望，好像你永远不能说"不"。

麦特医生表示，无法说"不"的人，总是把别人放在第一位，或是压抑自己来讨好他人的人，从来没有形成健康的界限。换句话说，他们变得"太容易渗透"，让所有事物都进入，但往往超越了自己的欲望。这是否让你想起了"治愈肠道"篇章的内容？完整的肠道屏障能够决定哪些养分可以通过，哪些不能。肠道屏障变得渗透性强或太过宽松，就失去了调节哪些东西该进入血液的能力，比如大型蛋白质分子和细菌废物。

当我们重新建立和保持健康的界限，选择性地挑选什么可以进入，以及让哪些保持在外，治愈就开始了。就像从雅各布·泰特尔鲍姆的故事中了解到的，取悦他的母亲和压抑真实的自我，是发展慢性疲劳和纤维肌痛的基础。直到雅各布自己从家庭环境中走出来，退一步并休息，才学会聆听及跟随自己的内在指引，带着他走向治愈，最终完全康复。

> **重要概念**　身体上和情感上的渗漏屏障，都会为自体免疫表现铺路。

麦特医生强调，这没什么好指责或感到羞耻的。这些都不是刻意选择的模式，都是孩子们为了在巨大压力下生存，无意间所采取的适应方式。他还指出如果这些适应方式成了持久的人格特征，孩子们往后就可能处在更大的病理风险之下。与自体免疫疾病相关的人格类型包括：

· **完美主义者：**与完美主义相关的正面特质，包括积极上进、有责任感和高标准。有可能与发展自体免疫疾病相关的完美主义特质，包括毫不留情的内在批评、对他人的评断，以及容易焦虑和抑郁。

· **工作狂：**工作狂是强迫性地沉迷于工作，而且会对权力和控制上瘾，以获得赞同及众人的认可。

· **高成就者：**这种人格特质和完美主义者类似，包括害怕被批评是不够格、无能或不值得。

· **慢性过度付出者：**这些人通常将他人的需求放在自己的需求之前。过度付出者往往很难接受他人的给予，也可能为了感受到被爱、被赞赏或被感激而给予。过度付出者常常牺牲自己的需求以满足他人，这会导致精疲力竭、无价值感、抑郁、怨恨，以及在重要关系上的冲突。

· **滥用物质者：**孩童时期创伤与人格特质有关，包括焦虑、强迫行为、经常性的负面情绪和冲动性。

放开对完美的需要：苏珊·布卢姆的故事

以下是一位有所成就的功能医学医生的故事，她的童年在充满压力的家庭环境中度过，因此采取了经典完美主义者的自体免疫人格来避免情感的痛苦。尽管多年来这似乎对她有益，让她取得了很大的成就，但成为"完美者"的负担也让她付出了代价。我们可以从医学博士暨公共卫生学硕士苏珊·布卢姆（Susan Blum）身上学到将"每件事做对"要付出极大的代价，以及在治愈时，需要检视我们生活的勇气，也需要对完美放手的意愿。

苏珊在一个有两个姐妹和一个兄弟的家庭中长大，是个随和、乐观且自立的孩子。她避免冲突，但在气氛紧张加剧时，她会试着代替兄妹或父母解决问题，而这种情况经常发生，尤其是当她父亲参与进来时。父亲那快速而强烈的愤怒反应，让年轻的苏珊感到紧张和没有安全感。

"我小时候绝对是怕他的。"她回忆道。

"家里的压力很大。我父亲是个好人，但他一发脾气，我们就都会躲开他。虽然他从未打过我，但有时他会用皮带抽打我姐姐，看着这样的身体虐待，我肯定会有某种情感上的压力。我处理每件事的方法，就是跑开或躲起来。我确保自己是 A+ 优等生，好让父母在我身上找不出问题。我成了家中的'完美者'。而这就是我处理家中压力的方法。"

发奋图强又具竞争性的苏珊，在科学和数学方面表现突出，她很早就决定要当医生，这是她在医学院期间一直热情追求的目标。但她 2 年的住院医师期间，这个被她认为是"没有人情味，千篇一律"的传统医学领域，使她的理想迅速破灭。这种感觉纠缠着她，但忙碌的生活让她没有时间反省。

苏珊 30 多岁时有了两个儿子，其中一个患有注意力缺陷与多动障碍症。随着抚养两个活跃的男孩和在美国纽约西奈山医院（Mount Sinai Hospital）预防医学部门兼职，以及经常为了丈夫的事业而与家人一起旅行，苏珊不知所措、茫然度日。"在那些年里，家里有很多压力，而我真的必须要思考自己的完美主义者问题。我有个孩子并不完美，我们的家庭并不完美，我并不完美。整个状况显示出有很多真正需要我去正视的事。"

苏珊38岁时，第三个孩子出生了，她承受不住巨大的压力，决定停止工作。她迫切需要一个新的观点，想要探索所有导致她生活压力不断增加的因素。

"我们的工作是寻找和培养防止压力进到身体让我们生病的方法。这是我们一生中所面临的保持健康和恢复力的任务。我开始致力于解决压力问题。"

1998年，她在美国华盛顿特区创办身心医学中心（Center for Mind-Body Medicine），找到并参与了一个专业训练项目。在训练中，她发现自己人格中的某些方面已不再对她有帮助。其中之一是强迫性地要当家中的"完美者"。她开始了一项使命，告诉她的家人"我再也不要完美了"，并改变她在家庭活动中的角色。但训练结束后，苏珊仍感到失去了平衡。

苏珊比以前更健康了，但却受到了持久性疲劳的困扰，体重增加了10磅（约4.5千克）。虽然顽强的精神使她克服了疲惫，但有一天，一位朋友注意到苏珊的手变黄了。甲状腺检测揭露出苏珊患有自体免疫性甲状腺功能减退：桥本甲状腺炎。不够活跃的甲状腺无法清除β胡萝卜素，这是出现在黄色和橘色农产品中的抗氧化剂。随后的测试显示，在她服用Armour Thyroid这种从猪身上取得的天然激素之后，结果更糟糕。

苏珊在烦恼之下，开始找寻自己最初患上自体免疫疾病的原因。她无法简单地将完美主义者人格关掉并期望每件事都会改变。她知道自己需要更深入地挖掘，以发现自己身体上的局限性，以及摆脱压力的方式。她回忆诊断时的情景："我以为自己所有事情都做对了，吃很多的鱼，运动和睡眠都相当良好。结果就像冰山一样，在我不知道的表面下有这么多东西，所以我开始试着去找出原因。"

苏珊的经历促使她去功能医学研究所就读，专注于解决慢性疾病的根本原因，该课程为苏珊提供了探索自己自体免疫触发的绝佳机会。她查出自己的自体免疫系统是由毒素过量和慢性压力造成的。毒素过量是因为她长期吃大型鱼而在体内累积了高量的汞，再加上基因变异让她成为一个特别缓慢的排毒者。慢性压力呢？再加上苛刻的家庭生活和令人沮丧的反应医学工作，这些造就了她完美主义者人格的孩童时期挑战性事件的累积。慢性压力导致肠道菌丛不良和肠漏，这已被证明是导致桥本甲状腺炎的原因。

"我最大的自体免疫触发因素，或许是压力、麸质、大豆、汞、基因上的排毒挑战和肠道问题的组合。食物、压力、肠道和肝脏问题是每个人都必须努力修复免疫系统基础的四大问题。我花了 2 年的时间来彻底解决每个问题，最终这些付出获得了成果。我觉得好多了，睡得更好、精力更充沛，消化能力也改善了，还减掉了那令人讨厌的 10 磅（约 4.5 千克）顽强的体重。"

在 18 个月后，苏珊的甲状腺抗体恢复到正常范围，桥本甲状腺炎也有所逆转。她热衷于减少压力的有害影响，今天已是身心医学中心的教职员，教导世界各地人士在面对大大小小的压力时如何更具有弹性。

为了保持健康，苏珊采用了多种减轻压力的策略：每周接受针灸，每天早上冥想，遵循低谷物、以植物为主的饮食，每天喝绿茶，并减少工作时间。她每天不带手机，而是带着她的狗一起在大自然中散步或跑步。周末时，她和丈夫一同在装了纱网的阳台享受阅读和放松的美好时光。她 90% 的时间都是这样做的，这让她非常高效、健康和快乐。

"对我来说，这一丝希望是：自体免疫的诊断只是将你唤醒，以让你了解将自己放在首要地位的重要性。唤醒你去认知生活中什么是重要的，生活在平衡中，减少压力源，以及管理你无法放手的事物的重要性。就算你解决了毒素、肠道和其他触发因素，太大的压力还是会让事情脱轨。"

有时，孩童时期的压力所累积的痛苦，会令人产生深刻的无价值感，而根深蒂固的信念会导致不健康的应对行为，更增加了患慢性疾病的风险。对米歇尔·科里（Michelle Corey）这位身心医学医生暨自体免疫恢复专家来说，孩童时期经历了两种以上的负面儿童经历，使她患红斑狼疮和桥本甲状腺炎的风险增加了 70% 以上。这也解释了为什么她具有"工作狂"和"讨好他人"的人格特征，并制定了不健康的应对策略。换句话说，米歇尔的故事描述出，孩童时期的创伤影响是如何持续到成年的。同时也谈到在情感痛苦时，对自爱、怜悯、同理与宽恕等这些情绪健康关键元素的投入，具有治愈的强大可能性。

孩童时期创伤导致不健康的应对行为和自体免疫疾病：米歇尔·科里的故事

米歇尔出生时，母亲是个单身的青少年。她的母亲后来嫁给了一位多年来在精神、身体和性方面虐待米歇尔、她的兄妹和她母亲的男人。成年后，米歇尔因自我厌恶与耻辱感而疲惫不堪，并且相信自己不值得被爱。为了应对这种情况，她喝了过多的酒和咖啡，而且忠于积极进取的性格，让她在自己的广告顾问公司中将大量的时间都用于工作。她遵循严格的低卡路里素食饮食，而且是个溜溜球型节食饮食者（yo-yo dieter）[3]。除了饮食控制外，每天还做热瑜伽，经常在海滩上跑步，但体重仍然过重且压力过大。除了让人精疲力竭的日常习惯外，米歇尔也进入了一段不快乐的相互依赖关系。她回忆道："多数时候我都是压力过大。我对压力和不幸福上了瘾。我不知道在这个世界上还有其他的生存方式。"

刚步入 30 岁时，米歇尔的眉毛和头发开始脱落，她的手掌和脚底出现皮疹，夜间盗汗，短暂发烧，关节疼痛。她去看了数个医生，进行了典型的甲状腺刺激素（TSH）检验，但只显示出后期阶段的甲状腺损伤，并告诉她没事。

"他们对待我的方式就好像所有状况都是我想象出来的一样。这在医学上是非常真实的事，当一名看起来健康的女性出现了一系列严重的症状却无法确切地诊断出是什么疾病时，她就被归到'疯狂女性'类别中。'她只是自我放纵而已，这就是她有这些问题的原因，所以我们只给她开安定文（Ativan）[4]或其他治疗她焦虑或抑郁的药。'"

随着 36 岁生日的临近，米歇尔更不快乐了，她的症状也逐渐增加。她没有将自己的需求放在首位，也没有听从自己的直觉，而是忽略症状且留在失常的婚姻中，直到一次她先生去看医生时，她自己也遇到了一些棘手的问题。

在约诊过程中，她丈夫的医生注意到米歇尔肿胀的脸部和雀斑状的黄褐斑，于是建议她进行抗细胞核抗体（Antinuclear Antibody, ANA）[5] 检测、完整的甲状腺检测，以及念珠菌检测。结果显示，米歇尔有全身性念珠菌感染和桥本甲状腺炎，再加上早期红斑狼疮的痕迹，还带有许多自体免疫疾病的症状，包括极度虚弱、关节疼痛、脱发、皮疹、发烧、肿胀和对太阳敏感。

接着医生问了一个令她深思的问题："你认为自己是怎么罹患这个疾病的？"一开始她觉得自己是受害者，然后充满了愤怒。"他怎么敢暗示这是我造成的！"但医生的问题始终回荡在她脑海中。当时，米歇尔并不知道那个讨厌的问题让她踏上了治愈之路。

"我想，这里面有值得探索的东西。我意识到除了自己以外，没有别人可以搞清楚这件事。他问我这个问题，是因为我是唯一一个可以回答的人。我开始深思并撰写日记，似乎我生活中的每一部分都是我生病的原因，无论从哪个层面看都是一团糟。我生活中的每件事都出错了，而我活在谎言中。难怪我会生病！"

米歇尔意识到，要治愈就必须改变自己的生活，而她也做出了巨大的改变。她卖掉自己的公司，而当治疗没有效果时，她离开了不快乐的婚姻。然后开始深入研究身心灵的治疗。

米歇尔首先采用的身心医学是网络脊骨神经学（Network Chirop-ractic），这是一种温和的整体技术，利用身体的自我愈合能力来自我治疗。米歇尔的整脊师向她介绍了身体呼吸练习（somatic breathing exercises）[6]，帮助她在体内与自我联结，让她释放长期储存的情绪。

"这对我来说非常戏剧化。我没有意识到我身体上发生了什么。我不是'在我身体里'，这是许多性创伤幸存者的普遍经历。我在很多女性客户身上都发现这个情形，她们说：'我刚切除了子宫，我只想要拿掉那个东西。如果是跟腰部以下有关，我就不想知道。'我就是这个样子。我很怕自己的身体会告诉我什么。"

当米歇尔从孩童创伤的枷锁中解放出来后，她开始寻找并创造一种营养丰富的生活方式。她搬到了美国新墨西哥州的山上，打算治愈她的生活。在 2 年半的时间她戒了酒和咖啡。她在晚上10 点半就上床睡觉，再也不熬夜了，并以普拉提（Pilates）、温和的重力训练，以及在大自然中长时间散步，来替代高强度的有氧运动。她断绝看所有新闻和社交媒体软件，改为播放能带来喜悦、提振精神的治疗音乐。她收听灵性老师鼓舞人心的话语，参加治愈讲习班和演讲，并大量阅读科学家、研究人员和医生的书籍，比如坎达丝·佩特（Candace Pert）博士就告诉我们，每个人都具备有意识地选择对生活情况的反应能力，而不是生活在无意识的反应状态中。当她打开心扉，她体验到"自发的宽恕"他人，最后，她原谅了自己。

"我视自己的历程为一份礼物。我已经学会，为了要治愈，我们必须关注生活中正面积极的方面，原谅我们自己（和他人），并学着爱自己，把自己的需求放在首位。"

"有一件事我很确定：不管你病得多重，或生活状况有多糟，事情都可能有所好转。每一天，你都能以惊人的反应力来做出新的选择。疾病是身体与你沟通的方式，让你知道生活中的某些事，或许是许多事需要改变。利用这个机会去聆听，利用这个机会去治愈。"

无论你是否像苏珊和米歇尔一样经历了长时间的压力，或者你只是在处理忙碌生活中的压力，要解决各种形式的压力，永远都不会太迟。

最重要的是，如果你想治愈或防止自体免疫疾病的发生或发展，你就必须关心自己的情绪健康。

情绪健康照护方法

如果压力是你感知到的需求超过你的能力所产生的，那么将压力的负面影响最小化的方法，就是去减少（感受）对你的要求或提升自己的能力，或两者都进行。虽然你无法完全控制生活中的需求，但你可以主动地减轻压力，以及提升自己的能力来应对压力，最好是在症状出现之前，但更重要的是在症状再现之后。接下来，你会学到实用的且被证实有效的策略，可以用来解决公式的两端：（A）更好地管理（感受）要求，（B）提升你的恢复力。

虽然其中多数策略都是简单的自己动手（DIY）的技巧，但只有经常进行才会有效。人类行为学专家暨表演教练托尼·罗宾斯（Tony Robbins）说，成功的秘诀在于从每天都做的小事情开始，比如早晨 10 分钟的练习。随着动力的积累，这些小事情很有可能成为你无法想象不去做的日常习惯，就跟你无法在起床后或上床前不刷牙一样。

每天我们都能给自己 10 分钟，但决定将这个时间视为优先并实际去做，就需要你承诺会将健康置于任何事之上。想想航空公司工作人员的至理名言："先戴上你的氧气面罩！"许多人，尤其是具有典型自体免疫人格特征的女性，都会抗拒优先照顾自己，他们认为这是自私的，但实际上恰恰相反，优先处理你的情绪健康，会让你有更多的精力来进行日常工作与承担责任。研究表明，除了增加你的精力，这些策略会降低炎症，增强免疫系统，增进幸福和构建更好的大脑。

虽然减轻压力和促进放松的技巧数不胜数，但我所介绍的都是经过科学证实可减轻压力同时还很简单的技巧。哈佛大学医学院教学附属麻省总医院的一项研究证实，放松反应技巧，如冥想、瑜伽和祷告，可以减少43%的医疗服务需求。简单的放松练习，就能让你减少对药物的要求，或帮助你完全避开看医生。

情绪健康照护方法是为了提供给你多种选项，让你可以采用和练习一段时间。其中一些建议比其他建议更容易做到，这就是为什么我推荐大家从"意识到自己的情绪压力水平"开始，然后建立起一个扎实的恢复建设基础。如果这就是你目前所能做到的全部，那也没关系。

探索以下4个步骤，如果需要更强力的帮助，考虑使用额外步骤。对那些急着前进的人，步骤3和步骤4会帮助你更深入地投入你的思想和心灵，来加强你的情绪健康。

步骤1：进行压力自我评估。

步骤2：准备好稳固的基础。

步骤3：利用你的思想力量。

步骤4：增进正面积极的情绪。

额外步骤：考虑"处方强度"的情绪支援。

步骤 1：进行压力自我评估

你可能已经知道你在生活中感受到的压力是小还是大。你可能已经习惯自己所感觉到的，甚至认为那是正常的。或者你已经认命，认为没有什么是你可以做的了。接下来的自我评估，会帮助你更好地认识到生活中压力的具体来源。我希望它能激励你优先减压，再加上通过记录你进行评估的日期，你将能够测量自己的压力程度是如何随着时间改变的。

想想以下的说明。如果你不知道答案就跳过。

以 0 或 1 评分，0 代表"没有"或"从不"，1 代表"是"或至少是"有时候"。

0 1　　　大多数时间，我都是晚上 10 点以后才上床睡觉。

0 1　　　我经常睡不到 8 小时。

0 1　　　我常感到烦躁和疲累。

0 1　　　我常在醒来后感觉疲倦，或整天觉得无精打采。

0 1　　　我不常运动或不运动。

0 1　　　我缺乏从事个人爱好和活动的时间与精力。

0 1　　　我常感觉到颈部或背部肌肉紧绷。

0 1　　　我每天都长时间坐着（超过 4 小时）。

0 1　　　我以口部呼吸，或者我的呼吸大多是浅的，从胸部呼吸。

0 1　　　我觉得我无法控制自己的时间表和每日优先事项。

0 1　　　我每天工作超过 8 小时。

0 1　　　我很少休假。

0 1　　　我常感觉焦虑。

0 1　　　我担心很多事。

0　1　我常觉得沮丧。

0　1　我常觉得内疚或羞耻。

0　1　我认为自己是个完美主义者，或常期望事情能够完美。

0　1　我常感觉不耐烦或易怒。

0　1　我是个 A 型人格优等生。

0　1　我在孩童时期经历过一个或多个负面经历（见附录 C 的评估）。

0　1　目前我患有创伤后压力综合征，或相信自己有未解决的创伤。

0　1　我最近失去了伴侣、配偶、宠物或亲人。

0　1　我有怨恨、后悔或未解决的悲伤。

0　1　我很难说"不"。

0　1　我很少花时间去玩或参加社区活动。

0　1　我没有时间放松或进行每日的放松练习。

0　1　我的生活没有意义或目的。

0　1　我感觉不到被爱。

0　1　很多时候我觉得寂寞、孤立，或没有人支持我。

0　1　我常觉得无望或无助。

写下其他相关压力源：

1　_____

1　_____

分数加总：_____

分数解答

0　太不可思议了！你可能是极少数生活得几乎毫无压力的人。保持这份成就和正面的态度。

1～5	恭喜！你可能感觉到一些压力或情感上的痛苦，但显然你处理得相当好。现在是通过优先考虑你的情绪健康来解决健康问题的好时机。
6～15	将你的情绪健康置于首位。振作起来，要知道你并不孤单。许多人都通过优先处理情绪健康，从慢性疾病中获得部分或完全的治愈。
16+	是时候将你的情绪健康视为最高优先事项了。许多人发现自己正承受着过重的压力和情感上的痛苦，觉得不知所措。你可能会是受益于第 240 页额外步骤的人。无论如何，当你开始这趟旅程时，请以怜悯之心对待自己，要有耐心。记住，许多人都承受着巨大的压力和难以想象的创伤，依然成功地达到一种情绪健康和完全康复的状态。

步骤 2：准备好稳固的基础

拿建筑来说，基础是所有事物站立的根基，它是底层支持，你可以在其上添加其他地面层。就如你要盖房子，不会从屋顶开始，而是从坚固的基础开始建造。你的情绪健康基础包括了生活方式元素，这会帮助你以"休息—整理"模式替换掉惯性的"战斗—逃跑—静止不动"模式，让修复发生。一旦你能睡得好、呼吸得更深，并且活动你的身体（最好是在大自然中），你就会感受到进入第 3 和第 4 步骤所需的能量和动力。

◆ 睡眠优先

长期睡眠不足会导致一系列的负面健康后果，包括心血管疾病、糖尿病、肥胖症、癌症，还可能缩短寿命。就算只有一个晚上少睡了几小时，都会导致炎症和胰岛素抵抗，并伤害你的免疫系统。另外，良好的夜间睡眠对于帮助你的身体和脑部修复、重组、重设及再生，都是必要的。美国睡眠医学会（American Academy of Sleep Medicine）前主席萨夫万·巴德尔（Safwan Badr）医学博士表示，8 ～ 9 小时的睡眠是至关紧要的，当你患有自体免疫疾病时，这尤其重要。

试试·就如科学家暨作家、原始人饮食提倡者莎拉·巴伦泰博士所劝告的，"上床时间不是孩子专用的！"让晚上 10 点前上床睡觉成为你的习惯（如果做得到的话），以得到最佳的恢复性睡眠。把手机设置为飞行模式（有些专家建议关掉网络），拔掉其他电器产品插头，使用耳塞、眼罩或遮光窗帘，以得到完全的黑暗和安静的环境，创造出睡眠庇护所。考虑在不戴太阳眼镜的情况下晒晒早晨的太阳，以支持健康的昼夜节律，增加人类生长激素，强化视力，增强免疫系统。

我的成功睡眠仪式包括晚上 9 点上床，以一本好书来放松，戴硅胶耳塞和舒服的眼罩，以及在睡前服用镁和 125 毫克的黄体素（progesterone）[7]，来平衡我的激素与帮助睡眠。大多数的早上我会去散步，或者至少在阳台上做伸展运动，让阳光照到我的眼睛，帮助血清素（serotonin）[8] 与褪黑素的分泌。

◆　**有意识地缓慢呼吸**

最快的压力舒缓方式之一，就在你的鼻子下。这是你每天每分钟都在做的事，它是自动且免费的，但悲哀的是，呼吸被忽视了。缓慢且受控制的呼吸，可以平静大脑的唤醒中心（arousal center），启动负责镇静的"休息和整理"副交感神经系统，并传送信息给大脑与身体，告诉你一切安好。

试试·练习有意识的呼吸，从鼻子吸气，感觉吸入的空气像气球一样充满你的下腹部，再慢慢地从鼻子呼气，吐出腹部的气。现在试试"5×5"呼吸法：慢慢地吸气数到 5 和呼气数到 5，让你呼吸慢下来。重复

6 次，完成 1 分钟的练习。相较于基本呼吸，5×5 呼吸技巧已被证明会显著增加放松的感觉，以及增加心率变异性（heart rate variability, HRV）[9]，这是一种健康、恢复力和年轻的重要指标。有意识呼吸最难的部分，在于记得去做。我发现借助几个自动提醒机制是最有效的，比如在十字路口等红绿灯时，在市场排队时，或是走路时。任何你所选择的有意识的缓慢呼吸方式，对神经系统来说都是天然的镇静剂。

◆ 多动一动

科学研究表明，长时间坐着（定义是每天超过 4 小时以上），以及缺乏运动，会导致健康状况不佳，提高心血管疾病、糖尿病、癌症发病率，以及提早死亡。另外，持续的、适度的运动，比如每天 30 分钟或更多的行走、骑自行车、游泳或力量训练，都可以抗炎症、增强免疫系统和有效地缓冲压力。适度的运动也有助于减轻疲劳、预防或改善自体免疫疾病、抑郁和失智症，并引发新的脑细胞生长。

试试·从你现在的状态开始。如果你是卧床或坐轮椅，或病得太重无法进行 30 分钟的运动，就试试简易的运动或椅子／床上瑜伽，并慢慢地增加每天运动的时间和次数。如果身体上可行，也有精力进行更多活动，请选择并安排时间做你喜欢且能长期进行的运动。让每天的运动变得简单，比如走楼梯、与朋友一起散步，或在家锻炼。在你的电子设备上设定提醒闹钟，每小时休息一会儿做做伸展运动或开合跳。买一些自由重量器材（free weights）[10] 或运动瑜伽垫，找适合你的体能程度的网络教学影片。想要获得多样化且行之有效的减压方法，可考虑真人教学或网络上的瑜伽、气功或太极课。我喜欢在家锻炼，并经常使用免费的网络课程如 FitnessBlender.com 或 GymRa.com，后者提供的影片中有各种技巧、时间长度以及不同强度的训练，包括高强度间歇式训练，这是一种在较短时间内获得运动益处的有效方法。

◆ 花一点时间在大自然中

大多数人每天有 90%（22 小时）的时间在室内，越来越多的研究表明，居家和办公建筑中的空气可能比室外空气的污染更严重，会导致健康问题，或使其更加恶化，特别是年轻人、年长者及慢性病患者。研究也证实，花时间在大自然中有很多健康益处，包括降低皮质醇量、减轻炎症、改善免疫功能、减少抑郁和焦虑感，甚至改善记忆。日本有所谓的 "森林浴"，基本上就是在有树的地方打开所有的感官，已经被证明可以降低血压、葡萄糖量和皮质醇量，增强免疫系统，减轻压力和焦虑，以及改善整体健康感受。

试试·不管你住在哪里，让走出室外和花时间在大自然中成为你的优先事项。允许自己在景色中放松，呼吸新鲜的空气和香味，最好不要受到电子设备的控制。享受大自然镇静及修复的功效。就算只是到郊区公园放松一天，都会在 7 天内促进自然杀手细胞（natural killer cell）[11] 和抗癌症的蛋白质的分泌。

只要有可能，请多晒太阳以补充维生素 D，可以调节情绪并改善睡眠，这也是最重要的基础要素。

步骤 3：利用你的思想力量

当你建立好基础之后，就要更深入寻找并解除压力模式中那些格外棘手的层面。压力最大的来源可以说是我们的思想，特别是想象力，它往往会想象出各种负面的故事和最糟的情况。但反过来说，通往和平的最快途径也是我们的想象力，只要我们知道如何运用对我们有利的想象力。

驾驭你的思想力量需要意识、意图，以及反思什么对你是最重要的。一旦清楚知道自己最看重的是什么，就会与设想的积极未来更加保持一致，也更容易放弃与这种可能性不一致的事情。也许你能够开始对无关紧要的事物说"不"，并空出更多的时间给自己。想不到吧！

◆ 知道你的为什么

这里引用 19 世纪德国哲学家弗里德里希·尼采（Friedrich Nietzsche）的至理名言："一个人知道自己为什么而活，就可以忍受任何一种生活。"当谈到战胜自体免疫疾病或癌症的概率时，研究人员暨作家凯利·特纳（Kelly Turner）博士发现，幸存者与成功者的共同特质是有强烈的活下去的理由。在你情绪低落时，活下去的理由能启发并持续激励你。

试试·思考以下的问题：

• 你为什么或为谁而活？

• 想到未来时，你最期待的是什么？

• 你的遗愿清单上有什么？这是你希望这一生能经历的事情，还是完成的成就？

不要因为你无法立刻回答就感到羞耻，这也没有正确答案。有些人花太多时间照顾别人，以至于难以考虑自己的需求。雅各布·泰特尔鲍姆医学博士睿智的忠告是："做更多迎合自己爱好的事，少做不吸引你的事。"随着时间的推移，你可能会发现新的激情，这些激情可能会成为你活下去的理由。如果你找不到原因，可以寻求亲密友人或治疗师的帮助。

我花了好久才找到自己的道路与目的。虽然我花了很多年才成功地从事了我喜欢的工作，但直到我休了一次假，开始做自己喜欢的事情，比如花更多时间在大自然中、学习绘画，及探索更多治愈方法，我才恍然大悟，或许我可以帮助人们更好地控制自己的健康状况。

有些人，儿孙可能是他们活着最重要的理由；有些人，可能有他们非常关心的事业，甚至为此而活；有些人，单纯地尽己之力当个最好的人／伴侣／朋友就已经足够了。

◆　交出你的压力源

你无法摆脱生活中所有的压力源，你也不会想这么做。研究人员进一步发现了压力有利的一面，证明了那句古老的谚语："无法杀死你的，只会让你更坚强。"适量的急性或短期压力（产生自压力激素所爆发出的能量），已被发现可增强免疫系统，提高智力表现，保护自己免于遭受某些疾病，比如阿尔茨海默病（通过保持脑部细胞运作良好）和乳腺癌（通过抑制雌激素的分泌）。

试试·拿出一张白纸，在左侧列出所有让你压力过大的事情。比如金钱、工作、家庭责任、个人健康问题、影响家庭成员的健康问题、世界事件、一般新闻、社交媒体，以及任何给你带来情绪痛苦的童年经历。

思考清单上的每一个要素，然后在右侧写下你打算如何处理。这些要素是否可以被消除、消化、向外求援，或只是需要去接受？你需要协助吗？对于你无法控制的事情，考虑将之交付给更高的力量或宇宙。是否有任何事情需要你采取行动，比如寻找整体医学医生，找一份令你更满意的工作，或限制自己看新闻或社交媒体软件？你是否在某些地方陷入了困境？或许与信任的朋友或治疗师谈谈会对你有所帮助。也许你所需要的行动只是转换看法，视你的压力源为增强力量的挑战或学习机会，而不是觉得自己被情势削弱了力量。

以下是我交出的压力表，这是我在一段特别艰困的时间里做出来的，当时我在管理一个销售团队，同时还要照顾生病的父母和自己的多发性硬化症：

让我压力过大的事→我要怎么做

• 妈妈在洗澡、穿衣服和行动上，需要更多的协助。

→我会雇用一位照护老年人的专家，来帮助我评估妈妈的需求。

• 我对妈妈每况愈下的健康感到难过。

→我会在当地找一位悲伤辅导员。

• 我在半夜因为担心电话会响而过度警觉。

→我会把事情交给上帝，温柔地提醒自己，小题大做和失眠对我没好处。

• 销售团队里的法兰克占用了我很多时间。

→我会跟人力资源的副总沟通，请他在下周离开。

• 我担心新的多发性硬化症的症状：早上醒来时腿部沉重。

→每当我感到沉重时，我会感谢这些担任使者的症状，提醒我要多呼吸，减少压力。

越来越多的研究表明，仅仅是写下情绪经历的行为本身就具有治愈力，这对我来说的确是真的。通过积极地决定要怎么对待每个压力源，我就越不觉得自己是环境的受害者，反而更加能控制自己的情绪健康。

◆ 拍掉压力

轻轻拍打，又称情绪释放技巧（Emotional Freedom Techniques, EFT）[12]，

这是一个相当新颖的技术，结合了古代传统中医原理与现代信念转移和正面肯定的原则。通过轻轻拍打特定的针灸经络穴位，同时唤起产生焦虑的想法和积极的肯定，信号会被传送到大脑，转移掉压力反应。

大量研究已经证明了轻拍对缓解焦虑、创伤后压力综合征、恐惧症、疼痛／身体的症状和抑郁上的功效。哈佛医学院精神科医生瑞克·莱斯科维茨（Rick Leskowitz）博士说："轻拍是我行医 25 年来所接触到的，最令人印象深刻的干预措施。"

试试·学习轻拍的最好方法，是跟随有经验的医生。收看布拉德·耶茨（Brad Yates）在 www.youtube.com/watch?v=JiD72cZ5mcU 的介绍影片，或朱莉娅·希夫曼莱（Julia Schiffman）在 www.youtube.com/watch?v=C7fXY5CPmFw 的影片，学习如何在 10 分钟内拍掉压力、焦虑或恐惧。这听起来似乎不是真的，但你不试试就永远不知道。对我而言，轻拍是我的照护方法中最简单且快速的压力舒缓工具。它甚至帮助我以更优雅、更平和、更少泪水的方式为母亲致悼词。

◆　冥想，即使只是一下子

头脑碎碎念，一般称为"猴子脑袋"（monkey mind）[13]，是我们大脑的预设模式网络（default mode network,DMN）[14]。对某些幸运的人来说，预设模式具有创造性，对其他人来说，普遍存在的思维是一种稳定的、焦虑和恐惧的固定循环。科学上绝对赞成冥想，它可以通过运用放松反应来驯服头脑的碎碎念，并以副交感神经来抗衡"战斗或逃跑"的压力反应。冥想已在多个研究中被证明可减轻压力、焦虑和抑郁，增进恢复力和同理心，增加大脑容量，并在涉及免疫功能的基因表达上产生有益的和即时的变化。

有研究表明，经历过负面童年经历的人练习正念（mindfulness），可减少抑郁、焦虑和创伤相关症状，提高应对能力，提高生活质量以及精神、行为和身体状况。探索并找出哪种冥想练习最适合你：跟随呼吸，使用咒语（一个重复的声音、文字或词组），或正念冥想（一种不带批判的当下觉知）。

试试· 你可能会觉得冥想是有益的，但你却认为自己没时间，也许是你觉得那很困难。但研究表明，每天只需 10 分钟的正念冥想，就可以帮助你防止走神，而且在你容易有反复焦虑的想法时，这种冥想尤其有效。

最好是在你醒来后的 10 分钟，尽可能以放松的姿势坐在安静的地方。闭上眼睛，专注在呼吸上，有意识且缓慢地吸气到腹部。重复一个词或声音，比如 "peace" 或 "om"。当你走神的时候，温和地以这个词或声音将之带回。若要用计时器，试试应用程序 Zen 或 Insight Timer 的愉悦铃声、钵声或钟声。

你认为自己没有 10 分钟？那就从 5 分钟开始。如果这还是令你却步，就从 1 分钟开始。每当你投入到静止和自我疼惜时，尤其是在查看电子邮件或打开新闻之前，都会有所收获。

◆ 使用引导式想象法

你的想象力会是最大的压力源，或是找到情绪自由的最佳盟友。引导式想象法（guided imagery）[15]，有时又称"引导式催眠"（guided hypnosis）或"引导式视觉化"（guided visualization），是一种温和的身心练习，可帮助引导你的思想进入放松及专注的状态，这是治愈的最佳状态。过去 30 年间，有超过 200 个研究表明，引导式想象法可以帮助那些曾经历恐惧、焦虑、失控、无助和不确定性的人。因此，有越来越多的医疗机构乐于接受引导式想象法作为对癌症、疼痛和外科手术患者的辅助疗法。

试试·针灸治疗师马丁·罗斯曼（Martin Rossman）医学博士，使用引导式想象法和创意视觉化，来帮助人们利用自己的思维，从持续的担忧和焦虑状态转变为更稳定的平静、健康和快乐状态。他有着深沉、舒缓的声音，非常适合温柔地引导人们进入放松而正面的状态。他在网络上有几个免费的影片，包括了他在美国加州大学旧金山分校所做的 15 分钟引导式想象法展示。在 thehealingmind.org 中，你会找到大量的音频能帮助解决焦虑和压力，舒缓疼痛，改善睡眠和健康。另一个引导式想象法音频的来源是 www.healthjourneys.com。要想在你附近找到一个训练有素的专业人员，请进入引导式想象法学院网站寻找（acadgi.com）。

步骤 4：增加正面积极的情绪

科学研究证实，作为一种生存机制，我们的大脑天生就会回忆和沉溺于消极的经历，而不是积极的经历。要制衡这种天生负面的倾向，我们需要积极地增加正面情绪。

◆　培养社会关系

有研究表明，实际上或感觉到的寂寞或社会疏离，都与提早死亡风险的增加相关，而且可能比肥胖症更加致命。《孤独是可耻的：你我都需要社会联系》（*Loneliness : Human Nature and the Need for Social Connection*）一书作者暨社会神经科学家约翰·卡乔波（John Cacioppo）博士说，寂寞影响着 1/4 的人。他警告说："空气污染的死亡率是 5%，寂寞则是 25%。"

幸运的是，我们可以改变自己的处境与看法。强健的社会关系已被证明可增强免疫系统，帮助人们从疾病中更快地康复，降低焦虑与抑郁程度，而且可以使长寿的机会增加 50%。

试试·如果你感到孤独，请鼓起勇气向外与他人联结。或者你可以检视为什么自己在有足够的社会关系下，仍感到寂寞。以下是一些可帮助你找到更佳联结的主意：

•考虑在当地小区中心上课：瑜伽、气功、冥想、艺术等。在课前或课后，与授课老师和同学聊天，对他们多一些认识。

•找个当地的休闲团体：散步、徒步旅行、舞蹈、桥牌、麻将等。运用社交媒体网站 Meetup.com，是找到兴趣领域团体的好方法。再一次提醒，当你与志同道合的陌生人相处时，自我介绍和结识他人的经验，会让你获得更多。

•加入或开始一个读书会。

•在慈善厨房（soupkitchen）、食物分发处（foodpantry）、养老院或在当地学校担任志愿者。向其他志愿者、志愿者召集人或员工介绍你自己。

•寻找能引起你共鸣的信仰团体。有许多灵性和非宗教的机构每周都聚会，当你参加时，向某人自我介绍，或在固定的服务后留下来参加社交活动。

•和老朋友重新联结。

•如果你喜欢待在家中，邀请朋友或邻居到家里来做客；如果你是宗教信仰社群的一分子，询问是否有社群服务计划。

一旦你涉足其中，就要敞开心扉与你遇到的人进一步交流。寻求更多机会通过共同的经历与他人建立关系。我们都是社交的动物，而对多数人来说，共同的经历会让生活更令人满足和健康。

◆ 开始撰写感恩日记

当你情绪低落时，很可能你最后想到的就是要感谢什么。科学上建议，经常表达感谢之情的人能获得多种好处，比如较强的免疫系统、血压降低、疼痛减少、高度正面情绪、焦虑与抑郁减少，以及更好的睡眠。虽然一开始这么做时你会感觉很牵强，但培养感恩的态度，会随着你的实践而增强。

试试·撰写感恩日记，帮助你养成对生活中的人和经历更加感激的习惯。对于该何时写日记，并没有最好的结论，最重要的是在撰写时要真正感受到自己的感激之情。如果你不喜欢写下来的这种方式，就在心里记，并深深地感受你所欣赏的一切。认证营养顾问兼祖先生活方式专家（ancestral lifestyle expert）玛莉·鲁迪克（Mary Ruddick）曾卧床不起，面临 12 种痛苦的失调症状，包括体位性心动过速综合征（postural orthostatic tachycardia syndrome）、埃勒斯 - 当洛综合征（Ehlers-Danlos syndrome）[16]、多囊卵巢综合征、桥本甲状腺炎、格雷夫斯病和纤维肌痛综合征等。她有一本感恩日记并坚持每晚撰写，即使在她情绪低落时也一样。她的记录包括了最小的里程碑和事件，比如在固定式自行车上骑了 90 秒，或感谢姐妹们的来电。通过花一点时间专注在感谢你所拥有而不是所缺乏的事物，就像玛莉所做的那样，你就会改善自己的健康和增加幸福感。

◆ 多笑一笑

研究表明，大笑会释放出让人感觉良好的内啡肽（endorphins），缓解疼痛，降低压力激素，改善免疫功能，而且能助你活得更长久。难怪越来越多的医疗服务提供者建议以大笑疗法作为癌症和其他疾病的辅助疗法。诺曼·考辛斯（Norman Cousins）撰写了《患者所感知的疾病解剖学：治愈与再生的反思》（*Anatomy of an Illness as Perceived by the Patient :*

Reflections on Healing and Regeneration），提到了积极地使用大笑（高剂量维生素 C）来帮助他从"无药可医"和痛苦的自体免疫疾病——强直性脊柱炎（ankylosing spondylitis）[17]中痊愈。他发现，大笑 10 分钟可以减轻他 2 小时的疼痛。

在我刚被诊断出多发性硬化症的那几周，我和父母采取了考辛斯的大笑策略，晚上看情景喜剧，比如《我爱露西》（I Love Lucy）和《欢乐酒店》（Cheers），这一切都是为了减少恐惧和不确定性。这真的有帮助！即使现在我已经没有了多发性硬化症的症状，每天还是会优先找出傻乎乎的事来大笑一番。

试试·幽默是因人而异的，所以找到适合自己的幽默，然后多多运用。这可以是会逗你笑的好朋友，舒舒服服地阅读幽默作家大卫·赛德瑞斯（David Sedaris）或比尔·布莱森（Bill Bryson）的书，或观看傻傻的猫咪视频影片、情景喜剧、有趣的电影、单口喜剧相声特别节目，或者是我最喜欢的捧腹大笑电视节目:《欢笑一箩筐》（America's Funniest Home Videos）。别担心你笑到最后变成了哭，哭泣能帮助你释放被压抑的创伤。

◆ 多拥抱

一些最令人悲伤的研究表明，缺少与人类接触的婴儿成长得比较缓慢，无法茁壮成长，而且很有可能死亡。另一方面，有研究指出，每天 3 次接受 15 分钟按摩的早产儿，在饮食无差别的情况下，体重增加的速度比独自在保温箱中的早产儿快了 47%。接受按摩的婴儿能更早出院，8 个月后，仍能维持体重增加的优势，以及更好的心智与运动能力。科学已证实，非性（nonsexual）方面的接触，如拥抱或按摩，可增强免疫系统、减轻压力和改善心脏健康。

一个简单地接触会释放出催产素（oxytocin），它又被称为亲密或拥抱激素，而且被《癌症完全缓解的九种力量》（*Radical Remission*）作者凯莉·特纳（Kelly Turner）博士称为"健康的万灵药"。《为何善良对你有好处》（*Why Kindness Is Good for You*）作者暨前医学研究员大卫·汉密尔顿（David Hamilton）研究了增加催产素量的治愈效果，发现有证据表明这种激素可以降低炎症，增强免疫系统，帮助消化，降低血压，更快地愈合伤口，甚至在心脏病发作后修复受到伤害的心脏。

试试·一次 10 秒的拥抱，可以显著改善你的健康状况，如减轻压力，缓解抑郁和疲劳，增强免疫系统，帮助抵抗感染。多拥抱身边的人，动物也包含其中，因为只要抚摸猫或狗几分钟，你都会释放催产素。研究表明，只要凝视狗的眼睛，对狗狗和人类伙伴都具有疗效，将会提升狗狗体内的催产素达 130%，而人体内的催产素增加 300%。如果你处在无法随时拥抱的状况，就可以考虑常去按摩。除了每天的拥抱之外，我还会优先考虑每个月在附近一家平价但可以彻底放松的中式足底按摩店做几次按摩。

◆　原谅每个人

你知不知道"不原谅"在医学书中被归类为"疾病"？美国癌症治疗中心（Cancer Treatment Centers of America）外科主任史蒂文·斯坦迪福德（Steven Standiford）医学博士认为，"拒绝原谅"会使人生病并保持在生病的状态。根据《原谅计划》（*The Forgiveness Project*）一书作者迈克尔·巴里（Michael Barry）博士所做的研究，61% 的癌症患者都有不原谅的问题。若是隐藏愤怒、怨恨或悔恨等情绪，会具有伤害性甚至致命性，但"原谅"可以带来巨大的健康奖励：降低心脏病发作的风险，改善胆固醇指数和睡眠，减少疼痛、焦虑、抑郁及压力。

试试·好消息，原谅是可以学会的。美国斯坦福大学原谅计划主任弗雷德·勒斯金（Fred Luskin）博士，已成功地对在北爱尔兰、塞拉利昂

（Sierra Leone）[18] 和美国世贸中心 911 攻击事件中遭受难以想象暴力的人探索了原谅疗法。勒斯金博士解释说，原谅并不一定代表要与伤害你的人和解或饶恕他们的行为。他强调，关键在于找到平静。

原谅可以被定义为：有意识的、慎重的决定，释放对曾伤害过你的个人或团体怨恨或报复的感觉，不管他们是否值得你的原谅。这并不代表你必须遗忘、否定或为他们的行为找借口，它只是能将你从深藏的负面感觉中解脱出来。对于受到虐待行为或暴力事件的个人，像米歇尔·科里或勒斯金博士的研究对象一样，我们也希望他们能原谅。

我所知的最有效的原谅练习之一，是一句简短但有力的古夏威夷语叫作"荷欧波诺波诺"（Ho'oponopono）[19]："对不起。请原谅我。谢谢你。我爱你。"每当你想到曾伤害过你的人，只要说这四句话，无论顺序如何，都可以打开你的心扉。如果你感觉良好，随着感受到原谅的情绪充满了你的身体和灵魂时，将一只手放在心上，另一只手放在肚子上。记得，你要为自己说出这些话，自我原谅会有更强大的力量，可降低重度抑郁症的风险，并通过降低炎症指标来改善健康。

额外步骤：考虑"处方强度"的情绪支援

◆ 探索快速眼动治疗

眼动疗法（eye movement desensitization and reprocessing，直译为眼动脱敏与历程更新疗法）可让人重新处理并转化创伤事件的意义，以使这些事件不再对心理具有破坏性。在眼动疗法中，客户会被要求想起部分的痛苦回忆或思绪，同时专注地跟随治疗师在客户视线范围内来回摆动的手。在成功的眼动疗法中，例如先前曾因性侵感到受害和羞辱的女性，会感到自我疼惜，获得力量和安全感。

有研究表明，高达 90% 的单一创伤受害者，在经过 3 次 90 分钟的治疗后，再也没有创伤后压力综合征。另一项由凯萨永久健康维护组织所赞助的研究发现，100% 的单一创伤受害者和 77% 的多重创伤受害者，在经过 6 次 50 分钟的疗程后，就不再被诊断为创伤后压力综合征。

对眼动疗法所做的研究很多，如世界卫生组织、美国精神科学会和美国国防部等许多组织，已将此疗法认可为创伤、创伤后压力综合征和其他令人不安的经验的有效治疗方法。

要想了解更多或者想找到一位受过眼动疗法训练的治疗师，请查看创伤复原眼动疗法人道援助计划（Trauma Recovery/HAP: Trauma Recovery EMDR Humanitarian Assistance Programs）网站：www.emdrhap.org/content/what-is-emdr。

◆ 探索神经反馈

神经反馈（neurofeedback）[20]，即脑部的生理反馈，是对中枢神经系统的深层治愈。它已被证明能有效治疗严重的发展性创伤，包括孩童时期受虐、被忽视或遗弃，或被恐惧驱动大脑。越来越多的研究证明，神经反馈对注意力缺陷与多动障碍、创伤后压力综合征、自闭症类群障碍、慢性疼痛、脑部受伤和癫痫等具有疗效。

有别于谈话疗法，接受神经反馈治疗的人，都有使用大脑玩电玩游戏的经历。通过反复的治疗，使用者可以学会调节自己的脑波，使自己感到更平静、更集中，反应减少，甚至睡得更好。随着时间的推移，神经反馈甚至可以增长神经联结。

你可在脑波教育与研究公司（EEG Eduation and Research Inc.）寻找更

有经验的神经反馈服务提供者或脑波信息，网址是 www.esiaffiliatesforum.com/providers，directory.eeginfo.com。

◆ 探索动态神经再训练系统

动态神经再训练系统（Dynamic Neural Retraining System,DNRS）使用了一种不同的方式治疗，其理论宣称大脑的情绪中心是边缘系统（limbic system）[21]，创伤会导致大脑受困于"战斗—逃跑"模式，从而引发慢性和神秘的疾病，如多重化学敏感性、慢性疲劳综合征、肠易激综合征和莱姆病。动态神经再训练系统是一种以神经科学为依据的治疗法，专注于重新联结大脑，以恢复边缘系统的功能性，进而改善认知功能、感官知觉（对嗅觉、味觉、听觉与光线的敏感性）、情绪调节、排毒、营养吸收和细胞间的沟通。

有两种方式可体验动态神经再训练系统：第一种是为期 5 天的沉浸交互式动态神经再训练系统神经可塑性训练营，包括了所有的训练、用餐和住宿（地点与日期皆列于网站中）。第二种是家用 14 小时 DVD 系列。这种 5 天或 14 小时 DVD 系列方式，要预计每天至少 1 小时的时间，持续 6 个月。根据我的调查，以及与受过个人训练和看过影片的人的讨论，还有个人训练的经验分享，花费这笔钱是很值得的。请上 retrainingthebrain.com 查看成功的故事，以及此治疗是否适合你。

我希望，无论你身边发生什么事，这些资源不仅能帮助你应对，更可以帮助你茁壮成长。想象你自己处在台风中心，你能安然地存在于静止、平静的中心。或许你已经能够重新定义你的压力水平，也能够将过去视为 5 级台风的感受减到只有 1 级或 2 级。不管身边的风暴如何在周遭盘旋，你对基础的自我照顾和情绪健康的承诺，将会让你乘风破浪，而不是被风吹得团团转。

- **总结**

五大情绪健康对策

1. 睡满 8 小时或更多。

2. 每天的活动，最好是在大自然中。

3. 每天冥想，就算只是一会儿。

4. 培养有意义的人际关系。

5. 原谅所有人，包括你自己。

◆ **译注**

1 一般适应综合征：一个有机体必须找回他的平衡或稳定，从而维持或恢复其完整和安宁。

2 舒缓照护：目的是提供综合性照护或改善病人生活质量。这并非安宁疗护（hospicecare，又称临终关怀），但包含安宁疗护，以及其他末期患者与家属的健康照护，其概念比较广泛。

3 溜溜球型节食饮食者：指为了减肥而采取过度节食的方式，导致身体出现快速减重和迅速反弹的变化。体重升升降降就像在玩溜溜球一样，因此得名。

4 安定文：安眠镇定药物，主要功能是解除焦虑，也有帮助睡眠、放松肌肉等效果。

5 抗细胞核抗体：自体免疫抗体，是临床上诊断自体免疫疾病使用率最高的项目之一。

6 身体呼吸练习：运用有意识的完全呼吸练习，来增加脑部及身体的含氧量，以使神经系统进入改变的意识状态。

7 黄体素：又称黄体酮，是一种作用于子宫的激素，使受精卵能于子宫着床，并抑制子宫收缩直到胎儿足月。

8 血清素：一种重要神经传导元素，在中枢神经系统中调控睡眠节律、食物摄取、学习和记忆能力等。

9 心率变异性：通过测量连续心跳速率变化程度，分析自律神经平衡的状态。检测出的心率变异性数值越高，代表自律神经系统越健康。

10 自由重量器材：让使用者不受场地、距离等限制即可使用的器材，如哑铃、杠铃、壶铃等。

11 自然杀手细胞：细胞质中具有大颗粒的细胞，又称大颗粒淋巴细胞，占血液中淋巴细胞的 5% ~ 10%。其表面缺乏专一性的抗原受体，负责非专一性的防御，是免疫系统对抗癌化、老化和受病毒感染等细胞的第一道防线。

12 情绪释放技巧：可迅速有效地在数分钟内释放负面情绪与心理创伤。主要观点是所有负面情绪皆源自体内能量场受到干扰，通过一定步骤以手指拍打特定穴位，就能释放未被排除的能量。

13 猴子脑袋：指头脑像猴子一样不受控制。

14 预设模式网络：在神经科学中，预设模式网络是一个与大脑各区块皆有高度交互作用的大范围网络。它会在一个人没将注意力放在外在世界时开始动作，大脑则处在清醒的休息状态，比如做白日梦或放空时。预设模式网络与注意力呈负相关，即注意力提高时，预设模式网络活跃程度就降低。

15 引导式想象法：一种心理治疗法，将大脑中抽象的想象转化成具体形体的方式。常用于艺术治疗中，以作品表达出具体形象。

16 埃勒斯 - 当洛综合征：又称皮肤弹力过度症、松皮症、先天性结缔组织异常综合征，是一种遗传疾病，因胶原蛋白（第一型或第三型）生成的缺陷，造成结缔组织异常而产生。特征是会使病人身上部分肌肉与关节组织，逐渐变得异常柔软、有弹性，之后渐渐松弛。

17 强直性脊柱炎：一种脊柱关节有长期炎症症状的关节炎，通常脊柱连接骨盆的关节会受到影响，偶尔还会侵犯其他部位的关节，眼睛和肠道也可能出现问题。背痛是强直性脊柱炎的特征，情况往往是反反复复的。受影响的关节僵硬程度，通常会随着时间的推移而恶化。

18 塞拉利昂：非洲国家，位于西非大西洋岸，首都为弗里敦（Freetown）。国内经济主要依赖矿业，最为人知的就是所谓的"血钻石"，曾是欧洲的主要奴隶供应来源。

19 荷欧波诺波诺：古夏威夷一种基于和解与宽恕的替代疗法，传统上由治疗人员对患者执行，但现在多由患者家中长者或患者本人执行。

20 神经反馈：将侦测出的脑电波信号转至荧幕上，受治疗者可以看到自己的情绪变化，进而学习自我控制。

21 边缘系统：指支持多种功能，如情绪、行为及长期记忆的大脑结构。

第6章

平衡激素

修复激素，相比与失衡的激素痛苦地共处，要容易多了。

——莎拉·戈特弗里德（Sara Gottfried），医学博士、激素专家，

《激素治疗：以戈特弗里德疗法自然地取回平衡、睡眠、性欲和活力》

（*The Hormone Cure:Reclaim Balance,Sleep,Sex Drive,and Vitality Naturally With the Gottfried Protocol*）作者

正如交响乐一样，所有的乐器都在和谐地演奏，当你的激素平衡时，一切都是和谐的。你感觉良好，看起来不错，睡得也好，醒来后精神焕发，能量充沛，衣服合身，免疫系统强，新陈代谢处在最佳状态，神经系统和情绪也都很稳定。这是因为所有激素都是相互联系和相互作用的，当达到一种感觉良好的平衡状态时，称为"激素的体内平衡"（hormonal homeostasis）。

但是当它在女性身上出故障时，声音就失去了和谐，如果情况恶化，就成了刺耳的噪声。如果你有睡眠问题，醒来会疲累，早上需要一杯咖啡才有办法开始活动，晚上需要一两杯酒才能放松。裤子好像缩水了，你总是很焦虑，为了能小睡一会儿你什么事都做得出来，就希望能在一堆要做的事情当中，找个时间躺一下。如果在忙碌的生活中还要处理自体免疫疾病，很可能也会因此感到压力重重。

当激素在男性体内失衡时，尽管比较轻微，但身体同样也会发生变化。你不再如过去那般精力充沛，运动也会变得更加困难，而且肌肉量也减少了。身体就像被充了气，还有你的胸部变大了吗？你可能会感到沮丧，并且也会有记忆力下降的问题。因为衰老和雌激素的增加（多数是因为饮食中大量的传统养殖肉品、酒类和环境毒素），导致睾丸素的减少，你患自体免疫疾病的风险也随之升高。

如果你与这些情境产生了共鸣，你并不孤单。事实上，这是许多美国人的感受，因为我们的生活与自然的生物节奏不协调。虽然激素会自然地随着年龄的增长而下降，但现代生活方式加快了它们消减的速度。我们熬夜，生活在人造光源之下，久坐不动，过度依赖咖啡因，摄入过多的糖。我们比过去要面对更多的压力，每天面对环境毒素猛烈的攻击。激素受到强烈地破坏，让我们疲累、痛苦不堪，比以前更肥胖，而且更容易罹患自体免疫疾病。

与男性相比，女性更脆弱。如果你是女性，患自体免疫疾病的概率会是男性的 3 倍之多。原因是什么尚不清楚，可能是因为女性较强的免疫系统、天生较高的雌激素、对炎症有较高的敏感性，以及暴露于被称为"环境雌激素"的内分泌（激素的）干扰物。这种在农药、塑胶、身体保养产品和化妆品中的有毒化学物质，会模仿雌激素的分子结构，黏附及挟持体内的雌激素受体。

激素或许是小小的分子，但它们的影响是巨大的。它们几乎涉及我们身体所有的功能，包括调节食欲、渴望、消化、睡眠、对压力的承受力、免疫功能、组织修复、生育、持久力、情绪、认知功能（清晰或模糊的思考），以及是否发展出自体免疫性。

如果你感觉不舒服，很自然地就会去看医生。或许他会做常规的甲状腺刺激素（TSH）检测，来查看你的甲状腺，但很可惜的是，这并不能检验完整的甲状腺功能状况。如果你的甲状腺刺激素指数是 5 或更低，他就会向你保证："一切都在正常范围内，你没事。"或者会给你以下建议：

- 少吃多运动。

- 抑郁吗？来一粒抗抑郁的药。

- 焦虑吗？来一粒抗焦虑的药。

- 无法睡觉？来一粒药丸。

- 皮疹吗？试试皮质醇。

- 血糖上升？也来一粒药丸。

- 血压上升？再来一粒药丸。

- 胆固醇高？来服用降胆固醇的他汀类药物吧。（如果你知道激素是从胆固醇而来的，而你的医生要降低你的胆固醇，那么服药会干扰激素的分泌，而且让你有可能患上一些严重的下游并发症，比如心脏病、糖尿病和癌症等，你会再三思考的。）

或者他只会向你保证："你所感觉到的都很正常，你只是在变老。"

尽管多数激素会随着年龄的增长而下降，而较少的激素会加速衰老，但发展出血糖问题、糖尿病、睡眠问题或自体免疫疾病，并不是正常或不可避免的。

从青春期到更年期，我一直都承受着激素不平衡所带来的痛苦，也遵照医生的指示，服用了几十年的避孕药来调整不规律的月经周期，以镇静可怕的经前综合征、消除青春痘和防止怀孕。我不知道这个合成的激素基本上是在骗我的身体，使身体相信这 30 年间都在怀孕状态（这哪里正常了？）。同时还增加了我罹患心脏病、癌症、骨质疏松和自体免疫疾病的风险。

如果我当时就知道我现在所知道的事，会尝试用正确的生活方式来自然地平衡我的激素，也一定会考虑使用天然的生育控制方式。当我了解了此风险之后，我因为伤害自己的身体而自责不已，但这只会给我带来更多的压力。所以我不再责怪自己，向我的身体道歉（尤其是我可怜的肝脏，必须处理那些合成雌激素），然后将我的精力转移到这本书上，希望你（和你的女儿）能意识到潜在的根本原因，提早采取天然的方法。

在此有个非常好的消息：到目前为止激素是我们所谈一切的下游，这就是为什么它会被放在 F.I.G.H.T.S. 的最后一个篇章。如果你阅读过之前的篇章，接下来的大部分内容很可能都是对熟悉主题的新解读。不管如何，我希望这一章能作为额外的动力，让你仔细地解决 F.I.G.H.T.S. 每一项的根本原因。

平衡激素照护方法中，你会找到有效的自然平衡激素的策略，从有益我们的生活方式开始。例如，F.I.G.H.T.S. 的平衡激素策略，包括了吃最适合你的食物，弥补营养不足，减轻压力，获得恢复性睡眠，多运动，清除毒素，并保持肠道与肝脏的健康。如果你已经从之前的照护方法中开始采用补充策略，恭喜你！你已经开始促进激素的平衡，可能只需要最少的额外努力。如果你尚未开始，别担心，一旦你开始行动，激素的平衡就会自然地随着有益的生活方式而改变。

要明白，激素的主题既广泛又复杂，我并没有试图涵盖所有的内容。这一章专注在涉及自体免疫疾病的主要激素平衡，大多数都常发生在女性身上，尤其是在生育期。

把 H 放入 F.I.G.H.T.S. 中

走出激素地狱，恢复体内激素平衡的捷径是迎面解决 F.I.G.H.T.S. 中的每一项。事实上，许多综合医学医生相信，添加的激素，例如生物同质性激素[1]，对于拒绝改变饮食（如蛋糕，指糖霜而不是蛋糕本身）和生活方式的人是无法产生作用的。（我知道这不是好比喻，因为蛋糕并不在我们的菜单中，除非是无麸质、有机原始人饮食蛋糕，以甜菊或桦木制成的木糖醇作为甜味剂）。

F.I.G.H.T.S. 所有的组项，可为自体免疫奠定基础，但都会导致激素的不平衡与免疫功能失调，让我们来检视为何会如此。

◆ 食物

或许你曾听过胰岛素，也知道它和糖尿病相关，但你是否知道它也是一种激素？西式饮食中的高糖、低纤维和微量营养素缺少，都会促成高量的胰岛素，而这正是今天半数美国人患有糖尿病前期或糖尿病的主要原因，他们甚至可能不知道这一点。

◆ **感染**

这一项是把双刃剑。激素不平衡会降低我们对感染的正常防护，而感染本身会造成激素失衡。例如，过多的雌激素会促进念珠菌无节制的生长，而念珠菌过度生长会造成雌激素占主导地位（estrogen dominance，相对于黄体素的一种高雌激素状态）。

◆ **肠道**

当你一想到肠道，可能不会想到你的激素。但微生物群本身最近已被认为是一种内分泌（激素）器官，因为肠道菌群与激素的产生和功能密切相关，其中包括了甲状腺、雌激素、皮质醇和胰岛素。不平衡的肠道微生物群会导致你的激素失衡，包括甲状腺功能减退、雌激素占主导、血清素（"快乐"神经传导物质）降低、食欲调节问题，以及胰岛素抵抗。

◆ **激素**

就算只是一种激素失去了平衡，其他激素也会受到影响，会形成连续倾倒的多米诺骨牌效应。例如，压力激素皮质醇的增加，会降低性激素的分泌，提升血糖，增加炎症和胰岛素抵抗，让你的腹部脂肪增加，并在恶性循环下分泌更多的雌激素，导致更高的胰岛素量，增加患各种慢性疾病的风险。

◆　**毒素**

毒物是胰岛素抵抗、雌激素升高、肥胖症及自体免疫疾病的最大驱动因素。环境中无处不在的内分泌干扰素，比如农药、塑胶及双酚 A，会导致女孩提前进入青春期，驱动糖尿病发病率的增加，以及在成年女性身上多发性硬化症风险增加 1 倍。

◆　**压力**

它或许是其中最大的反派，各种形式的慢性压力会破坏所有的激素平衡。持续不断的压力、未解决的情绪痛苦、睡眠不足、极少量的运动，以及其他身体的、化学的和情绪的压力源，会导致皮质醇升高和降低、胰岛素抵抗、干扰性激素、肠漏、失控的炎症，这些都可能引发肥胖症、糖尿病、自体免疫疾病和阿尔茨海默病。

当你积极地解决 F.I.G.H.T.S. 中的每一项时，就会朝激素平衡前进，而那将是治愈和预防慢性疾病的最佳状态。

• 通过去除麸质、糖和乳制品，尽量减少摄入碳水化合物，你就可以改善胰岛素敏感性。

• 通过治愈你的肠道，就可以改善数种激素的功能。

• 通过清除肠道感染，有助于解决肠道菌群的失衡和炎症，朝激素的平衡迈进。

• 通过减少接触毒素，就可以降低雌激素占主导，并能改善胰岛素敏感性。

- 通过解决压力，就可以使所有的激素朝平衡前进。
- 通过平衡雌激素，就可以提高对感染的抵抗力。

换句话说，只要做好每一项，你就减少了患所有慢性疾病的风险，并朝着充满朝气活力的健康迈进。你准备好了吗？

涉及自体免疫的主要激素

激素是内分泌系统的化学使者，内分泌系统是由十多个腺体所组成，包括下丘脑、脑垂体、肾上腺、胰脏（又称胰腺）、甲状腺和生殖腺（又称性腺，女性是卵巢，男性是睾丸）。在其他许多事情中，激素是人体内与外部沟通的方式，比如指示细胞在青春期时的发育，负责修复毁损的组织，调节血糖，激发性欲，处理紧急事件，并稳定你的情绪。作为对大脑信号的反应，激素通过血流与细胞上或细胞内的受体结合，形成完美的"锁-钥匙"结构。当你的腺体未分泌足够的激素（钥匙），或者你的受体（锁）被合成、外来或有毒的化学物质塞满时，激素就会失衡。只要一种激素失衡，就会对其他激素产生负面影响，健康问题就会接踵而来。

虽然我们有十多种腺体，但当谈到自体免疫问题时，主力成员是甲状腺、皮质醇、胰岛素和性激素（黄体素、睾丸素，以及三种主要雌激素：雌酮、雌二醇、雌三醇）。其他重要的成员，包括脱氢异雄酮（Dehydroepiandrosterone,DHEA）和维生素 D，你可能会讶异于维生素 D 竟然也是一种激素。在深入探讨研究与自体免疫有关的巨大激素失衡之前，先来看看它们的简介。

◆　雌激素——脂肪激素

雌激素实际上是由三种激素即雌酮、雌二醇和雌三醇所组成。雌激素负责乳房、臀部和月经期的发育。男性和女性都会分泌雌激素，女性分泌的量比较多（至少直到更年期，之后分泌量会锐减）。雌激素会保持你的心脏、骨骼、皮肤和脑部的健康，以及控制你的皮质醇与甲状腺激素。当雌激素平衡时，会促进血清素的分泌，这种神经传导物质有助于你保持满足感和良好睡眠。

◆　黄体素——保护激素

男性和女性都会分泌黄体素，它会镇静及制衡受到刺激的雌激素。它被称为"保护激素"，是因为在促成和维护怀孕、保护发育中的胎儿不受到压力，以及预防癌症方面，都是至关重要的。怀孕期间高量的黄体素，也会让许多自体免疫疾病（如多发性硬化症）进入缓解期。在我们的脑部有着高浓缩黄体素，具有使人平静和镇定的功效。在最佳量时，它有助于睡眠，建构骨骼和性欲，让你感到心满意足和心理平衡。

◆　睾丸素——自信激素

睾丸素被认为是男性激素，但女性也会分泌，只是量要少很多。睾丸素协助建构组织，比如肌肉、骨骼和心脏。它影响着你对生命的热情和性欲。在最佳量时，睾丸素可减少身体脂肪，增加肌肉力量，加强记忆、积极性和认知功能。睾丸素会随年龄的增长而减少，但胰岛素抵抗、皮质醇增加和雌激素过多（来自慢性炎症、腹部脂肪或有毒的化学物质），会加速睾丸素的减少。

◆ 甲状腺——精力激素

甲状腺是在颈部的一个蝴蝶形腺体，在体内具有重要作用。它是主要的新陈代谢调节器，负责调节呼吸、体温、心率、精力程度和体重。你体内每个细胞都具有甲状腺受体，如果甲状腺没有达到最佳功能，身体就无法发挥最佳的功能，至少无法维持很久。当甲状腺运作良好时，你的体温会恰到好处，新陈代谢也会加速，精力程度良好，而且头发也会增长。

◆ 皮质醇——压力激素

皮质醇被称为"压力激素"是有原因的。它有许多功能，但最重要的工作是升高血糖和血压，使血液输送到四肢，以便可以进行战斗或逃跑，并在短期威胁中生存下来。当皮质醇平衡且作用达到优化时，可抗炎症并帮助调节免疫反应。当皮质醇因为慢性压力而失衡时，就具有炎症性和抑制免疫的效果。想一想当你受到压力时，有多容易受到感染。

◆ 胰岛素——脂肪肥料激素

虽然它的主要功能是让体内的细胞吸收葡萄糖作为燃料，但血液中有过多胰岛素（因为摄入过多的糖，或太快变成糖的碳水化合物），会导致细胞储存为脂肪。太多的胰岛素（胰岛素抵抗的一种状况），实际上是一种糖尿病前期的状态，是通往 2 型糖尿病的路径。这种不正常的状况，是其他现代慢性疾病的巨大风险因子，包括有时被称为 3 型糖尿病的阿尔茨海默病。

◆ 维生素 D——阳光维生素

维生素 D 实际上是一种有力的激素原（prohormone），因为它是在皮肤暴露于阳光下时所产生的，再由肝脏和肾脏转化成激素的活性形式。绝大部分的细胞中都可以找到维生素 D 受体，因为维生素 D 在体内具有多重功能，扮演了不同的角色，包括调节胰岛素、免疫功能和减少炎症。

◆ 脱氢异雄酮——基础的激素

脱氢异雄酮是体内最丰富的类固醇激素，也是睾丸素和雌激素的激素前驱物，而且对于组织的建构和修复，以及支持健康的免疫功能，都是至关重要的。脱氢异雄酮在保持激素平衡与年轻活力方面，担任了主要的作用。在正常值下，脱氢异雄酮会支持认知功能，以及心理健康、骨骼、皮肤和心脏健康，增强免疫力。

鲜为人知的激素知识

• 脂肪细胞是人体内最大的内分泌腺。

• 睾丸素可借着芳香化（aromatization）[2] 过程，被转化成雌激素。

• 男性的胸部和啤酒肚显露出男性睾丸素被芳香化所促成脂肪的雌激素。

• 不是只有糖会让你发胖。压力和睡眠不足，也会使你发胖。

• 所有的性激素与肾上腺素，都是由胆固醇生成的。

• 当你感受到慢性压力时，身体会优先产生压力激素皮质醇，而不是性激素。这就是当你有压力时，性欲会下降的原因。

美国六大主要激素失衡

在今天，有六大激素的失衡促成了自体免疫性和其他慢性疾病：

- 高胰岛素
- 高皮质醇
- 雌激素占主导
- 低甲状腺
- 低维生素 D
- 低脱氢异雄酮

不幸的是，我们常常具备了这六种失衡组合而不自知。

但好消息是，这些失衡的状态大多数都在我们的控制范围内。

让我们来看看最常见的激素失衡，明白了这些问题，我们就能在平衡激素照护方法中深入研究解决之道。如果你阅读过先前的篇章，已经开始采取我们在各章所讨论的策略，那这里所介绍的对你来说都是轻而易举的小事。当你阅读到关于常见的失衡时，看看你是否能找到两种主要模式。

◆ 高胰岛素（又称胰岛素抵抗）

高胰岛素可以说是西方国家慢性疾病的领先驱动因素。高胰岛素会引发慢性炎症，促成肥胖症、糖尿病、心脏病、癌症、自体免疫疾病和阿尔茨海默病。而胰岛素抵抗背后最大的元凶就是——糖。

我们必须扩大糖的定义，将之超越明显的白色精制糖。研究表明，近90% 普通添加糖的来源，事实上来自加工的（精制碳水化合物）食物，如软性饮料、咸零食、蛋糕、比萨和冷冻食品。加工食物常含有高量的糖、果糖、精制面粉、人工脂肪、过多的钠和人造的有毒添加剂。

以下是人类对糖的消费简史：数百万年前，糖是一种罕见的食物。我们的祖先隔三岔五吃蜂蜜，但普通食物都不会比偶尔吃的胡萝卜还甜。进化生物学家、哈佛大学教授暨《人体的故事：进化、健康和疾病》（*The Story of the Human Body: Evolution,Health,and Disease*）的作者丹尼尔·利伯曼（Daniel Lieberman）解释道，农耕使得淀粉类食物更丰盛，但现代科技使得糖无所不在。他警告说，我们的身体不适应现在所摄入的糖量，因此会使我们生病。肥胖症和慢性疾病，不在我们祖先的了解范围内，主要原因是糖在那时是非常稀缺的，而且碳水化合物也不是经常有的。在 100 年之前，当时普通人每年吃约 5 磅（约 2 千克）的糖。20 年前，这个数值跃升至每年 26 磅（约 12 千克）的糖，而今天这个数值跳升到惊人的每年每人 66 磅（约 30 千克）的添加糖。

美国心脏协会（American Heart Association）建议女性每天不要吃超过 6 茶匙（25 克）的添加糖，男性不要超过 9 茶匙（38 克）；3 ~ 8 岁的孩童每天不要超过 6 茶匙（25 克），而 2 岁以下的儿童则不要吃任何添加糖。事实上在美国，一般儿童每天吃 19 茶匙的添加糖，是推荐量的 3 倍。从这个观点来看，一罐汽水就含有超过 9 茶匙（38 克）的糖，而低脂加味酸奶则可能含有达 11 茶匙（47 克）的糖，对任何人来说，每一种食品本身所含的糖就超过了每天的限制量。

当你摄入过多的精制碳水化合物，胰岛素量会骤升以让细胞吸收糖。但就像大喊狼来了的故事一样，久而久之，你的细胞就听不到这个声音了。你的胰脏制造出越来越多的胰岛素，试着让你的细胞来吸收糖，但细胞现在处于胰岛素抵抗状态，不再起反应，而胰岛素量则持续在血液中升高。由于过多的糖无法被储存于肝脏或肌肉中，你的身体就会将糖储存为脂肪，通常是储存在你的腹部周围。在如此恶性循环下，额外的脂肪也提升了胰岛素和雌激素量，增加了患自体免疫疾病与癌症的风险。

胰岛素抵抗的症状包括：

• 饭后疲劳。

• 一般性疲劳。

• 渴望吃甜食，特别是在饭后。

• 腹部区域体重增加，呈苹果形，腰围等于或大于臀围。

• 减重阻抗。

• 频尿。

• 迁移性的疼痛。

• 被称为黑色棘皮症（acanthosis nigricans）的黑色皮肤块，通常出现在颈部的背面、手肘、膝盖、指关节或腋下。

如果这些是你熟悉的迹象或症状，你就需要测量自己的胰岛素量，重新阅读食物篇章，并检查你每天的糖和碳水化合物总摄入量。

如果你认为糖是高胰岛素故事中唯一的反派，那就需要再三思考。导致胰岛素抵抗的不仅仅是糖，还有压力，这就是为什么许多瘦的人也有胰岛素抵抗，而且不知道自己有这个问题。让我们来看看下一个极为普遍的激素失衡：高皮质醇。

| 重要概念 | 食用过多的碳水化合物和糖，会驱动胰岛素抵抗。 |

◆ 高皮质醇

高皮质醇或许在最普遍的激素失衡竞赛中，与高胰岛素并列第一名。而当谈到高皮质醇时，最大的元凶也只有一个——压力。

肾上腺会分泌很多激素，包括压力激素肾上腺素和皮质醇。激素专家暨《激素协同作用》（*Hormone Synergy*）作者凯萨琳·雷茨勒（Kathryn Retzler）自然疗法医生，以风来比喻皮质醇。皮质醇量少时，就像是让航行变得有趣的微风；但当皮质醇量大时，就像是具有破坏性的台风。

正如我们在"解决压力"篇章所研究的，我们被设计成可在应付突如其来的压力后恢复到原状。但因为我们是人类，就有了无止境的恐惧、焦虑和担忧的能力，会激活并延长压力反应，使皮质醇越来越高；有时是有充分的理由，但通常都是毫无原因的。慢性压力是雷茨勒医生所警告的具有破坏性的皮质醇台风。你承受的压力越大，身体就越被推入代谢分解（catabolic）[3] 状态。这表示你身体的崩解速度比建构要快，从而导致加速衰老与消瘦。随着进行中的压力，皮质醇量首先会变得过高，如果压力持续下去，皮质醇抵抗就会发生，细胞对升高的量充耳不闻，而皮质醇就会降到正常值以下或保持正常值。有时，皮质醇量会在同一天内突然升到高峰又骤降。

并非只有心理上的压力才会让皮质醇量升高。各种压力源都会提升皮质醇量，包括炎症、感染、食物敏感性、肠漏、缺镁与锌的营养不良、过度运动、过量饮酒或咖啡因、睡眠质量差和毒素。

要怎么知道自己有皮质醇的问题？思考以下这些常见的症状：

• 感觉疲倦却紧绷、烦躁，或焦虑。

• 焦虑。

- 心悸。

- 睡眠困难。

- 渴求盐分。

- 站立时头晕。

- 低血压。

- 渴求糖，因为身体无法适当地调节血糖。

如果这些症状对你来说似乎很熟悉，你就需要做唾液皮质醇检测（"平衡激素照护方法"中会谈到更多），并复习"解决压力"篇章，看看哪种处理压力的方式最适合协助你。

皮质醇量升高有着广泛的影响，包括让你的其他激素失衡。例如，压力引起的高皮质醇，会堵塞黄体素受体，消耗具有镇定性的黄体素。当黄体素降低时会发生什么事？雌激素默认情况下，就像跷跷板一样，你会看到下一个巨大的激素失衡：雌激素占主导。

◆ 雌激素占主导

雌激素赋予我们柔和的女性化曲线，但当它占主导时，就是一个强大的危险力量。雌激素占主导，表现在女性身上是具有相对于黄体素来说过多的雌激素（尤其是雌二醇），在男性身上则是相对于睾丸素过多的雌激素（雌二醇），这是一种未被诊断出的严重健康问题，会使女性和男性都更容易罹患疾病，特别是乳腺癌、自体免疫疾病、心脏病和阿尔茨海默病。

随着正常的老化现象，特别是在 35 岁之后，黄体素与睾丸素量都会降低，自然地将平衡状态倾向雌激素占主导。今天的女性在50岁之前，普遍都有过多的雌激素（相对于黄体素）。哈佛受训医师暨激素专家莎拉·戈特弗里德医学博士说，超过35岁的女性中有80%都受到雌激素占主导的影响。主要原因是，高度的情绪压力，以及比过往暴露于更多的人造雌激素之中。我们已看过，高度的压力及因此造成的高皮质醇会耗损黄体素，使得雌激素更具优势。至于人造雌激素，我们就需要来看清环境中被称为"环境雌激素"的合成化学物质。哪些是人造雌激素污染领域最大的元凶？或许你记得"减少毒素"篇章中提到的这些坏东西：双酚A（在食品罐头和杂货店收据的墨水中找到的物质），邻苯二甲酸酯（从塑胶包装到婴儿玩具中都可以找到的塑化剂），以及对羟基苯甲酸酯（parabens）[4]，大多数可在身体保养产品及化妆品中找到它。

女性受到额外的环境雌激素攻击的明显迹象，是女孩首次月经的年纪比历史记录中更年轻。19世纪时，女性首次月经的典型年龄是15岁。今天的平均年龄是12岁，但越来越多的女孩正在经历"性早熟"，5000人中就有1人在9岁前就有了第一次的月经。

这不仅会带来潜在的情绪和行为问题，还会增加患慢性疾病的风险。有证据表明，女性一生中接触高量雌激素的时间越久，在晚年患激素相关疾病的风险越高，包括乳腺癌、子宫内膜癌和子宫癌，以及一些自体免疫疾病，比如红斑狼疮和多发性硬化症。一项以77300名女性为对象的大型研究表明，女孩越早经历初经（首次月经），她接触雌激素的时间就越长，从而引发多发性硬化症的风险就更大。反过来说，初经越晚，引发多发性硬化症的风险就越低。

还有什么会导致雌激素占主导？事实证明，我们还会从外在各种因素中获得超过合理量的雌激素，包括避孕药、合成激素替代疗法，以及标准美式饮食，最明显的是传统牛乳制品，含有高量的激素。此外还有三种内在因素也与我们作对，让雌激素保持在高量中。第一种是任何来源的慢性炎症，都会通过激活一种名为芳香酶（aromatase）的酵素，来增加体内的雌激素。第二种是脂肪细胞生产雌激素，特别是在更年期之后，所以脂肪越多就会生产越多的雌激素。第三种，如果你的肝脏负担过重，可能就很难排出已使用完的雌激素，若是如此，代谢产物（雌激素的废物产品）会再次循环并促进雌激素占主导，进而增加罹患癌症的风险。

女性雌激素占主导常见的症状：

- 经期大量出血
- 严重的经痛
- 经期前的乳房触痛敏感
- 经期前的肿胀与虚胖
- 臀部体重的增加
- 卵巢囊肿
- 子宫内膜异位
- 肌瘤
- 偏头痛
- 流产
- 玫瑰疹
- 失眠
- 脑雾
- 焦虑、恐慌或抑郁
- 性欲减低
- 胆囊问题或无胆囊

男性雌激素占主导的常见迹象：

- 疲劳
- 肌肉量减少
- 尿道问题
- 性欲减少
- 勃起功能障碍
- 焦虑
- 抑郁
- 腹部脂肪增加
- 胸部变大（男性乳房发育）

如果这些症状对你来说经常发生，就需要去探究增加的雌激素来源，并重温"减少毒素"篇章，以确保你避开有害的环境雌激素。你也需要考虑限制饮酒量，服用照护方法中提到的降雌激素补充品。

当雌激素量高时，肝脏会生产高量的甲状腺结合球蛋白（thyroid-binding globulin,TBG），这是一种与血液中的甲状腺激素结合的蛋白质，会阻止雌激素进入细胞中。实验室检测或许查不出甲状腺激素的不足，也就是下一个常见的激素失衡：低甲状腺。

◆ 低甲状腺

低甲状腺，一般称为"甲状腺功能减退症"，复杂到足以写满一整本书，所以请视此为重点内容。据估计，甲状腺功能减退影响着全世界3亿人口，其中有6000万人在美国，使其成为最普遍的现代失调疾病之一。

超过20%的女性和10%的男性都有低甲状腺，但大多数人都未察觉此问题，而且医学检验也未诊断出。这让低甲状腺格外令人关注，如果未能解决，就会导致抑郁、不孕、心脏病、自体免疫疾病，以及大脑状况退化，包括增加患桥本氏脑病（Hashimoto's encephalopathy, HE）[5]和阿尔茨海默病等疾病的风险。

甲状腺是体内新陈代谢的恒温器，你可以把低甲状腺想成是缓慢的新陈代谢失调。症状来得如此缓慢，以至于你几乎没有注意到自己比正常情况下更加迟缓、疲倦和寒冷。低甲状腺发生在甲状腺体不能分泌足够的四碘甲状腺素（T4）和三碘甲状腺素（T3）时，而你的脑垂体（甲状腺的老板）分泌越来越多的甲状腺刺激素（TSH），试着要刺激甲状腺来分泌更多需要的四碘甲状腺素和三碘甲状腺素。

结果是，绝大多数甲状腺功能减退的人（大约90%）都患有一种自体免疫疾病，就是以1912年发现此病症的日本医师名字命名的桥本甲状腺炎。正如其他自体免疫疾病一样，桥本甲状腺炎并非真的是甲状腺的问题，而是一种免疫系统问题，往往是因为分子的模仿性，让你的身体攻击自己的甲状腺。不幸的是，甲状腺组织与一种被免疫系统针对攻击的抗原（外来的分子）分子相似。

桥本甲状腺炎诊断不足的主要原因，是传统医学医生只会进行甲状腺刺激素血液检测来评估甲状腺状态，这根本不足以尽早发现问题。被认为正常的标准参考值范围是 0.5 ~ 5.5，但具有前瞻性的医生则认为甲状腺刺激素超过 2.0 就算太高了。也就是说，医生和内分泌学家都等了太久才开始治疗桥本甲状腺炎。医生通常只是开具合成的四碘甲状腺素药剂，而且不是寻找和修正桥本甲状腺炎的根本原因。对多数人来说那可能根本不够，他们因为微量营养素的不足、压力、毒素或感染，无法将非活性的四碘甲状腺素转化成必要的活性三碘甲状腺素。功能医学医师麦考尔·麦克弗森（McCall McPherson）医生助理表示，这就像把原油（四碘甲状腺素）加到你的车里，期望它会转变成汽油（三碘甲状腺素）一样。许多人缺乏三碘甲状腺素，就会停留在缓慢的代谢状态，这也就是为什么许多专家在为患者解决潜在的根本原因时，主张使用如 Armour Thyroid、Nature-Throid 或 Westhroid 的 T4 和 T3 药物。

什么是引发桥本甲状腺炎的根本原因？首要的触发因素包括：

• 麸质敏感性（注意乳糜泻疾病往往易被忽略）。

• 营养不足，包括碘、锌，以及需要用来转换三碘甲状腺素的硒。

• 环境毒素，包括氟化物、溴和汞。

• 慢性疾病和肾上腺功能失调。

• 病毒感染，包括 EB 病毒和小肠结肠炎耶尔森杆菌。

低甲状腺的一般迹象：

- 体重增加。

- 减重阻抗。

- 掉发，包括眉毛外侧的 1/3 脱落。

- 注意力不集中。

- 脑雾。

- 便秘。

- 醒来时感觉疲劳。

- 不耐冷或对冷敏感。

- 抑郁或焦虑。

- 关节疼痛。

- 皮肤头发干燥，或指甲易碎。

若你觉得这些症状很熟悉，就需要进行一次全面的甲状腺套组检测，包括以下六项指标：甲状腺刺激素（TSH）、游离三碘甲状腺原氨酸（free T3）、游离四碘甲状腺原氨酸（free T4）、反三碘甲状腺原氨酸（rT3,reverseT3），以及两种甲状腺抗体，即甲状腺过氧化物酶抗体（thyroid peroxidase antibodies,TPOab，检验名称为 Anti-TPOAb）与甲状腺球蛋白抗体（thyroglobulin antibodies,TGab，检验名称为 Anti-Tg）。这可让你知道自己是否具有患桥本甲状腺炎的风险。

逆转桥本甲状腺炎的关键，在于找出根本原因并去除，以及治疗肠道疾病。补充性的甲状腺药物，最好组合了四碘甲状腺素与活性三碘甲状腺素，对甲状腺功能优化及恢复正常都是必要的。

不要忘了检测你的维生素 D 值。在一项研究中，92% 罹患桥本甲状腺炎的人与控制组相较之下，都显示出维生素 D 不足。这就是我们要探讨的下一个重大激素失衡：低维生素 D。

◆ 低维生素 D

缺乏维生素或许是世界上最大的未确诊的健康问题。值得庆幸的是，这也是最容易修复的问题。全世界受到维生素 D 不足所影响的人将近 10 亿，根据报道，75% 的美国人缺乏维生素 D，其中有 95% 是非裔美国人。维生素 D 不足风险较高的人，包括年龄在 65 岁以上，皮肤色素天生比较暗沉，以及那些不常暴露于阳光下，或总是穿戴及涂抹防晒品的人。防晒系数（SPF）15 或以上，会减少维生素 D 的生产量达 99%。除此之外，和我一样有维生素 D 受体位置基因突变的人，又称"维生素 D 受体综合征"（Vitamin D receptor syndrome，VDRs），在维生素 D 不足上的风险也更高。这个基因的故障，代表着我们需要更多的阳光照射，或服用补充品来确保维生素 D 量保持在充足的程度。

越来越多的证据表明，维生素 D 不足与心血管疾病、癌症、失智症和自体免疫疾病，比如类风湿性关节炎、全身性红斑狼疮、炎症性肠道疾病、多发性硬化症和 1 型糖尿病等风险的升高相关联。例如，哈佛大学陈曾熙公共卫生学院的研究人员，在研究超过 80 万名芬兰女性的健康数据时发现，维生素 D 不足的女性（定义是低于 20 纳克 / 毫升），比维生素 D 在正常值内（高于 20 纳克 / 毫升）的女性，患多发性硬化症的风险高出 43%。在患有多发性硬化症的患者中，将近 60% 的患者都是维生素 D 不足。

以下症状可能就属于维生素 D 极度不足（小于 20 纳克 / 毫升）：

- 疲劳
- 全身酸痛

- 虚弱
- 经常感染

- 骨质缺乏（osteopenia）[6]
- 骨质疏松（osteoporosis）[6]

- 骨头疼痛
- 骨折

要确认自己是否维生素 D 不足的最好方法，就是验血，正式名称是"25 羟维生素 D"（25-hydroxyvitamin D,25(OH)D），或简称维生素 D 检测。

可预防并逆转慢性疾病的最佳维生素 D 值是 70 ~ 100 纳克 / 毫升。如果你有充分的日照，且有服用维生素 D 补充品，而维生素 D 值是在 50 纳克 / 毫升以下，就需要检查你的维生素 D 受体（VDR）基因状态。你可以在网上 www.23andme.com 进行基因检测，然后通过 NutraHacker.com、StrateGene.com 或 LiveWello.com 等基因解读网站，来解读所取得的原始资料。

最后一个重要的激素不足，就像维生素 D 一样，普遍可在自体免疫疾病患者身上看到：低脱氢异雄酮。

◆ **低脱氢异雄酮**

这是一种基础激素，因其保护免疫作用，以及与长寿相关闻名。脱氢异雄酮（DHEA）分泌量会在 20 岁左右时达到顶峰，之后逐年递减，到 80 岁时，会降到只有顶峰时期的 5% 或 10%。

脱氢异雄酮下降的两大显著原因是衰老和慢性疾病，而导致衰老与慢性疾病的最大因素则是炎症。当你长时间处在巨大压力之下，皮质醇量就会上升，在体内产生炎症效果。你的肾上腺负责生产皮质醇和脱氢异雄酮，但当皮质醇的需求变高，尤其是长时间处于高压状况下，你的肾上腺会枯竭，脱氢异雄酮的分泌就会受到不良影响。

皮质醇量升高与脱氢异雄酮量减少，其结果具有破坏性：免疫系统受到波及，衰老加速，出现各种健康问题的风险上升。然而一个不足为奇的现象是，在许多退化性疾病中皆可观察到低脱氢异雄酮量，包括慢性疲劳综合征、糖尿病、自体免疫疾病、阿尔茨海默病、癌症和心脏病。研究表明，低脱氢异雄酮与干燥综合征、红斑狼疮、多发性硬化症和类风湿性关节炎，都有着很强的关联性。

常见的低脱氢异雄酮迹象：

- 极度疲劳
- 感觉疼痛和虚弱
- 肌肉量减少
- 皮肤变薄
- 皮肤和眼睛干燥
- 减重困难

- 耐力与警觉性降低
- 心神不宁或抑郁
- 骨密度下降或骨质疏松
- 性欲降低
- 记忆力不佳

如果你觉得自己可能正在面对低脱氢异雄酮，就需要进行唾液皮质醇检测，来量测皮质醇和脱氢异雄酮量。

受压力驱动的多重激素失衡

住在美国的绝大多数人都在应对巨大的压力，难怪医学博士莎拉·戈特弗里德在 25 年内所接触过的 2.5 万名患者中，最大的激素失衡就是高皮质醇。莎拉医生称皮质醇是"黑暗君主"，因为它控制了其他的多数激素，包括甲状腺工作是快还是慢，胰岛素抵抗是多还是少，是否分泌性激素，雌激素是否占主导，维生素 D 受体是否能吸收循环中的维生素 D，以及是否能分泌足够的脱氢异雄酮。考虑到皮质醇在多数人生命中都占据主导地位，所以许多人会经历多重激素失衡，有时就像我一样，六种都失衡。

糖和压力，激素混乱：我的故事

我已经不记得自己的激素什么时候平衡过。在我生命中的大多数时间里，我对激素从未有过任何概念。当然也不知道我的生活方式会影响到我的激素，并导致激素失衡。事后就很容易看出我总是处于紧张状态，再加上对糖上瘾，是如何在我十几岁时就埋下了激素的苦难的根源，并持续到在更年期前期过程中折磨我。我将此归类为：迟到总比不到好。

在早期记忆中，我父亲总是为了母亲的体重而对她大吼，而我这个儿童战士，为了保护我妈妈，也对他大喊大叫。在儿童时期，我变得过度警戒，甚至忍受了很长一段时间的失眠，我很确信慢性压力是我在 19 岁时患上多发性硬化症最大的原因。即使在今天，我掌握了减压的照护方法，包括每天的冥想和运动、大量的拥抱、支持我的丈夫、一同欢笑的好友、偶尔做瑜伽，以及足够的睡眠，与压力抗争仍是我的首要任务。

至于糖，我母亲并不会购买含糖的谷片或零食，所以为了要让几乎不甜的全谷物谷片更好入口，我会加入香蕉切片，有时加入葡萄干、几大茶匙的糖或蜂蜜，然后将之全数倒进脱脂牛奶中。我有两个大碗，吃完全谷物谷片后就咕噜咕噜地喝掉变甜的牛奶。

我添加的糖量就已经达到美国心脏协会对女性每日不超过 6 茶匙（25 克）的建议用量。然而，再加上原本就含糖的谷物（18 克）、半根香蕉（7 克）、1 盎司（约 28 克）的葡萄干（17 克），以及 2 杯脱脂牛奶（24 克），糖的总量大约是 91 克，这还是在早上 8 点以前。难怪我的血糖通常超过 100，处于糖尿病前期的程度，而我相当确信自己的胰岛素值也升高了，虽然在前 30 年，没有任何人想要检查我的胰岛素值。

后来的青春期带给我沉重的打击。我的经期在 15 岁时到来，曾因为剧烈的经痛在公厕中昏倒。我经常因为过度的疼痛要向学校请 1 ~ 2 天的假，我母亲会以加热垫或加强的布洛芬（非类固醇消炎止痛药）来缓解我的疼痛。最终，我的妇产科医生敦促我使用药物来改善疼痛、不规律的经期和恶化的痤疮。

30 多岁时，我和丈夫决定不再要孩子，妇产科医生说我可以继续服用避孕药直到更年期。这位妇产科医生就是在我的检验报告上总胆固醇值 104 旁加注"太棒了！"的那一位。还记得激素是由什么构成的？——胆固醇。我产生的胆固醇几乎不足以凑足性激素，更何况是要来修复所有高皮质醇导致的炎症所造成的损害。

一直到 2010 年，当我发现自己有非乳糜泻麸质敏感时，才开始深入了解关于多发性硬化症与其他自体免疫疾病的根本原因。在这个过程中，我了解到糖、压力以及药物是如何破坏激素的体内平衡的，所以我不再服用药物，停止吃糖，并继续寻找减轻压力的方式和治疗任何未经解决的情绪苦痛的方法。

因为长期服用避孕药和一直处在压力之中，对我产生了一些不良的后果：我的性激素几乎都处在正常值的最底端，同时我的皮质醇量过高，我的甲状腺激素全部都低于正常值；脱氢异雄酮则是低于参考值范围，而脱氢异雄酮与皮质醇的比率则更低；维生素 D 量低得可怜，只有 38 纳克/毫升；再加上无法检测到我的游离睾丸素。这就解释了为什么我总是无精打采、性欲减低，以及常常感到冷。更为严重的是，虽然我的雌激素低，但它却占了主导。更年期前期带来严重的经前综合征，令人联想起青春期的情绪起伏、易怒，甚至有恶心感。

我开始与一位整体医学医生合作，他教我以一种保守的方法来平衡激素。他警告说，服用激素就像使用大榔头一样，而你真正所需的是像药草和适应原之类的微妙接触。起初，玛卡（maca）[7] 补充品神奇地为我消除了夜间盗汗的问题，但 6 周后，它们又卷土重来了。其他三种补充品对我有着显著且微妙的效果，我继续轮流使用这三种：适应原药草南非醉茄、红景天（Rhodiola rosea）[8]，加上脑部营养品磷脂酰丝氨酸（phosphatidylserine, PS）[9]。它们一起帮助我提升白天的精力，促使情绪更加平静，并改善我的睡眠。至于甲状腺，我有轻微的甲状腺功能减退，但抗体没有升高，因此不是桥本甲状腺炎。尽管如此，我尝试使用了一段时间的复合甲状腺药物，但结果是我的锌和碘不足，因此加入了这两种补充品，再加上治疗我的肠道疾病，在不需要继续服用甲状腺药物的情况下，将三碘甲状腺原氨酸提高到了足量。

虽然我的压力程度，比之前在照护年迈的双亲、管理销售团队和处理无法预期的多发性硬化症状的高峰已经减轻了很多，但我有被丈夫称为"皮质醇成瘾"的问题。我太习惯处在压力状态下，以至于不自觉地制造出刺激皮质醇的情况，比如把我的日程表填满、喝过多的咖啡，以及太快地为自己辩护。我每天都有必要停下来寻找平静的方法。这让我想到了一种神经反馈发带，我在冥想时经常戴着：Muse[10]。唧唧的鸟叫声让我知道自己是平静的，而海浪的冲击声则指出我的头脑是活跃的。久而久之，我的鸟叫声分数持续上升，海浪声逐渐消减，甚至连丈夫都说我变得更随和了。

即使我吃的都是有机食品，有时是生酮的原始人范本饮食，持续减压并补充营养品，随着更年期的到来，我开始遭受潮热、夜间盗汗以及夜间醒来的痛苦。我不再喝酒，也减少了咖啡因的摄入，但依旧有睡眠不足和不舒服的流汗情况。我做了更多的研究，最后决定与一位擅长生物同质性激素自然疗法的医生合作。我们遵循"少即是多"的方法，花了将近一年的时间才把耗尽的激素填补到刚好的需要量。对我产生效用的方法是睡前口服黄体素，每天两次的 Biest（一种雌三醇／雌二醇乳膏），以及早上一次的睾丸素乳膏与少量脱氢异雄酮的复合物。

今天，我所有的激素，甚至是皮质醇，都处在正常范围内，而维生素 D 指数也在最佳的 75 ~ 90 纳克／毫升。我现在的血糖持续在 90 纳克／毫升左右，比以前好多了，但还不够完美（最佳的空腹血糖值是 70 ~ 85 纳克／毫升）；胰岛素也是安全地在 2 微国际单位／毫升以下（最佳空腹胰岛素值是在 3 微国际单位／毫升以内）。我在饭后服用又称为维生素 B_7 的生物素，来保持血糖和胰岛素值的平衡。（研究表明，生物素可帮助髓鞘再生，对多发性硬化症患者格外有帮助。）我继续每年两次监控激素量，并在需要时进行调整。

我希望我的故事能激励你进行今天所有能做的，控制摄入糖和解决压力，好让你尽快并尽可能轻松自然地平衡激素。如果我能在处理完所有六种主要激素失衡后平衡激素，那么你也可以做到。关键是你要接受这样一种心态：激素是可以平衡的，糖尿病和慢性疾病也并非不可避免。

胆固醇对你的健康很重要

加工食物中的精制碳水化合物、糖和植物油，是导致心脏病的主要饮食元凶，而不是饱和脂肪或胆固醇。

胆固醇对脑部健康与激素水平至关重要，甚至可降低心脏病患病风险。

研究证实，较高的胆固醇量与更好的健康和更长的寿命相关。

胆固醇水平最低的国家，死亡率也很高。

一个更好的预测心脏病风险的指标是，你的高密度脂蛋白（high density lipoprotein, HDL）和总胆固醇的比率。用高密度脂蛋白水平除以总胆固醇，此百分比最好是在 24% 以上，10% 以下就是心脏病风险的明显指标。

另一个很好的预测指标是，你的甘油三酯与高密度脂蛋白比率：理想情况下，这个比例应该低于 2。

平衡激素照护方法

虽然你会想马上投入使用激素补充品，但先确定为什么你的激素会失衡，这是很有必要的。这不像去做检测，然后替换低含量的东西那么简单。你的身体太过复杂，有太多移动的部位及神秘的新陈代谢路径，让人无法挑战大自然并获胜。

就拿我来说，如果我早点服用黄体素，而不是积极地管理压力，额外的激素可能就无法产生任何作用，因为皮质醇会抑制黄体素受体。我本可以很容易地放弃黄体素，错过急需的镇静和防癌功效。一旦我解决了"压力"这个让皮质醇失衡的根本原因，恢复到正常的节奏，那么当我将黄体素加到生活中时，就可以体验到其正面的影响。

对于睾丸素低的男性来说，服用补充品无法解决根本问题，反而会导致更多的问题。如果你有胰岛素抵抗，额外的睾丸素会被转换成腹部脂肪，还会增加丰胸的雌激素。最佳的解决方法是找出低睾丸素的原因，这里所说的状况是胰岛素抵抗。所以一旦解决了胰岛素抵抗问题，睾丸素自然就上升了。

当你通过解决压力、糖和毒素，处理了三个最大的失衡，即高皮质醇、高胰岛素和高雌激素，所有的激素就会自然地趋于平衡。

第一步先考虑你经历的是哪种失衡。我建议你去做个检测，获得体内所有激素的基准线，并从其他 F.I.G.H.T.S. 篇章中，检视有哪些有益的食物和生活方式策略是与激素相关的。当你获得自己激素状态的数据，并实施了其他重要的 F.I.G.H.T.S. 策略，你可以选择试试平衡激素的药草和补充品。对需要额外帮助的人，我已加入了生物同质性激素的信息，以便你咨询专业的自然荷尔蒙疗法的医生。

步骤 1：检视激素失衡自我评估。

步骤 2：获取数据。

步骤 3：依照 F.I.G.H.T.S. 来平衡激素。

步骤 4：尝试药草与适应原。

额外步骤：考虑生物同质性激素。

步骤 1：检视激素失衡自我评估

回到"美国六大主要激素失衡"章节（第 258 页）并思考与之相关的常见症状。你会注意到有一些是重复的，比如疲劳，这对很多人来说都很寻常，也很难将之归因于任何一种失衡。你有没有特别注意到哪些类别？有没有三种或三种以上需要你常面对的症状？如果有，那么你很可能面对的正是激素的失衡。但唯一能确定的方法只有一种，那就是去做检测。要做到这一点，需要与有经验的医生合作，尤其是在辨识出与激素失衡及其症状相关模式上具有相当经验的医生。

你认为自己面对的是哪种的失衡？

• 高胰岛素

• 高皮质醇

• 雌激素占主导

• 低甲状腺

• 低维生素 D

• 低脱氢异雄酮

注意·维生素 D 不足的症状，通常是数值低到令人担忧时才会出现。即使你无任何症状，也一定要让你的医生一年为你做数次维生素 D 检测。

现在你有了假设，下一步该获取数据了。

步骤 2：获取数据

尽管你可以自行上网订购检测，但因为这是相当复杂的领域，我还是建议你与具有激素治疗经验的医生合作。有时自然疗法综合医学医生以及功能医学医师同时也专门研究激素，但并非人人如此。如果不确定，就需要询问。

如果要找到一位精通平衡激素的医生，可以考虑利用以下这些网站，使用邮政编码或州别来搜寻。有些网站还提供了进阶搜寻功能，或下拉式目录来查找专业的项目，比如女性或男性健康与老化，内分泌学、糖尿病和新陈代谢，女性失调或男性失调。其他激素的代号名称，包括"抗老化"或生物同质性激素替代治疗法"BHRT"。

◆ 找一位激素医生

www.naturopathic.org/AF_MemberDirectory

www.a4m.com/find-a-doctor.html

network.foreverhealth.com/bioidentical-hormone-doctors/search

myzrt.zrtlab.com/tools/FindProvider

如果你决定自己取得资料，可以考虑从 TrueHealthLabs.com 这类公司订购自己的检测，他们提供了与功能医学医生一对一的远端咨询。

◆ 网络上直接面对消费者的激素检验

www.truehealthlabs.com/Female-Hormones

www.mymedlab.com

www.walkinlab.com

www.canaryclub.org

www.directlabs.com

www.ultawellness.com

www.lifeextension.com

www.healthcheckusa.com

www.requestatest.com

◆ 胰岛素

有三种血液检测可以快速了解你的胰岛素与血糖状态。要注意这些都是空腹检测，在多数标准实验室如 LabCorp 和 Quest 都有提供。

检 测	最佳范围
空腹血清胰岛素（fasting serum insulin）	3 微国际单位 / 毫升或以下
空腹血清血糖（fasting serum glucose）	70 ～ 85 毫克 / 分升或更低
糖化血红蛋白（homoglobin A1c,HA1c）[①]	< 5.2

◆ 自我检测：腰围身高比

对大多数人来说，腰围身高比（waist-to-height ratio）是很好的胰道素抵抗的指标。将卷尺缠绕在你的腰部，并将卷尺底部边缘与髋骨顶端对齐。在正常呼气结束时进行测量。找一位朋友或家人来帮你测量身高。然后以身高的值除以腰围的值。你的腰围需要少于身高的一半。

腰围身高比：少于 0.5

需要注意的是，也有一些瘦的人带有胰岛素抵抗，就像我以前一样。专家称此数据为"偷肥"（TOFI），意思是"外面瘦，里面胖"（thin outside, fat inside），代表有害的内脏脂肪堆积在腹部重要器官的周围。如果你有"偷肥"的迹象，又包括了心脏病或糖尿病（1 型或 2 型）的家族病史，有轻微的啤酒肚，或正在面对很大的压力，那么你绝对需要进行上述的空腹血液检测。

◆ **皮质醇和脱氢异雄酮**

唾液皮质醇和脱氢异雄酮检测是可靠、简易的居家检测方式，可评估你一天中皮质醇的变化程度。唾液检测的是体内游离状态的激素，有别于血液检测。激素的总量包括：游离型与结合型（无生物利用度）。理想情况下，你的皮质醇在早晨醒来时是最高量，在一天中逐渐变少，到晚上睡觉时是最低量。

检测唾液皮质醇和脱氢异雄酮硫酸盐（DHEA-S 或 DS，又称硫酸脱氢异雄酮）

提供唾液检测的实验室：

• ZRT：肾上腺压力唾液（Adrenal Stress saliva）——DS 和 Cx4。

• Genova Diagnostics：肾上腺皮质压力分析（Adrenocortex Stress Profile）。

最佳范围：

• 皮质醇：3.7 ~ 9.5 纳克 / 毫升（早晨）；1.2 ~ 3.0 纳克 / 毫升（中午）；0.6 ~ 1.9 纳克 / 毫升（傍晚）；0.4 ~ 1.0 纳克 / 毫升（夜间）。

• 脱氢异雄酮硫酸盐（DHEA-S）：2 ～ 23 纳克 / 毫升。

依据年龄：

30 岁以下：6.4 ～ 18.6 纳克 / 毫升。

31 到 45 岁：3.9 ～ 11.4 纳克 / 毫升。

46 到 60 岁：2.7 ～ 8 纳克 / 毫升。

61 岁以上：2 ～ 6 纳克 / 毫升。

◆ 性激素：雌激素、黄体素、睾丸素

比起唾液或血液检测，干尿液检测是相对新颖且更全面的测量激素的方法，因为它同时可以测量雌激素的排泄情况。雌激素的新陈代谢会通过数种途径进行，包括 2- 羟雌素酮（2-hydroxyestrone）良性且可保护健康；4- 羟雌素酮（4-hydroxyestrone）和 16- 羟雌素酮（16-hydroxyestrone），这两者都可能对健康具有伤害性。如果具有保护性的第 2 型太少，而且有危险性的第 4 型和第 16 型过多，就会带来患癌症与自体免疫疾病的风险。

检测干尿液

提供干尿液检测的实验室：

• Precision Analytical 的完整激素的干尿液检测。

• ZRT 的尿液代谢物分析。

• Meridian Valley Lab 的 CompletePLUS 激素分析。

最佳范围：

请参考实验室报告中所提供的参考范围，并咨询你的医生。范围会因性别而异，雌激素（女性）会有四种参考范围：黄体期、滤泡期、排卵期，以及停经后。

◆ 甲状腺

有八种主要血液检测可检查甲状腺功能，而你需要坚持进行全面的甲状腺检查，而不是只有甲状腺刺激素的典型检测，你也可以自行订购完整检测套组。有很多的实验室如 Quest 和 LabCorp 能提供完整套组。除了完整的甲状腺套组外，你还要考虑检测营养状态，包括锌、硒和碘，这些都是最佳甲状腺功能所必要的微量矿物质。

检　测	最佳范围
甲状腺刺激素（TSH）	4 ～ 1.5 毫国际单位 / 升
游离三碘甲状腺原氨酸（Free T3）	2.3 ～ 4.2 皮克 / 毫升
游离四碘甲状腺原氨酸（Free T4）	0.8 ～ 1.8 纳克 / 分升
反三碘甲状腺原氨酸（rT3, reverse T3）	<15 纳克 / 分升 （也会以 <150 标示）
游离／反三碘甲状腺比（free T3/rT3 ratio）	> 2
甲状腺过氧化物酶抗体（thyroid peroxidase antibodies,TPOab）	<2 微升 / 毫升
甲状腺球蛋白抗体（thyroidgbulin antibodies）	<2 微升 / 毫升
铁蛋白（ferritin）	70 ～ 90 毫克 / 分升

在家自行测试	
醒来时的基础体温	36.6 ～ 37℃

在床边放一根老式汞柱体温计（水银体温计），将之摇晃到汞柱下降，然后在早上醒来时将其放到腋下约 10 分钟，再将体温记录下来。如果你的体温连续 5 个早上都低于 37℃，你就可能有甲状腺功能减退和低新陈代谢。查看"清除感染照护方法"（133 页）来寻找可帮助你提高新陈代谢的方法，并与你的医生合作解决甲状腺问题。

◆　**维生素 D**

许多医生不会定期追踪维生素 D 的状态，所以你需要主动要求或自行订购。

检测：25- 羟基维生素 D (25-hydroxyvitamin D,25(OH)D)	最佳范围
一般健康	50 ～ 70 纳克 / 毫升
预防或逆转疾病（自身免疫性疾病、癌症、心脏病）	70 ～ 100 纳克 / 毫升

如果你正在等候检测结果，或只是想马上采取行动，你可以做很多事情来帮助你的激素达到平衡。继续阅读，以检视并改变生活方式，它们可以改善你的健康状况，甚至让你为可能的激素补充做好准备。

步骤 3：依照 F.I.G.H.T.S. 来平衡激素

F.I.G.H.T.S. 策略能帮助你自然地平衡激素。如果你已经做出了一些小改变，这就会是一个快速的复习。我是"以小搏大"的忠实粉丝，所以这些技巧会帮助你同一时间尽可能平衡多种激素。

☑ **去除标准美式饮食：** 所有形式的糖、加工谷物和淀粉类碳水化合物，都会促进胰岛素抵抗。研究人员已经发现，每天摄入 0.628 千焦的添加糖（大约是一罐汽水的量），糖尿病的患病风险就会增加约 1% 。以传统方式种植的、含有农药的农产品，以及商业化养殖的肉品和乳制品，则会促进雌激素占主导。

☑ **少喝酒和咖啡：** 酒会促进雌激素占主导并提升患乳腺癌的风险。2015 年的一项研究显示，每天一杯 5 盎司（约 148 毫升）的酒，患乳腺癌的风险会增加 60%。研究已表明咖啡因会高度增加皮质醇，提高胰岛素，甚至可能会升高雌激素。一项针对 500 名女性的临床试验显示，每天饮用 500 毫克咖啡因（4 或 5 杯的咖啡）的女性比每天饮用少于 100 毫克的女性，体内多出 70% 的雌激素，通过将咖啡因减半，然后考虑只饮用水处理的有机无咖啡因咖啡，或者以咖啡因量低的绿茶或白茶，又或者是无咖啡因的花草茶替代咖啡。

☑ 吃有机蔬菜：绿叶蔬菜（如蒲公英根、羽衣甘蓝、瑞士甜菜、菠菜、芝麻叶），十字花科蔬菜（如西蓝花、菜花、卷心菜、抱子甘蓝），以及硫化物丰富的蔬菜（洋葱和大蒜），可促进健康的肝脏功能，有助于清除有害的雌激素代谢物。

☑ 食用健康的油脂：健康的油脂是必要的，也是建构激素、细胞膜和脑部健康的基础。以健康的饱和脂肪，如椰子油、澄清奶油（酥油）代替加工过的植物油，比如芥花油、玉米油、花生油、红花籽油、大豆油和葵花油，或者用取自放牧动物的油来取代植物油，并增加食用 ω-3 油脂，如野生鲑鱼油、100% 草饲动物油、亚麻籽油和核桃油。其他滋补性油脂包括：特级冷压橄榄油、大麻油、松子油（有益的 ω-6 油脂）[12]、坚果、种子和牛油果。

☑ 增加纤维质摄取量：纤维质可以喂养有益的肠道细菌，排挤掉具有伤害性的细菌，有助于优化甲状腺功能和改善胰岛素敏感性。纤维质也可减少雌激素占主导的情况，通过黏附使用后的雌激素的毒素，帮助将其安全地排出体外。目标是每天食用 40 ~ 50 克的纤维质，记得要慢慢地增加。

☑ 治愈肠道：益生菌（补充品与发酵食物）和益生元（在蔬菜、亚麻籽和奇亚籽，以及粉状补充品，如洋车前子壳、相思树和菊糖等，所找到的纤维质）有助于平衡你的微生物群，进而有助于整体激素的平衡，包括优化甲状腺功能、降低皮质醇量、增进血清素的分泌，甚至提高维生素量。如果你服用锌，考虑随每餐服用低剂量（5 或 10 毫克）的锌。

☑ **避免毒物**：我们的环境充满了雌激素废物（环境雌激素），如除草剂草脱净，会将雄性青蛙通过芳香化转变成雌性青蛙，这和造成男性"男人乳房"的过程是相同的。尽你所能让居家环境和身体远离毒素。使用环境工作组的 Skin Deep 或 Think Dirty 应用程序扫描你的化妆品，来决定保留和舍弃哪些产品。前往当地化学废弃物处理机构，清理你的所有化学化妆品、身体保养产品、家庭清洁用品和杀虫剂，以玻璃容器替代塑胶保存器皿，以不锈钢或玻璃瓶替代塑胶水瓶，并过滤你的饮用水及淋浴用水。

☑ **获得恢复性睡眠**：优先保证每晚 8 小时以上的高质量睡眠，以平衡激素，减掉多余的体重，降低自己罹患 2 型糖尿病的风险。有证据表明，慢性睡眠剥夺（chronic sleep deprivation，又称慢性睡眠不足，定义为晚间少于 7 小时的睡眠）会造成激素失衡，包括升高胰岛素量、增加夜间皮质醇量，以及增加促进饥饿感（饥饿素 / ghrelin）[13] 和食欲（瘦素）的激素量。

☑ **多动一动**：无论你选择何种形式运动，都可以帮助你平衡激素。但有一个重要提示：如果你的肾上腺素受到过高或过低皮质醇的消耗，就不要进行高强度和耐力型运动，改为温和的运动，如健走、游泳或骑自行车。瑜伽、太极或气功都有助于降低皮质醇量，减轻焦虑，并促进镇静大脑的神经传导物质 γ–氨基丁酸（gamma-Aminobutyric acid, GABA）[14] 分泌。如果你的肾上腺已经准备好了，爆发性训练（高强度间歇式训练）可以改善胰岛素敏感性和加快人类生长激素分泌。

☑ **多到户外**：尽量多到户外大自然中散步、健走或者只是坐着。特别是早晨的阳光已被证明可以帮助调节激素，支持脑部功能和情绪，帮助你在夜间睡得更好，并缓解压力反应。可能的话，光脚走在（无农药的）草地上，这样可以从与地面的接触（Earthing，又称接地）中受益。研究表明，这样做可以通过减少交感神经压力反应和增加具有治疗性的副交感神经压力反应，来降低皮质醇。

☑ 每天暂停一下：空出时间来暂停，并进入"休息和消化"的治愈状态，无论你选择用何种方式，每天只要 20 分钟，就有助于降低皮质醇和改善性激素的分泌。重温"情绪健康照护方法"（222 页），寻找可以采用的 20 分钟压力缓解策略，比如有意识的呼吸、冥想、跳舞、做瑜伽、森林浴、听舒缓的音乐，或浸泡在滴了几滴薰衣草精油的沐浴盐热水中，来帮助降低皮质醇。

◆ **进阶考虑**

考虑循环式生酮饮食：定期依循着注重蔬菜与健康油脂，少许肉类，并限制碳水化合物量的生酮饮食，会对更年期前期与更年期女性的激素平衡特别有帮助。当你限制碳水化合物食用量时，胰岛素抵抗已被证明可以完全改善或解决，雌激素量减少会使身体的脂肪降低，心血管疾病和神经退化疾病风险降低，日常精力状态稳定，饥饿感减少，情绪也变得平稳了。在展开生酮饮食前，记得先阅读第 64 页"考虑生酮饮食"要点。

实行间歇性断食：研究证实，间歇性断食（可被定义为定期不进食）具有许多健康益处，比如改善胰岛素敏感性，提高新陈代谢和精力程度，并降低糖尿病、心血管疾病、癌症、自体免疫疾病和阿尔茨海默病的患病风险。考虑每周数次在晚餐与早餐之间保留 15 小时的空档。或试着一周数次不吃晚餐，只吃早餐和午餐。

步骤 4：尝试药草与适应原

有时，有益的生活形态调整不足以平衡激素。如果你发现自己像我一样需要额外的支持，以下这些补充品已被证明是有所帮助的。

◆ 降低皮质醇

适应原

这是药草类，可帮助你的身体适应压力和平衡激素。南非醉茄（睡茄）又被称为印度人参，或许是激素适应原中的超级英雄，它有助于降低皮质醇、优化甲状腺功能，以及促进睾丸素和脱氢异雄酮分泌。在一项随机双盲辅以安慰剂控制的研究中，南非醉茄展现出提高脱氢异雄酮值和减少压力激素皮质醇达 26%。

警告·南非醉茄是一种茄科植物，如果你对茄科敏感或正处于怀孕期，就要避免使用。

剂量·1 日 2 次 500 毫克的有机南非醉茄开始，然后慢慢增加一日 2 次 3000 毫克的干南非醉茄根，或 1 毫升（约 30 滴）的酊剂滴在数盎司的水中，每天最多服用 4 次。

红景天

如果茄科植物对你而言是个问题，或你想要同时具有燃烧腹部脂肪的功效，可以选择红景天。红景天受到广泛的研究，已被证明可以成功改善与压力相关的疲劳，降低皮质醇，减少焦虑，提高精力和新陈代谢，燃烧腹部脂肪，提高智力表现，以及加强免疫功能。它经常被用于慢性疲劳综合征与纤维肌痛综合征的治疗中。

警告·如果你有双相情感障碍（bipolar spectrum，通称躁郁症）或躁狂症（manic disorder），就要避免使用。如果你正在怀孕、哺乳，或服用抗抑郁症药物，请先与医生讨论。

剂量·1日2次在餐与餐之间服用一粒500毫克的胶囊，或1毫升（约30滴）的酊剂滴在数盎司的水中，每天最多服用4次。

注意·选择有机或野生种植的红景天，已被标准化到含3%的肉桂醇甙（rosavins）[15]和1%的红景天苷（salidroside）[16]能达到最佳的效能。考虑在下午或临近傍晚时服用，以避免干扰睡眠。

磷脂酰丝氨酸

这是一种脂溶性细胞膜萃取物，可在所有细胞中找到，且最高度浓缩在脑细胞中。以磷脂酰丝氨酸当补充品，可帮助预防失智、认知能力下降和抑郁症。磷脂酰丝氨酸已被证明持续6周每天服用400毫克的剂量，可以使长期压力大的人的皮质醇量正常化。你可以找到萃取自大豆或葵花卵磷脂（lecithin）[17]的磷脂酰丝氨酸补充品，无论是哪种萃取物，记得选非转基因的。

警告·避免将磷脂酰丝氨酸和其他稀释血液的补充品或药物一起使用，如银杏、卡瓦胡椒（kava）、口服抗凝血剂和阿司匹林。

剂量·1日2次200毫克，最好搭配 ω-3 脂肪酸和食物一同服用。

◆ 降低胰岛素

小檗碱

这是一种可在数种植物中找到的黄色萃取物，包括金印草和奥勒冈葡萄根，可改善胰岛素抵抗以及血糖失调，已被证明它对2型糖尿病的功效，跟二甲双胍类（metformin）[18] 降血糖药物一样。

剂量·1 日 2 ～ 3 次跟着食物一起服用 500 毫克非转基因或是有机的小檗碱。

警告·服用时，前后 2 次要间隔至少 3 小时，因为一次服用过多的量，可能会对胃肠道产生副作用。

吡啶甲酸铬（chromium picolinate，又称铬补充剂）

它已被证实可稳定血糖，减少胰岛素抵抗，帮助降低患心血管疾病与 2 型糖尿病的风险。

剂量·1 日 2 次随餐服用 200 ～ 500 毫克的吡啶甲酸铬。

警告·铬可能会使行为或心理上的状况恶化，而且铬补充剂可能会在对铬或与皮革接触时过敏的人身上，产生过敏反应。

生物素（维生素 B$_7$）

它已被证实可改善胰岛素敏感性和血糖代谢，降低甘油三酯，以及减少低密度脂蛋白胆固醇。研究还表明，铬与生物素的组合，可以显著提高糖尿病患者的血糖摄取与脂肪代谢。

剂量·1 日 2 次与食物一同服用 2 ～ 10 毫克（2000 ～ 10000 微克）生物素。

注意·每天服用达 10 毫克的生物素，未曾产生不良副作用。

◆ 降低雌激素

二吲哚甲烷（diindolylmethane, DIM）

这是十字花科植物（如抱子甘蓝、菜花和卷心菜等）的代谢副产品，有助于促进体内雌激素的正常代谢，并有助于清除系统中多余的雌激素与环境雌激素。

剂量·标准的二吲哚甲烷剂量是每天 150 ~ 300 毫克与食物一起服用。微脂体形态（具有较好吸收力的进阶型传递方式）则以口服方式，1 日 2 次 20 ~ 25 毫克（2 ~ 4 泵），空腹服用。服用时，需要含在口中 30 秒再吞咽。

警告·在服用超过上述剂量每天 300 毫克时，有人曾出现恶心或头痛的副作用。

葡萄糖酸钙（calcium-d-glucarate, CDG）[19]

它和二吲哚甲烷一样，是通过确保有毒的雌激素代谢物不会再被吸收，来帮助身体降低雌激素。这两者合用的效果会更好。在动物身上进行的大量研究表明，葡萄糖酸钙可降低肺癌、乳腺癌、大肠癌、前列腺癌、肝癌和皮肤癌等风险。

剂量·1 日 3 次和食物一起或单独服用 500 毫克。

警告·葡萄糖酸钙可能会降低特定药物的效用，包括他汀类和乙酰胺酚。酒类也会降低葡萄糖酸钙的效用。

维生素 C（抗坏血酸）

它是维生素中的超级巨星，有多种好处，包括帮助组织的修复与再生、预防癌症、提高胰岛素敏感性、支持肾上腺素、提高黄体素量，以制衡雌激素占主导。服用 750 毫克维生素 C 的女性，黄体素量增加了 77%。

剂量·每天和食物一起或单独服用 750 ~ 5000 毫克的缓冲型[20]或抗坏血酸型维生素 C。你也可以用胶囊状或混入水中的粉末式来替代。

注意·多数维生素 C 是以玉米制成。有一些是不含玉米的种类（以木薯粉制成），瓶身必须注明"不含玉米"；否则，你可以假设它是以玉米制成。

警告·高剂量的维生素 C 会造成稀便，所以考虑服用肠道可忍受的剂量，比如减少 1000 毫克。

◆ 支持甲状腺功能

硒（selenium）

这是一种必要的微量矿物质，具有强大的抗癌效果，在甲状腺中浓度很高。它同时也是活性三碘甲状腺原氨酸（T3）的生产催化剂。在一个随机控制实验中，192 位患有桥本甲状腺炎或亚临床甲状腺功能减退症的人，每天服用 83 微克量的硒甲硫氨酸（selenomethionine）[21] 进行治疗，30% 的参与者恢复了正常的甲状腺功能，控制组则只有 3%。

剂量·每日 200 微克的硒甲硫氨酸形态。补充之前，先查看你的多种维生素中是否已含有硒。

注意·购买不含酵母的硒甲硫氨酸品牌。硒中毒的迹象，包括恶心、腹泻、皮疹，或口中有金属味道。

碘（iodine）

在甲状腺功能减退的讨论中，它是一个有争议性的元素。全世界最常见的甲状腺功能减退的原因，是饮食中不当的碘含量。研究表明，过低或过高的碘含量，都增加了桥本甲状腺炎的患病风险。我的建议是在补充碘之前，先去做碘状态检测（比如 Hakala Research 或 Doctor's Data，而不是皮肤吸收贴片检测）。如果缺碘，就和硒一起服用碘。

剂量·关键在于从低剂量慢慢开始。海藻锭每锭含有相对较低剂量（约 225 微克）的碘。如果需要较大的剂量，可以尝试补品剂。

警告·患有甲状腺功能减退或桥本甲状腺炎的人，在服用碘之后可能感觉会更糟。要确认的唯一办法，就是去做检测，然后从少量开始补充。如果觉得症状更严重，就停止服用。

锌（zinc）

它是一种全明星矿物质，在人体内具有许多重要功能，包括支持免疫系统功能和组织修复，预防过多的雌激素，提高胰岛素敏感性，以及将四碘甲状腺原氨酸转换成活性三碘甲状腺原氨酸。即使你有足够的三碘甲状腺原氨酸，如果缺了锌，甲状腺也不会发挥最佳功能。

剂量·每天和食物一起服用 30 毫克的锌加 1 毫克的铜，除非你自行做的锌测试显示出不一样的结果（参考 103 页）。在治疗及修补肠道上，每天随餐服用低剂量 5 ～ 10 毫克的锌，会比一次服用单粒 30 毫克的剂量更有效。

注意·只服用锌而不加铜，可能会造成铜的不足，所以要确保 30 毫克的锌搭配 1 毫克的铜。若处于压力下和暴露在毒素中，对锌的需求会增加。

警告·与碘一样，太多的锌会抑制甲状腺功能。过多的锌也会干扰铜的吸收，所以确保你在服用锌时，要搭配适量的铜。

◆ 提高维生素 D

当知道了自己身体的维生素 D 浓度，就要选定一个目标。一般是 50 ～ 70 纳克／毫升。要预防或逆转自体免疫疾病、癌症和心脏病等，则是 70 ～ 100 纳克／毫升。维生素 K_2 与维生素 D_3 协同合作，能确保钙被骨骼吸收，而不是进到动脉中，所以记得要两者一起服用。

每天晒太阳

如果天气良好，你能从阳光中获取维生素 D，这是最理想的。试着每天中午不擦防晒乳，去晒晒 10 ~ 30 分钟太阳，至少要晒到你的手臂和腿部。

注意·逐渐增加暴露在阳光下的时间，如果晒红了，就缩短时间。

维生素 D_3

大多数人都无法获得足量的维生素 D_3，所以需要补充。剂量需求因人而异，但许多人每天需要 5000 ~ 10000 IU。研究表明，过胖或肤色较黑的人需要更高量的维生素 D 才能达到最佳状况。

剂量·依个人需求（参考 56 页）每天服用 5000 ~ 10000 IU。在早晨和食物一起服用维生素 D_3。你可能需要花 6 个月到 1 年时间才能达到目标。记得每年要做数次检测，来监控自己的浓度。

注意·每天将维生素 D_3 和 90 微克的维生素 K_2 一起服用，最好是 MK_7 型。维生素 K_2 可在草饲动物体内和发酵食品中找到，如果你能从阳光中获取维生素 D，就考虑服用维生素 K_2 或吃富含维生素 K_2 的食物。

如果你已经很注意饮食、生活方式和补充品数个月了，却依旧感觉有激素失衡的症状，就该与精通生物同质性激素技术的医生合作了。

额外步骤：考虑生物同质性激素

如果你是 45 岁以上的女性，很可能已听过激素替代治疗法，而你也不想跟它牵扯上任何关系。这是可以理解的，但我们需要严格区分对合成的（synthetic）和生物同质性（bioidentical）的激素。

◆ 合成激素与生物同质性激素

妇女健康促进会（Women's Health Initiative, WHI）在 1993 年开始对超过 16 万名绝经后妇女进行为期 8 年的研究，调查最常见的失能、死亡，以及随更年期而来的生活质量下降的原因。此研究使用合成的雌激素"普瑞马林"（Premarin，结合雌激素，商品名，是怀孕母马尿液的萃取物），搭配或不搭配合成黄体素"普维拉"（Provera，商品名，一种黄体素替代物）。由于乳腺癌、心脏病、中风（脑卒中）和肺栓塞（肺中的血栓）风险的升高，此项研究提前 3 年突然结束。原因是这些风险的升高，与被称为"结合雌激素"（Prempro）的普瑞马林和普维拉药物组合相关。

数万名女性因此中止了她们的激素替代治疗。

另外，生物同质性激素萃取自野生山药和大豆中的植物分子，并在实验室中改造成生物同质性黄体素和生物同质性雌激素，它跟人体所分泌的激素相同。这在效能与安全性上有很大的不同，但对于无法取得专利的制药公司来说就是一个坏消息了。

生物同质性激素有许多种形式：药丸、贴片、颗粒、药锭、注射剂、乳膏和凝胶。要一一讨论各种激素的优点则超过了本书的范围，我尊重使用多种形式天然激素专家的意见，他们对何时以及如何使用每种激素都有各自的偏好和充分的理由。

我只是想提供一些要素让你来考虑，请咨询你的激素医生。我鼓励你做一点功课，再找一位精通且了解激素的医生来决定什么对你最好。

◆ 生物同质性激素可能改善自体免疫疾病

有证据表明，患有自体免疫疾病及患有阿尔茨海默病的人，一般都有激素量低下的问题。同时越来越多的证据还表明，在男性和女性恢复到最佳的激素量时，就有了抗炎症和保护免疫的作用，能够对已经患有自体免疫疾病者、寻求预防慢性疾病和认知能力下降的人有益。以下是关于服用生物同质性激素之治疗性优势的科学研究重点简介：

· 以相当于怀孕程度的雌激素和雌三醇量来治疗，会对微生物产生免疫防护效果，对多发性硬化症患者具有神经保护性。

· 类风湿性关节炎在怀孕期间和雌激素替代治疗期间容易得到改善。

· 对脱氢异雄酮硫酸盐量低，患有原发性干燥综合征的更年期后女性所做的随机双盲研究表明，在 9 个月内每天口服 50 毫克的脱氢异雄酮后，恢复了脱氢异雄酮量，且口干症状也减轻了。

· 在一项针对 450 名甲状腺功能减退患者的满意度调查中，比起只以四碘甲状腺原氨酸比如左旋甲状腺素钠（Synthroid）[22] 替代策略来说，78% 偏好以 Armour Thyroid（含有四碘甲状腺原氨酸和三碘甲状腺原氨酸的干燥甲状腺剂）治疗。

· 高量维生素 D 与较低的多发性硬化症风险相关，而根据最近的评论，最佳的血清 25- 羟基维生素 D 浓度是 75 ～ 100 纳摩尔 / 升。

◆ 生物同质性激素种类

黄体素

科学研究 · 一项针对 80377 位更年期女性进行了 12 年随访的大型研究表明，混合使用了生物同质性激素与雌激素的女性，患乳腺癌的风险显著降低。

注意 · 生物同质性黄体素通常是专家提供的唯一口服激素，口服形态的药剂会避开肝脏，而且可避免被转换成不安全代谢物的风险。

好处 · 口服生物同质性黄体素可帮助改善睡眠和焦虑，受到许多更年期女性的欢迎。

自行处理·你可在网络上和健康食品商店中找到无须处方的黄体素乳膏。确保乳膏每盎司（约 28 克）含有 450 毫克或每 1/4 茶匙含有 20 毫克符合美国药典规范的黄体素，并按照使用说明来使用。尚在经期的女性需要暂时停止使用该乳膏。

警告·不要将天然黄体素（progesterone）与合成黄体素（progestins，如普维拉）混淆，对后者的研究表明其会增加患乳腺癌和血栓的风险。

雌激素

科学研究·一项为期 5 年，对超过 900 名更年期女性的科学研究证明，使用雌三醇来治疗更年期症状是有效的。71% 的参与者完全消除了潮热症状，其他益处包括减少了抑郁情绪、健忘、注意力不集中、易怒、偏头痛和心悸等情况。

注意·与黄体素不同的是，雌激素必须由临床医生开立处方。

使用雌激素的女性，每个月至少要使用黄体素 12 天来预防子宫癌。怀孕或患有雌激素敏感癌症（如乳腺癌、卵巢癌、子宫内膜癌），胆囊、肝脏或心脏疾病，肌瘤或血栓等的女性，需要避免使用生物同质性雌激素并咨询医生。口服雌激素会增加血栓的患病风险，要尽可能避免。

睾丸素

科学研究·睾丸素已被证明可增强男性和女性的性欲，改善心脏健康，逆转骨质流失，减轻抑郁，增强认知功能，并降低患阿尔茨海默病的风险。

剂量·女性一般以 1～2 毫克的生物同质性睾丸素替代治疗乳膏，最多 5 毫克。男性则有多种生物同质性睾丸素替代治疗方式选项，比如注射剂、外用凝胶、乳膏、长效性药粒的植入，或通过颊部系统（介于口部脸颊与牙龈之间）溶解，并需与医生讨论剂量及给药方式。

警告·女性睾丸素过多的迹象，包括脸部毛发和痤疮的增多。男性睾丸素过多的迹象，包括痤疮、精子数量减少和乳房增大（此为多余的睾丸素被芳香化成雌激素的迹象）。

甲状腺

科学研究·最佳的甲状腺功能，对体内每个系统都是非常重要的。它对最佳的免疫功能、新陈代谢、脑部健康和情绪都至关重要。未经治疗的甲状腺功能减退，会增加中年妇女患心脏病和阿尔茨海默病的风险。

剂量·所有的甲状腺激素药物都是生物同质性，但许多人偏好干燥的甲状腺形式，如 Armour Thyroid、Nature Throid，以及同时含有三碘甲状腺原氨酸和四碘甲状腺原氨酸的 Westhroid。

警告·过多的甲状腺激素，会导致心悸、焦虑、感觉晃动不安、难以入眠、腹泻等甲状腺功能亢进症状。

剂量与风险·与医生讨论你的最佳剂量、禁忌和可能的风险。

脱氢异雄酮

科学研究·越来越多的证据表明，恢复到最佳的脱氢异雄酮量，有益于免疫功能，减少自体免疫症状，恢复胰岛素敏感性，改善心血管健康、骨骼健康、新陈代谢和心理健康，并支持健康的认知功能。

自行处理·脱氢异雄酮非处方药物，可直接在药店、网络及健康食品店购买。脱氢异雄酮也可经由处方取乳膏、药锭（在脸颊与牙龈间溶解），以及液体舌下滴剂中获得。

剂量·女性的口服剂量通常是每天 5 ~ 10 毫克。慢慢开始，逐渐增加，如果脸部开始长毛发或痤疮，就要把剂量减少。对于有肠道问题的女性，可以考虑外用霜或舌下给药方式。不要在晚间服用，因为脱氢异雄酮会干扰睡眠。

　　警告·男性在使用脱氢异雄酮前，应咨询激素专家，因为脱氢异雄酮会转化成多余的雌激素。女性如果罹患雌激素依赖型癌症，在使用脱氢异雄酮之前应该先咨询医生。

　　激素可能是个复杂又具挑战性的领域，但只要你了解了之后，必能有极丰富的收获。平衡激素的关键是与大自然和谐共存，并停止以不自然的元素来伤害自己，这些不自然的元素可以用两个名词来总结：压力和糖。

● 总结

五大平衡激素行动

1. **解决压力**来减少皮质醇和胰岛素浓度。每天暂停 20 分钟，优先考虑睡眠。

2. **停止吃糖**来改善你的胰岛素敏感性和免疫功能。

3. **避免毒物**出现在你的食物、水、居家和身体保养产品中，以降低你的环境雌激素负荷。

4. **知道你的激素浓度**，好让自己可以进行长时间的追踪、管理，以及优化你的激素量。

5. **考虑生物同质性激素**，特别是具有镇定性的黄体素，可以帮助平衡雌激素占主导，支持更好的睡眠，以及预防自体免疫疾病和癌症。

◆ 译注

1 生物同质性激素：与人体内所产生的激素具有相同分子结构的激素，有些取自天然资源，有些来自经过化学程序处理的化学物质，使其结构与人体激素结构一致，容易被人体细胞接受及利用。

2 芳香化：芳香酶（aromatase）也被称为"雌激素合成酶"，是雌激素合成的关键酶，在人体内能催化雄激素转化成雌激素，是停经后女性雌激素的主要来源。

3 代谢分解：又称"异化作用"（catabolism），是生物的新陈代谢途径，将分子分解成更小的单位，并氧化以释放能量的过程，或用于其他合成代谢反应释放能量的过程。

4 对羟基苯甲酸酯：是常见的有效且低成本的防腐剂，多用在化妆品及药品工业中，有时也会被用在食品添加剂里。

5 桥本氏脑病：桥本甲状腺炎罕见的并发症，属于免疫调节性疾病，特征是急性意识程度混乱、癫痫和肌痉挛。

6 骨质缺乏、骨质疏松：两者是以骨质密度的 T 值（T-score）做区分，T 值低于 -2.5 个标准差是骨质疏松，-1.0 ～ -2.5 则为骨质缺乏。

7 玛卡：又名秘鲁人参，是近年热门的壮阳保健品，具有抗疲劳、保护神经、平衡激素及改善性机能等功效，但目前相关文献较少，其效果仅有部分得到证实。

8 红景天：红景天为多年生草本植物，主要生长在海拔 1600 ～ 4000 米的高寒、干燥、缺氧、强紫外线照射、昼夜温差大的地区，具有极强的环境适应力和生命力。在西藏地区被称为藏医之宝，被当地居民用以对抗高山症、增强体力及对抗多种疾病。经证实的功效，包括消除压力、增强精力、抗抑郁症、加速减重、增加心智能力等。

9 磷脂酰丝氨酸：一般多称为"脑磷脂"，是神经细胞膜组成成分，能增加脑细胞膜的流动性与葡萄糖浓度，使脑细胞活跃，具有显著的提升短期记忆力的效果，也可以强化对自由基破坏性的抵抗力。此种脂质存在于鱼、绿色蔬菜、黄豆和米中。

10 Muse：这是一种穿戴式的大脑感应头带，通过脑波传感器测量大脑活动，所附的行动式应用程序会将脑波图信号转换为音频反馈，并通过耳机反馈给使用者。由加拿大公司 InteraXon 制作。

11 糖化血红蛋白：通常缩写为 HbA1c，是血液中的葡萄糖进入红细胞与血色素结合的产物，血中葡萄糖浓度越高，糖化血红蛋白就越高。糖化血红蛋白的测量，主要是为了确定 3 个月的平均血糖值，以作为诊断检测糖尿病。

12 ω-6 油脂：与 ω-3 一样属于多元不饱和脂肪酸，也是必需脂肪酸，必须从食物中取得，人体无法自行合成。主要功能包括保护细胞结构、调节代谢功能、促进免疫反应及促进血小板聚集（凝血）等必要功能。但摄取过量时会干扰 ω-3 的摄取，引起慢性心脏病发作、心律不齐、骨质疏松症等问题。两者最佳比例是 1:1。

13 饥饿素：又称"促生长激素释放激素"，是一种短时间作用的因子，在准备进食之前由胃部分泌，并大幅提升食物的吸收率。

14 γ-氨基丁酸：人体内天然的氨基酸，可抑制中枢神经系统过度兴奋，具有安定、促进放松、消除神经紧张、改善睡眠等作用。

15 肉桂醇甙：又称红景天素，跟红景天苷同样只存在于红景天内，被认为是一种可抗抑郁和抗焦虑的化合物。

16 红景天苷：红景天苷能够通过干扰细胞代谢、改变细胞外衣的性质，抑制肿瘤细胞增殖，同时还能够提高 T 淋巴细胞转化率和吞噬细胞活力，增强免疫力，抑制肿瘤生长等。

17 卵磷脂：是由蛋黄分离出的一种复杂磷脂混合物，常见于动物和植物组织中，是构成神经组织的重要成分。卵磷脂具有乳化和分解油脂的作用，可降低血液中的胆固醇量，对高血压和高胆固醇具有显著功效，可预防和治疗动脉硬化。

18 二甲双胍类降血糖药物：常用商品名包括库鲁化、泌乐宽、利糖平、顾糖维、伏糖乐等，是治疗 2 型糖尿病的一线药物，特别是针对超重的患者。

19 葡萄糖酸钙：是葡萄糖酸的钙盐，主要用于钙质的补充。

20 缓冲型：指添加了粉状石灰石（白云石）的抗坏血酸，形成非酸性抗坏血
　　酸，适合肠胃敏感或容易结石的人服用。

21 硒甲硫氨酸：是重要的有机硒源之一。硒甲硫氨酸是天然存在的氨基酸。

22 左旋甲状腺素钠：是左旋甲状腺素（Levothyoxine）的钠盐，左旋甲状腺
　　素也被称为"合成 T4"，是甲状腺素的合成形式，用于甲状腺疾病患者的
　　激素替代治疗。

第 **7** 章

继续前行

如果你不会飞就用跑的，不会跑就用走的，不会走就用爬的，
但无论你做什么，就是必须继续前行。

——马丁·路德·金（Martin Luther King, Jr.）

在了解为什么会发展出自体免疫疾病，以及做什么可以逆转此状况后，我们已经获得了很大的进展。让我们以最近的过去，来对照如今所知道的。

20 世纪，我们相信 DNA 就是我们的命运。父母或祖父母所带有的问题，可能也会发生在你身上。从基因的角度来看，你的健康状况基本上是注定的。如果你被诊断出患有自体免疫疾病，通常都会认为情况只会越来越糟，甚至可能缩短你的寿命。专家提出的唯一选项，就是控制你的疾病，通常使用免疫抑制类药物或类固醇，任何一种药物都有明显的副作用，讽刺的是可能发展出自体免疫疾病。此外，需要使用更多的药物，只为了处理自体免疫药物所带来的症状，这也不是一件稀罕的事。

这样冷酷的宿命论观点，会让我们责怪祖先以此来规避对自己健康状况承担责任。如果命运已经注定，又何苦去调整生活方式呢？

快速前进到 21 世纪初，研究人员的发现完全颠覆了我们对健康结果是如何发生的认知。在本书一开始，我分享了三个最大的进展：

1. 表观遗传学（环境因素如何以更好或更坏的方式影响基因表现的科学），已被证实取代了遗传学，代表我们对自己健康结果的控制比我们想象的要大得多。除了我们自己，今天的选择甚至会影响我们后代的基因表现。

2. 研究表明且美国疾病控制与预防中心也证实，环境暴露（整体环境而不是基因组）决定了我们绝大多数的健康结果。你所吃的、喝的、想的、相信的和做的，占了 90% 的风险，而你的基因只占了 10% 的风险。

3. 由哈佛大学法萨诺教授所带领的一项突破性研究，提供了逆转自体免疫疾病的公式：寻找并去除根本病因，以及治愈肠道。

　　这些发现是具有革命性的。简单来说，你的生活方式就决定了你的健康状况。这既是好消息，也是坏消息，取决于你怎么看。若你愿意检视自己的生活，并尽己所能去过更适合恢复健康的生活方式，以原始人范本饮食取代标准美式饮食，而且还包括养成习惯，比如优先考虑睡眠、多运动、少压力、多呼吸、多参加社交联结，以及经常去大自然中，你就走在恢复或预防的道路上了。在读完通过去除有害元素并拥抱有益的生活方式，最终成功改变健康状况的人们的故事和科学研究后，我希望你能分享我的热忱，有受到鼓励及被给予力量的感受，相信你自己也能办到。

　　我已经将根本原因进行了分类，并试着将之简化成有用的记忆法：F.I.G.H.T.S.，分别是食物、感染、肠道健康、激素平衡、毒素和压力。这六个领域并没有涵盖所有方面，但研究表明，它们是需要处理的最重要事项。作为一个整体，它们提供了具有全面性的策略，同时也很容易理解和实现。我相信你将会拥有大多数最需要用以治愈和达到最佳健康的内容。

　　我的治愈故事，特别适合 F.I.G.H.T.S. 的每个篇章，该故事被放在"减少毒素"篇章中，但并不代表只解决了毒素就得到了恢复。每个人都要处理 F.I.G.H.T.S. 中的多个领域，这是无法回避的。就如同你不能靠运动来摆脱糟糕的饮食习惯一样，也不能以补充品来解决埋藏的情绪创伤或在疯狂的压力下治疗肠道疾病一样。

　　让我们以我恢复健康的旅程为例，来重温所有的 F.I.G.H.T.S. 项目。

　　食物：2010 年 11 月，我去除了麸质，就再也没有出现过任何多发性硬化症症状（磁振造影确认了我脑中病灶的减少或完全消失），尽管曾经有六位神经科医生跟我说："你已无能为力。"从我不吃谷物、乳制品和糖，并开始吃绿叶蔬菜，采取原始人范本饮食和适度的生酮饮食后，我的炎症指数全都改善了。我每天都实行间歇性断食，限制在 6 ～ 8 小时进食，经常一天只吃两餐：早午餐和晚餐。我通常在下午 6 点或 8 点半结束进食，好让我的身体能在睡眠中修复，不会因消化而分心。

肠道：在知道自己有非乳糜泻麸质敏感性后，我开始严格遵循 5R 肠道恢复计划，进行 30 天美食假期，每天服用益生菌 1 ~ 2 次，随餐服用胰脏酵素，常吃发酵过的食物，经常使用澄清奶油、MCT 油和椰子油，饮用骨汤，慢慢添加益生元纤维质，并一起服用锌、ω-3 类，以及维生素 A、维生素 C 和维生素 E 类的抗氧化剂等补充品。我继续遵循大部分的 5R 疗法，作为日常的一部分。

感染：我的感染清除历程包括减少肠道中的念珠菌负担，并解决了口腔中 4 颗智齿处的空腔。通过限制淀粉类碳水化合物，加入更好的油脂，在大多数日子进行间歇性断食，做更多的高强度间歇式训练，并洗冷水澡（至少在洗澡的最后一分钟用冷水），来加速新陈代谢。通过养成营养丰富的生活习惯，比如优先考虑睡眠，花更多的时间在大自然中，轮流使用草药和其他自然植物疗法（如小檗碱、单月桂酸甘油酯和苦艾），我就能减轻免疫系统的负担，降低我的感染负荷。

毒素：我和丈夫所做的第一件事就是全部购买有机食物。我们以玻璃容器取代塑料保存容器，过滤我们的洗澡（淋浴和泡澡）用水，并开始饮用存放在 3 加仑（约 11 升）藤罩保护大玻璃瓶中的泉水或过滤水。无香味的环保和生物清洁产品和有机肥皂取代了所有化学成分的家用和身体用品，而且我还将化学制的化妆品换成无毒的种类。为了排毒，我以谷胱甘肽、ω-3 类和排泄配方，来保持排毒路径的畅通。之后，我把口腔中的银汞填料安全地移除并用复合材料来代替。由于我体内有高剂量的汞，所以继续限制食用鱼类。我每周会进行数次远红外线桑拿，并服用由绿藻、香菜、皂土（bentonite clay）[1] 和活性炭组成的黏合剂鸡尾酒，安全且温和地持续降低重金属负载。

压力：自从我被诊断出多发性硬化症后，实验了多种减轻压力的方法，其中有五种脱颖而出。最有效的是积极主动地臣服于我的压力源（通过制作"压力臣服表"，并决定如何处理每个感知到的压力源），使用神经反馈装置进行每日冥想，练习原谅与感恩，在大自然中活动，与好友、家人一起尽可能地经常大笑。积极主动地减轻压力，一直是我预防多发性硬化症复发或任何其他疾病的首要任务。

激素：不再吃糖，停止服用避孕药和减轻压力程度，帮助我将激素恢复到平衡状态。但因我多年活在失衡状态下，需要额外的支持，我在生物同质性激素的保守方法下找到答案。通过补充少量的生物等级 Biest 乳膏、脱氢异雄酮、睾丸素和黄体素，我终于找到了一种我以前从未经历过的激素平衡。

当然，在每项的重点上我们可能都不一样，那也没关系。我们的目标并不是模仿书中呈现的每个治愈故事，而是把它们作为动力，带领你找到恢复平衡与健康的道路。重点是去**找到并消除炎症与失衡的来源**。福基丹尼医生有句有用且让人牢记在心的咒语——**侦测，去除，修复！**

幸运的是，正如你可能已经发现的，这里有一些基本的出发点几乎适用于所有人：

☑ 以有机蔬菜、100% 草饲（放牧）动物肉品、野生小型鱼类和滋养性油脂饮食，来取代标准美式饮食。

☑ 以优质补充品使富含营养食物的饮食更加完善，来补充营养的不足。

☑ 去除炎症性元素，如毒素，包括过度使用抗生素和其他药物，以及会感染和伤害肠道、促进炎症和影响自体免疫状态的标准美式饮食。

☑ 解决孩童时期的创伤，采取放松练习，让你可以用来转换总是开启的战斗或逃跑状态，进入平静且具有治愈性的"休息和整理"模式。

☑ 接受基础的元素，比如有一个可以支持你获得 8 小时以上睡眠的就寝时间。找个方法让自己一整天可以保持活动，暂停下来做缓慢的呼吸或冥想，就算只有 5 分钟也好，尽可能减少或避免暴露于电磁辐射（电磁波）的有害影响中，积极地加深与他人的联结。不妨找一个伙伴加入你找回活力的路程，让过程更加好玩。

尽管我不断说你要与一位自体免疫专家合作，但我能提供的首选建议是去做你立即就能做的事。创造健康最重要的就是简单、直截了当且价格合理。如果你仍因有机食物的成本而继续拖延，就想想当你降低毒素负荷后，所能避免的看诊、药物和医疗过程的更高成本。

增强自体免疫六大建议

1. 去除食物中的谷类、乳制品和糖。

2. 购买有机和 100% 草饲食物（肉类和蛋），并避免"12 大肮脏"水果和蔬菜，环境工作组每年都会在网站上更新（www.ewg.org/foodnews/list.php# .WrLyAq2ZP-Y.）。

3. 每天吃各类色彩和纤维质丰富的蔬菜。

4. 为自己设定就寝时间，最好是在晚上 10 点，并尽可能取得恢复性睡眠。遵循睡眠卫生指导原则，比如完全黑暗、晚间避免蓝光，以及在夜间使用红色灯光。

5. 用绿色环保和对身体有益的产品取代化学清洁剂和化妆品。这包括使用无香料的洗衣产品和抛弃式干衣纸（dryer sheets）[2]，选用无毒类别或可重复使用的羊毛球[3]。

6. 尽你所能减轻压力。觉得自己没有时间吗？那就一天数次练习深层腹式呼吸，将一只手放在心上，一只手放在腹部。把这 5 分钟甚至是 1 分钟的安静，当作送给自己的礼物。花数分钟试试情绪释放技巧（轻拍），来帮助自己快速地进入放松反应中。

回顾海曼医生的演说，我们可以更进一步将之简化：去除导致失衡的因素，再加入能促进平衡的因素。

下一步该怎么做？

在看了这么多信息之后，你可能会疑惑接下来自己要怎么做？我会说，这取决于你现在的处境和你的感觉如何。由于每个人的状况都不同，让我们来分析一下哪个类别最适合你。

◆ 超有动力的主动者

如果你是那种受到充分刺激且已经开始进行改变的类型，或许你已清空食物储藏室，处理掉化学制的清洁用品和化妆品，也进入了 30 天美食假期。我只想对你说，做得太好了！保持下去并维持积极前行的动力。

接下来·你可以考虑组成一个团队来支持你，或加入当地的社区团体，如 Meetup.com 小组，他们定期聚会，讨论用食物和其他支持性的自我护理元素来治愈自己。继续教育自己，尝试有营养的生活方式，并寻求支持，在你恢复健康活力的道路上协助你。如果你在这条路上遇到了困难，向曾经经历过且恢复健康的人寻求帮助是最好的。要保持最佳健康状态，远离让你停留在炎症和免疫力低下状态的因素。如果你正在进行 F.I.G.H.T.S.，就继续保持。很快，你就会拥有自己的治愈故事，可以跟 BeatAutoimmune.com 群组分享。

◆ 完全不知所措者

要吸收的内容很多，你甚至不知道要从何处着手。虽然从食物开始很合理，但你仍无法彻底放弃糖，哪怕只是 1 个月。首先深呼吸，你做得到的。也许你更喜欢循序渐进的方法，也希望能得到更多的支持和指导。没关系！我的建议是重温前面六大逆转自体免疫的动作，然后问自己愿意尝试哪一种。中国哲学家老子提供了合理的建议："合抱之木，生于毫末。九层之台，起于累土。千里之行，始于足下。"

接下来·如果一下子放弃所有的糖，听起来确实令人生畏，那就采用循序渐进的方法，先从断绝含糖饮料开始，如果汁、汽水、加糖的茶或能量饮料。（也要停喝所谓的无糖饮料 diet drinks。"无糖 diet"是人工甜味剂的代码，具有神经毒性，而且很讽刺的是，它会促使体重增加。）选用对你好的健康饮品来取代，你就不会觉得受到了剥削。何不以柠檬或未加甜味的蔓越莓果汁和甜菊，自行制作加味水（当然是要用过滤水）？何不制作添加去皮有机黄瓜薄片的矿泉水，倒进玻璃水壶内，存放于冰箱中？重点是找到你能享受的健康替代品，并找到让你感觉舒适的节奏。当你的味蕾得到调整后，汽水可能就没有那么好喝了。

当你的饮食有所改变，要注意自己的感受和睡眠状况。你的身体一定会觉得舒服了一些，也有了更多的精力，接着自然地你就会想要多动一动。买个计步器如何？找个伙伴一起散步如何？不要忘了庆祝你所采取的积极行动，并将之写入你的感恩日记中。还记得玛莉·鲁迪克吗？她承受着 12 种疾病带来的疼痛之苦，仍每晚坚持撰写感恩日记。有一段时间，玛莉能做到的最多只是在固定自行车上运动 30 秒，但她养成了哪怕是最微小的事情都心存感激并记录下来的习惯。通过记录自己的微小进步，慢慢地建立起了她所需要的动力，并达到更高程度的治愈和健康活力。

换句话说，就算是最小的收获，也是在朝着正确方向的步骤迈进。如果你喜欢在疗愈过程中有位伙伴，或许可以从雇用一位功能医学健康教练中受益：他能够帮助你预设健康的未来，能够激励你，让你为自己负责，但不带评断，并帮助你养成健康的生活习惯（可以上 www.functionalmedicinecoaching.org/find-a-coach 去寻找）。无论你怎么开始，都要对自己有怜悯心，持续学习，当你准备好了，就做你能做的事情。不断问自己：我现在可以朝更光明的未来迈出哪一小步？

◆　健康专业人士

如果你是一位经验丰富的自体免疫疾病患者，这对你来说只算是复习。或许你已经进行了很长一段时间的治疗，也可能完成了整套的 F.I.G.H.T.S. 至少一次，去除了致炎性元素并添加了营养成分。吃绿叶蔬菜、原始人饮食，有时进行生酮饮食。你已治愈了肠道，清除一种或两种潜伏的肠道感染。大部分时间都在运动锻炼，服用高质量的补充品，并每日实施压力减轻和感恩练习。甚至可能在使用生物同质性激素，但依然感觉没有达到优化。或许你会怀疑，我到底错过了什么？首先，要知道你并不孤单，我自己就曾在这个阶段挣扎了好几年，甚至是在我逆转了多发性硬化症之后。因为我一直在不断地追求最佳的健康状况，我不愿意只接受"感觉相当好"这样的状况。

接下来·我要告诉你的是，当你知道充满活力的健康是可能的时候，就绝对不要停止寻找答案或甘于接受"觉得还好"的状态。每个结果都有其原因，你只是还没有发现属于你的原因而已。凭借你所有的经验、知识和决心，或许你会喜欢成为健康教练，或找到某种方法来使你宝贵的知识为他人服务。不管如何，绝对不要放弃。

换你了

对那些寻求治愈的人，我留下两个问题给你们：

1. 为什么你认为自己有自体免疫疾病？

2. 现在你会做些什么来解决这个问题？

对那些在预防道路上寻求最佳健康的人，我也提供两个问题给你们：

1. 你生活中的哪些方面需要更好的平衡？

2. 今天你会做什么，来达到最佳的健康和幸福状态？

◆ 译注

1 皂土：又称膨润土或蒙脱土，是硅酸铝黏土吸收剂，主要由蒙脱石（montmorillonite）构成。在医学上被当作膨胀型泻药（吸水膨胀后可刺激肠蠕动而排便）、皮肤科配方，或因其吸附性而被当作干燥剂使用，且符合美国食品药物管理局的标准。

2 干衣纸：使用干衣机时所用的纸，一般具有抗静电及柔软衣物等作用，带有香味。

3 羊毛球：放入干衣机中使用，能吸附衣服上的毛、线头，使衣物蓬松，并缩短烘干时间。

30 天美食假期食谱

所有的食谱都是源于自体免疫原始人饮食（autoimmune Paleo,AIP），换言之，就是没有谷类（和麸质）、乳制品、糖、巧克力、咖啡因、蛋类、大豆、玉米、坚果、种子和茄类（茄科，如西红柿、胡椒、茄子、白肉马铃薯和枸杞）。可进入 BeatAutoimmune.com/Receipes 自行查看。

茶和果昔

蒲公英肝排毒茶
椰奶茶
黄金拿铁
莓果绿叶果昔
生酮椰子果昔

零食

抱子甘蓝脆片
咖喱椰子脆片
肝酱
牛油果酱

肉类

辣牛肉"塔可"（墨西哥风味的玉米饼）
泰式鸡肉香肠肉饼
火鸡肉丸与菜蓟心
烤全鸡
咖喱鸡肉
多汁野牛肉汉堡

鱼类

柠檬大蒜罗非鱼
百里香烤鳕鱼

牛油果镶鲑鱼

汤品和炖菜

自制骨汤

活力四射蔬菜汤

椰子鲑鱼巧达浓汤

营养丰富的炖牛肉

沙拉酱和调味料

琳达的无西红柿调味料

日常沙拉酱

蔬菜类

春季发酵蔬菜

凉拌紫甘蓝丝

菜花"饭"

节瓜"意大利面"佐绿色哈里

萨辣酱

七彩烤根茎菜

按摩羽衣甘蓝沙拉

简易炒蔬菜

甜点

生酮肉桂炸弹

生酮小豆蔻卡仕达酱

椰子奶油

其他

自制椰奶

如果想要降低炎症和减少你的毒素负荷，就需要确保尽可能多地使用有机成分。许多超市，包括 Trader Joe's、Costco 和 Walmart 都因为消费者要求干净的农产品，而扩充有机产品区。许多商店提供自家的有机品牌，价格相对会便宜一点。对那些不住在能提供有机商品商店或农贸市场附近的人，可以参考 www.EWG.org 的"15 大干净列表"和"12 大肮脏列表"，来确保自己能做到最好。

◆茶和果昔◆

这些茶和果昔会保护你的肝脏，滋养你的肠道，缓解炎症，并帮助你戒除咖啡因。如果你决定进行间歇性断食，代表断食时间内不能摄取热量，可选择白茶、绿茶、红茶或花草茶，比如蒲公英肝排毒茶。要到进食时间时，才能食用椰奶、MCT 油、胶原蛋白和果昔。

蒲公英肝排毒茶

＊转载自《排毒抗炎，重设身体的 21 天计划》（*Eating Clean: The 21-Day Plan to Detox Fight inflammation and Reset Your Body*），许可得自作者艾米·瓦尔波内（整体健康顾问，美国瘦身医师协会，美国无毒品协会执业医师）。

❧ 分量：1 份

❧ 材料

2 杯水　　　　　　　　　　　　　　2 包烤过的蒲公英根茶包

1/2 小匙小豆蔻粉　　　　　　　　　1 根肉桂棒

现榨柠檬汁（取其口味，非必要）　　甜菊（享用时使用，非必要）

❧ 做法

1. 将水、茶包、小豆蔻和肉桂棒放入小锅中，加盖煮开。

2. 转至小火慢煮 15 分钟。

3. 倒入大马克杯，可依个人喜好添加柠檬汁和甜菊享用。

注意·原来的食谱以蜂蜜为甜味剂。在这段时间我以甜菊来取代。

椰奶茶

＊由吉尔·卡纳汉提供

❧ 分量：1 份

❧ 材料

4 盎司（约 118 毫升）水　　　　　　4 盎司（约 118 毫升）椰奶

1～2 小匙木糖醇或整片甜菊叶　　　　1 袋无咖啡因茶包

❧ 做法

1. 将水与椰奶煮开后，倒入马克杯中。

2. 浸泡茶包 3 ～ 5 分钟。

3. 加入木糖醇或甜菊，搅拌后享用。

非必要： 可以像吉尔医生一样加一点肉桂。

黄金拿铁

＊由帕尔默·基波拉提供

🍃 分量：1 份

🍃 材料

1 杯全脂椰奶

1 小匙现磨碎的姜黄根，或 1.5 小匙姜黄根粉

1 小匙磨碎的新鲜姜根，或 1 小匙姜粉（非必要）

1 ～ 2 小匙 MCT 油或椰子油

以甜菊调味（先以数滴开始，再依喜好增加）

1 小撮肉桂或肉豆蔻粉（非必要）

1 小匙草饲动物之胶原蛋白粉（非必要）

🍃 变化版

可以使用南非国宝香料奶茶（Masala rooibos chai），或无咖啡因的煎茶或绿茶、抹茶粉，来取代姜黄。

🍃 做法

1. 在锅中加热椰奶，注意不要煮开。

2. 加入姜黄（和姜），搅拌后炖煮约 5 分钟。

3. 添加 MCT 油或椰子油、胶原蛋白粉和甜菊调味。以打蛋器搅打，或使用手持搅拌器来制作发泡饮料。

🍃 替代方式

要制作泡沫丰厚且混合良好的拿铁，可用高速搅拌机来取代打蛋器或手持搅拌器。

莓果绿叶果昔

＊由米歇尔·科里提供

- 分量：1 份

- 材料

1 杯无糖椰奶

1～2 勺香草低过敏原蛋白粉、胶原蛋白或疾病用特殊营养食品（medical food）

1 杯混合莓果，包括黑莓、蓝莓和覆盆子

1 杯切碎的蒲公英叶或菠菜

1 小匙椰子油

甜菊（非必要，可用来添加甜味））

- 做法

将所有材料加入搅拌机中搅拌成果昔。

生酮椰子果昔

＊由玛莉·鲁迪克提供

- 分量：1 份

- 材料

1/2 个牛油果

1/2～1 杯椰奶（最好提前在冰箱中放置一夜）

1 大匙 MCT 油

1～2 勺胶原蛋白粉

1 小匙香草或 1/4 杯冷冻莓果（非必要）

2～4 大匙水（非必要，需改善口感时再加）

1/2～1 杯冰（非必要）

- 做法

将所有材料混合，搅拌到呈奶油状即可。

◆零食◆

享受营养丰富的洋芋片和莎莎酱替代品。

抱子甘蓝脆片

＊由吉尔·卡纳汉提供

❧ 材料

2 杯 2 磅（约 907 克）抱子甘蓝的叶子（外侧的）

2 大匙融化的澄清奶油

以犹太盐调味

柠檬皮（非必要）

❧ 做法

1. 预热烤箱到 350°F（约 177℃）。

2. 在大碗中混合菜叶、澄清奶油和盐。

3. 在两个大烤盘上铺烤盘纸，将菜叶均匀地铺在每个烤盘上。

4. 每盘烤 8～10 分钟，或直到菜叶变脆，边缘变成褐色（小心不要烧焦）。刨一些柠檬皮细丝在脆片上（非必要）。

咖喱椰子脆片

＊由玛莉·鲁迪克提供

❧ 材料

2～3 个熟椰子，或 1 袋无糖椰子薄片

1 大匙咖喱粉

2 个莱姆，以海盐调味

❧ 做法

1. 打开椰子并将椰肉挖出。

2. 使用蔬菜削皮器，将椰肉削成条状。

3. 将椰肉条或椰子片放入碗中，与莱姆汁一起搅拌。

4. 将咖喱粉撒在椰肉条上，并添加盐以增加风味。

5. 把椰肉条放入食物干燥机，脱水干燥 2～3 天。或将之置入烤箱中，以最低温度烘烤到呈金黄色及松脆，确保不要烧焦。

6. 在密封保存盒中可存放数周。

肝酱

＊由玛莉·鲁迪克提供

❧ 分量：8 份

❧ 材料

1 磅（约 454 克）草饲牛肝	1 杯柠檬汁
1/2 杯澄清奶油	1 杯切碎的黄洋葱
2 小匙剁碎的大蒜末	2 片月桂叶（非必要）
1 大匙百里香	1/2 小匙海盐

❧ 做法

1. 将牛肝浸泡在柠檬汁中 2 小时，将水分沥净。

2. 在平底锅中，以中火融化 4 大匙的澄清奶油。

3. 加入洋葱烹煮，搅拌到其软化，约需 3 分钟。

4. 加入大蒜末烹煮直到散发香味，约需 30 秒。

5. 加入牛肝、月桂叶、百里香和海盐烹煮，搅拌到牛肝的外观呈褐色，但内部仍稍带粉红色，约 5 分钟。

6. 从炉上移开，静置到微凉。

7. 丢掉月桂叶。

8. 在料理机中将煮好的牛肝磨成泥。以小匙慢慢地加入剩余的澄清奶油，搅打混合。

9. 将肝酱分成两份。放入保存容器中，一份冷冻，另一份冷藏。

注意·原来的食谱要求加入 2 小匙的胡椒籽，但我在 30 天美食假期中省略了胡椒。

玛莉常建议客户每天吃一匙肝酱。她说如果不喜欢肝，可以将生肝切成小块冷冻存放，再以"肝药丸"形式与食物一起吞食，来获取维生素 A、维生素 B 族和锌。

牛油果酱

＊由玛莉·鲁迪克提供

❥ 分量：4 份

❥ 材料

3 个熟牛油果，切开、去核、剥皮   2 个莱姆的果汁

1/2 小匙海盐   1/2 个中型洋葱

1/4 杯切碎的香菜   3 瓣大蒜，剁碎

❥ 做法

1. 在大碗中放入牛油果与莱姆汁。

2. 搅拌到牛油果沾满莱姆汁后，将其他材料混入，捣成泥状。

3. 在常温下静置 1 小时，之后可加海盐调味。

4. 可搭配生菜（如芹菜、黄瓜、豆薯），用大匙挖着吃，可加入辣牛肉"塔可"，或加在多汁野牛肉汉堡上。

注意·加盖保存于冰箱，以防过快变成褐色。最好在两天内食用完毕。

◆肉类◆

毫无疑问，缺了蛋、乳制品、坚果或种子，让准备吃典型的美式早餐更具有挑战性。你可以遵循 30 天美食假期的原则：吃剩菜当早餐！或像我一样，实行间歇性断食（在断食期间不摄取热量），把早午餐或午餐当作第一餐。当购买禽肉时，记得"有机"只代表鸡和火鸡是以"素食"喂养的，包括了有机或非转基因的玉米、大豆及其他谷物。要注意选用不是以玉米、大豆和谷类饲养的鸡或火鸡。

辣牛肉"塔可"

＊由帕尔默·基波拉提供

❥ 分量：2～4份

❥ 材料

1磅（约454克）100%草饲牛肉馅（或以放牧火鸡、鸡、野牛或羔羊肉馅替代）

1/2个洋葱，切丁

1～2大匙小茴香（孜然）

1～2小匙香菜粉

1杯切碎的绿色蔬菜（菠菜、羽衣甘蓝、蒲公英叶、甜菜头或瑞士甜菜）

2大匙切碎的香菜

1个牛油果，切片（或牛油果酱）

紫甘蓝刨丝或大葱切碎（非必要）

海盐和莱姆汁（调味用）

1大颗红叶或绿叶生菜（莴苣）的菜叶，当作塔可饼，以澄清奶油料理

❥ 做法

1. 以中火在大平底锅加热澄清奶油，以澄清奶油煎洋葱几分钟，使其软化。

2. 加入牛肉、小茴香和香菜粉，煎5～10分钟，直到牛肉煮熟而非煮干。

3. 在牛肉快煮好时加入绿色蔬菜，然后煮到刚好柔软。

4. 舀出塔可混料，放入生菜叶中，加上牛油果（或牛油果酱）、切碎的香菜、紫甘蓝、大葱，挤一点莱姆汁和盐调味。

泰式鸡肉香肠肉饼

＊由玛莉·鲁迪克提供

❥ 分量：8片肉饼

❥ 材料

2磅（约907克）放牧鸡腿肉馅（或放牧火鸡）

1杯剁碎的洋葱	1滴液体甜菊
2小匙海盐	1/4杯新鲜罗勒
1/4杯新鲜薄荷	1/4杯新鲜香菜

2 大匙剁碎的生姜，以澄清奶油料理

> **做法**

1. 在碗中用手充分混合所有材料，并捏塑出 8 片肉饼。

2. 在大锅中预热足够的澄清奶油。

3. 放入肉饼，煎到一面呈褐色，再翻面煎到另一面也呈褐色。可能需要分次煎肉饼。一定要确认肉饼中间部分都熟了。你可以将冷却的肉饼以烤盘纸分隔开并冷冻起来。要加热时，从冷冻室取出需要的肉饼，以煎锅或使用烤箱加热即可。

其他选项·把肉饼放在涂过油的烤板上，放进烤箱，以 375°F（约 191℃）烘烤 10 分钟，然后翻面再烤 10 分钟。

火鸡肉丸与菜蓟心

＊由琳达·克拉克提供

> **分量：** 约 18 颗肉丸

> **材料**

1 磅（约 454 克）火鸡肉馅	1 罐菜蓟心（非转基因）
1 颗切细碎的洋葱	4 大匙新鲜罗勒
1 小匙椰子油	以海盐调味

> **做法**

1. 烤箱预热至 350°F（约 177℃）。

2. 在平底锅中倒入椰子油。

3. 以中火微煎菜蓟心和洋葱。

4. 将锅从炉灶上移开冷却。

5. 在大碗中混合火鸡肉馅、菜蓟心、洋葱、罗勒和海盐，捏成肉丸（约 18 颗）。

6. 放在涂油的烤盘上，烘烤 15 ~ 20 分钟，或直到彻底烤熟。

可以试着在南瓜或节瓜"意大利面"（以南瓜或节瓜制成的面条）上，搭配琳达的无西红柿调味料（331 页）。也可以试着将火鸡肉丸搭配牛油果酱，放在生菜杯中。

烤全鸡

＊由帕尔默·基波拉提供

❥ **分量**：4 份（剩菜可放在鸡肉咖喱或鸡肉塔可中使用）

❥ **材料**

1 只适合油炸的放牧全鸡（2 千克以内）

1 个大洋葱，切成大块

10 ～ 20 瓣未剥皮的大蒜（根据你对烤大蒜的喜好程度而定）

1 把新鲜或干燥的香草（如百里香、迷迭香、奥勒冈）

大块蔬菜，如防风草、胡萝卜或甜菜（非必要）

1 小匙海盐

1 大匙草饲澄清奶油

1/2 杯过滤水

❥ **做法**

1. 预热烤箱到 400° F（约 204℃）。

2. 将鸡放置在一个 9×13 英寸（约 23×33 厘米）的玻璃或陶瓷烤盘中。

3. 将洋葱、大蒜、香草和其他蔬菜，分散环绕在鸡的周围。

4. 在全鸡上撒大量的粗海盐和干香草，加一点澄清奶油。

5. 在烤盘中加入半杯水。

6. 将鸡置入烤箱以 400° F（约 204℃）烘烤 10 分钟，使肉汁封在肉中，接着降温到 325° F（约 163℃），再烤 60 ～ 90 分钟。如果你使用食物温度计，就要等到鸡胸或鸡腿最厚的部分内部达到 165° F ～ 180° F（74℃～ 82℃）。

7. 先静置 10 分钟，让肉汁进一步渗入肉中，再切开。

8. 将锅中的汤汁保留下来，加到骨汤中，或倒在鸡肉和蔬菜上。

9. 保留鸡骨架来制作高汤或骨汤。

10. 鸡肉可与菜心饭或炒蔬菜一起享用。

快速咖喱鸡肉

＊转载自《现在就打败糖瘾！烹饪书》（*Beat Sugar Addiction Now! Cookbook*），许可得自作者雅各布·泰特尔鲍姆

❧ 分量：5 份材料

❧ 材料

1 大匙特级冷压橄榄油（分两次使用）

3～4 瓣大蒜，剁碎

1 个切碎的大洋葱

1.5 磅（约 680 克）无骨去皮鸡胸肉（或剩下的烤鸡），切成方块

1.5 杯鸡高汤或鸡肉汤

1 罐椰奶

2～4 小匙咖喱粉

1～2 小匙姜粉

❧ 做法

1. 将一半的油量以中火在汤锅中加热。

2. 炒大蒜和洋葱 5～10 分钟。

3. 加入剩下的油，并将鸡肉炒到熟透。

4. 在大蒜洋葱混料中，加入鸡肉汤、椰奶和煮熟的鸡肉。

5. 加入咖喱和姜粉调味。

6. 炖煮到味道融合且酱料完全加热，需要约 10 分钟。

7. 与菜花饭或炒蔬菜一起享用。

注意·本食谱将胡萝卜和豆子从原来的食谱中删除。西蓝花和菜花是与咖喱搭配的好材料。

多汁野牛肉汉堡

＊由帕尔默·基波拉提供

❧ 分量：4～6 份材料

❧ 材料

2 磅（约 907 克）野牛肉馅　　　　　　2 大匙营养酵母片

1.5 小匙盐　　　　　　　　　　1 小匙干洋葱片或洋葱粉

1 大片红叶或绿叶生菜（莴苣）的菜叶，来当作汉堡的"圆面包"。

以澄清奶油或牛油果油料理

❥　非必要配料

少许炒洋葱、少许炒蘑菇、牛油果切片

❥　做法

1. 如果你以洋葱和蘑菇当配料，先将它们分别以澄清奶油炒一下。在烹煮汉堡时，将之放在烤箱中保温。

2. 在碗中，混合野牛肉馅、酵母片、洋葱片和盐，再分成 6 块肉饼。

3. 先预热烤箱，或在火炉上使用烤锅，以澄清奶油或牛油果油料理。

4. 以你偏爱的熟度，汉堡每面烤 3 ～ 5 分钟。

5. 将汉堡放在生菜叶"圆面包"中，加上蘑菇、洋葱、牛油果和海盐调味。

可搭配按摩羽衣甘蓝沙拉（335 页）、抱子甘蓝脆片（316 页）或凉拌紫甘蓝丝（332 页）一起享用。

＊向开创出令人赞赏的原版野牛肉汉堡的加州圣塔莫尼卡（Santa Monica）True Food Kitchen 致敬。

◆ 鱼类 ◆

确认你食用的鱼和海鲜是野生捕获，而非养殖的。你不会想吃到养殖鲑鱼体内的转基因玉米和大豆！

柠檬大蒜罗非鱼

＊由帕尔默·基波拉提供

❥　分量：4 份材料

❥　材料

4 片罗非鱼片或任何白肉鱼片（鳕鱼、比目鱼或鲈鱼）

1/4 杯澄清奶油　　　　　　　　4 瓣大蒜，剁碎

1 个柠檬的汁和皮

剁碎的新鲜欧芹（装饰用）　柠檬角（装盘用）

调味用海盐

❧ 做法

1. 以海盐为鱼片调味。

2. 以中火加热大平底锅。

3. 在锅中加入澄清奶油、大蒜、柠檬汁和柠檬皮，等待澄清奶油融化，其间偶尔搅拌一下。

4. 澄清奶油融化后，将鱼片放入锅中，两面都要煎。依鱼排的厚度，每面煎 2～3 分钟。烹煮时，以澄清奶油酱汁涂抹于鱼片上。

5. 装盘时，加入新鲜欧芹和柠檬角。

百里香烤鳕鱼

＊由马克·海曼提供

❧ 分量：4 份材料

❧ 材料

1.5 磅（约 680 克）的鳕鱼片　　1 大匙特级冷压橄榄油

1 小匙新鲜百里香　　　　　　　1/2 小匙海盐

1/4 小匙洋葱粉

❧ 做法

1. 将烤箱预热到 375° F（约 191℃）。

2. 将鳕鱼片切成 5 盎司（约 142 克）的小片，或请鱼贩帮你处理。

3. 将橄榄油、百里香、盐和洋葱粉放入碗中混合。

4. 在烤盘上涂抹或喷洒橄榄油以防沾黏（或铺上烘焙纸）。将鱼片放在烤盘上，均匀地以香草混合油料包覆鱼片。

5. 烘烤 12～15 分钟，或直到可轻松地用叉子穿透鱼片，鳕鱼内部的温度应是 155° F（约 68℃）。

牛油果镶鲑鱼

＊由玛莉·鲁迪克提供

❧ 分量：2 份材料

❧ 材料

2 个牛油果，切开，去核

6 盎司（约 170 克）野生鲑鱼，煮熟并切成小薄片

1 杯切碎的香菜

1/4 杯柠檬汁

2 大匙特级冷压橄榄油

1/2 小匙小茴香（孜然） 调味用海盐

❧ 做法

1. 将鲑鱼、香菜、柠檬汁、橄榄油和小茴香放入碗中，充分混合。

2. 将鲑鱼混料填入剖半的牛油果中，以海盐调味后享用。

◆汤品和炖菜◆

这些汤品和炖菜都很容易消化，具有滋补性，一整年可作为疗愈食物。

自制骨汤

＊来源及许可取自特里·华尔斯医学博士所著的《关注我的线粒体：我如何克服续发渐进型多发性硬化症并离开轮椅》（*Minding My Mitochondria: How I Overcame Secondary Porgressive Multiple Sclerosis（MS）And Got Out Of My Wheelchair*）第二版。

❧ 分量：4 份材料

❧ 材料

骨头（前次烹煮保留下来的）

蔬菜残渣，如芹菜、欧芹，和任何看起来已过了最佳状态的蔬菜

大汤锅装一半的水

2～4 大匙醋

1 大匙干海藻或食用紫红藻粉，或 1 片海带

1 小包明胶

❧ 做法

1. 除了海藻与明胶外，将所有材料放入锅中炖煮 2 小时以上（最好是 24 小时）。

2. 需要时再添加水。

3. 过滤蔬菜与骨头，并将之丢弃。

4. 将 1 包明胶溶于汤内。

5. 以 500 毫升或 1000 毫升分装冷冻保存，供未来使用。

我会在冰箱中留 1～2 杯自制骨汤，在未来炒蔬菜时使用。因为骨汤只有少量的油脂，以骨汤炒菜，既有炒的好处又无油炸的热量。当你想要炒新鲜蔬菜时，放 3 小匙骨汤到锅中。这不仅会让蔬菜有煎炒的口感，而且也不会损失所煮食物中的抗氧化益处。

活力四射蔬菜汤

＊由帕尔默·基波拉提供

❧ 分量：2～3 份

❧ 材料

2 杯西蓝花的花朵部分

1 把羽衣甘蓝或瑞士甜菜

1/2 把香菜

1～12 片蒲公英叶，或任何绿叶蔬菜叶片（非必要）

1/2～1 个牛油果

2 杯半的牛骨汤或鸡骨汤或高汤

1/4～1/2 杯橄榄油

1 小匙海盐

❧ 做法

1. 在平底锅中加热肉汤或高汤。

2. 另用一个锅，蒸所有的蔬菜（前四种材料）约 6 分钟。

3. 立刻将西蓝花和绿色蔬菜移入高速搅拌机中，以防过度蒸煮。

4. 加入牛油果和肉汤，混合均匀。

5. 搅拌到滑顺，需要的话，可加入更多的汤汁。

6. 拌入橄榄油和盐来调味。

椰子鲑鱼巧达浓汤

＊由米歇尔·科里提供

🍴 分量：2～3 份

🍴 材料

1 磅（约 454 克）稍微水煮过的鲑鱼片，去骨、去皮

1 个切碎的洋葱，或 1/2 杯切段韭菜

2 杯切成小块的胡萝卜

1 大匙切碎的新鲜莳萝

2 大匙橄榄油或椰子油

1 片月桂叶

2 杯切碎的菜花的花朵部分

3 杯鸡高汤或鸡肉汤

1 罐无糖全脂椰奶

调味用海盐

新鲜莳萝（装饰用）

🍴 做法

1. 在一个大高汤锅中加入橄榄油、洋葱（或韭菜）和胡萝卜，炒 5 分钟或直到柔软。

2. 加入鸡肉汤、椰奶、菜花、月桂叶和莳萝，煮到刚开的状态。加入水煮鲑鱼，煮到鱼片可轻易地分解。充分搅拌以分解鲑鱼片，煮到柔嫩。

3. 水煮鲑鱼：在鲑鱼片上撒一把海盐。将鲑鱼片带皮的那一面朝下，放在炒锅中。加入 1 杯鸡汤或鱼汤，以中火煮到刚开的状态。依鱼片的厚度煮 5～10 分钟。

营养丰富的炖牛肉

＊由帕尔默·基波拉提供

❧ 分量：6～8 份

锅具：可使用重型锅具，如铸铁锅、慢炖锅或高压锅，放在火炉上烹煮。

❧ 材料

3 磅（约 1.4 千克）100% 草饲炖牛肩肉、炖后腿肉或炖牛肉块，切成 2.5 厘米的块状，越小块越好（可请肉贩帮你处理）

1 磅（约 454 克）切成 2.5 厘米块状的蘑菇

2 杯去皮切块（2.5～5 厘米厚）的芜菁、白萝卜、胡萝卜、芹菜或芹菜根

1 个切碎的大洋葱

3～5 瓣大蒜，切碎

2 大匙澄清奶油或牛油果油

1 小匙椰子氨基（注意：椰子氨基非常咸，使用量要少一点。这是以椰子汁加入盐制成的调味品）

1 大匙红酒醋或琳达的无西红柿调味料（331 页，替代传统的西红柿酱）

5 杯牛骨汤或高汤

1 片大月桂叶

1 小匙干百里香或 2 小枝新鲜百里香

少量浇洒橄榄油

调味用海盐

❧ 做法

1. 将牛肉放在碗中，拌入 1 小匙海盐。让牛肉达到常温状态。

2. 切蘑菇备用。

3. 切洋葱及其他蔬菜备用。

4. 以中火将锅加热，然后放入澄清奶油或牛油果油。蘑菇约炒 5 分钟，将之盛出，与其他蔬菜一起置于一旁。

5. 将牛肉分批在锅中煮到呈褐色，需要的话可加入更多的油或澄清奶油。牛肉呈褐色后置于一旁。总共需要约 15 分钟。

6. 在锅中炒洋葱和切碎的大蒜，直到呈金黄色并散发出香味。

7. 将所有牛肉放回锅中，与椰子氨基、醋、月桂叶和百里香一同搅拌。再一起炖煮约 5 分钟。

8. 慢慢加入牛骨汤，将锅底的褐色碎屑刮除。

9. 加盖，降低火温，焖煮约 2 小时，或直到可以用叉子轻松插入牛肉即可。

10. 打开盖子，加入所有蔬菜再炖煮 1 小时，让味道更加浓郁，汤汁变浓厚。

11. 加盐和橄榄油调味。

注意·如果希望味道更浓厚，就不加盖子或添加更多蔬菜，炖煮久一点。可搭配蒸过的菜花或西蓝花享用。

◆沙拉酱和调味料◆

学会制作简单、美味和健康的沙拉酱及调味料，外出用餐时，只需要橄榄油和柠檬另外放即可。我还会在包里带一小瓶旅行尺寸、附研磨器的凯尔特食用海盐。

琳达的无西红柿调味料

＊由琳达·克拉克提供

可用来替代西红柿酱。

❥ 材料

6 根胡萝卜，削皮、切块

1 颗甜菜，剥皮、切块

1 个大洋葱，切块

3 根芹菜茎，切块

4 瓣大蒜，切碎

1 整片月桂叶

1.5 杯鸡汤或水

1 小匙意式综合香料（通常包含奥勒冈、罗勒、马郁兰、百里香、迷迭香和鼠尾草）

2 大匙苹果醋

3 小匙橄榄油

调味用海盐

❧ 做法

1. 除了意式综合香料、苹果醋和橄榄油外，将所有材料放入加盖的锅中煮开。

2. 转小火，将蔬菜炖煮后，取出月桂叶。

3. 将所有材料放入搅拌机中，搅拌到滑顺。

4. 拌入意式综合香料与苹果醋，搅拌调味。如果需要可以加入更多醋。

5. 放入碗中，加盐调味。

这可以替代西红柿酱来使用。搭配火鸡肉丸与菜蓟心（322 页）一起享用，或淋在烤南瓜意大利面、蒸节瓜条或菜花饭上。

日常沙拉酱

＊由帕尔默·基波拉提供

❧ 材料

1 瓣压碎的大蒜

4 大匙特级冷压橄榄油（可多可少，调味用）

1 片柠檬角的汁液

调味用海盐

❧ 做法

将所有材料放在小碗中，用搅蛋器搅拌均匀。

❧ 替代

省略柠檬并加 1 小匙苹果醋。有些人喜欢再加 1 ～ 2 滴的甜菊。

◆蔬菜类◆

以你盘中食物的百分比来说，非淀粉类蔬菜应该占 50% 以上。轮流交替食用色彩丰富的蔬菜，多吃发酵过的蔬菜，在常去的农贸市场寻找新种类的绿叶蔬菜、芽菜类和其他蔬菜，可以的话就自己栽种。

春季发酵蔬菜

*由多蕾亚·罗德理格斯提供

> 材料

· 春季芦笋

1 把新鲜芦笋　　　　　　　　　1 根青蒜，切片

几枝新鲜莳萝　　　　　　　　　2 杯冷水（已过滤）

2 小匙细海盐　　　　　　　　　　附盖玻璃瓶（梅森罐）

· 香草胡萝卜和芜菁

1 根胡萝卜（紫色的很有趣）　　　4 ～ 5 个小芜菁，切块

1 根青蒜，切片　　　　　　　　　几枝新鲜莳萝

1/2 小匙香菜籽　　　　　　　　　1/4 小匙茴香籽

2 杯冷水（已过滤）　　　　　　　2 小匙细海盐

附盖大玻璃瓶（梅森罐）

> 做法

1. 用手将芦笋尾端折断，芦笋就自然地变得软嫩，而不是又硬又带黏性。

2. 切成可放入玻璃瓶中的长度。

3. 将青蒜切成薄片。

4. 将所有材料放入玻璃瓶中。你可依喜好将所有材料混合后放入瓶中，或分层堆叠，将所有材料都堆到瓶肩部位即可。

5. 加入以 2 小匙细海盐（如喜马拉雅山粉红盐）和 2 杯冷水制作 2% 的盐水（卤水）。

6. 倒入足量的盐水，要高出蔬菜 2 ～ 3 厘米。

7. 放置在厨房料理台上 3 ～ 7 天。你会在 24 小时之后，看到在胡萝卜和芜菁上有泡泡形成，但芦笋可能要更久一点。每天都进行目视检查，每隔几天可以试吃一下。当它们从带咸味到变得带有香气，但仍有少许脆脆的口感时，就完成了。接下来，可以用附盖的罐子保存在冰箱中。

*可考虑使用 Kraut Source 盖子（平顶山形盖），可有效地将益生菌保留于瓶中，并把多余的东西连同其水分排除在外，同时能帮助保持蔬菜浸泡于盐水之下。

凉拌紫甘蓝丝

＊由特里·华尔斯提供

❧ 材料

1 个紫甘蓝，去除底部硬梗后刨成丝（约 6 杯）

2 个球茎茴香，去核、切细丝　　　　3 根胡萝卜，切碎

1 个大豆薯，切细丝　　　　　　　　1 个红洋葱，切碎

1 杯苹果醋　　　　　　　　　　　　犹太盐

每 2 杯的分量加 1 ～ 2 大匙特级冷压橄榄油

2 ～ 3 小匙辣根（horseradish）或山葵粉

❧ 做法

1. 将紫甘蓝、茴香、胡萝卜、豆薯和洋葱一起放入大碗中。

2. 淋上醋，以盐调味后至少静置 1 小时。如此可以使紫甘蓝变柔软，看起来像是煮过的一样，但仍旧保有美好的口感。

3. 沥掉紫甘蓝多余的水分，但仍保留一些汁液。

4. 将橄榄油与辣根搅拌入混料中。

5. 尝味道调味并加盐。

6. 尝起来应该是如奶油般且带酸味。

7. 可搭配多汁野牛肉汉堡（324 页）一起享用，或作为任何主菜的配料。

菜花"饭"

＊由帕尔默·基波拉提供

❧ 材料

1 个菜花

❧ 处理方式

1. 去除菜花叶和硬梗，保留花的部分（顶端白花）。

2. 将花分小批放入搅拌器中，仔细搅打到看起来像饭粒一样。

❧ 烹煮方式

1. 蒸：将其放入蒸锅中，蒸 5 ～ 7 分钟。以叉子将之拌蓬松，再加澄清奶油和盐调味。

2. 锅烤：以澄清奶油炒菜花饭 6 ～ 10 分钟，或直到柔软呈金黄色。

可与切块洋葱、大蒜和蘑菇一起炒，撒上切碎的香菜，使成品看来像是"炒饭"。

节瓜"意大利面"佐绿色哈里萨辣酱

＊由苏珊·布卢姆鲁提供

➤ 材料

· 绿色哈里萨辣酱

1 杯平叶欧芹叶	1/2 杯香菜叶
1/4 杯薄荷叶	2 瓣大蒜
1/2 个柠檬的果汁	1 小匙小茴香（孜然）粉
1/3 杯特级冷压橄榄油	1/2 小匙海盐

· 节瓜"意大利面"

2 大匙特级冷压橄榄油

3 根青葱，切细丝

3 杯刨丝或切成螺旋形的节瓜（如果没有螺旋切片机，可使用蔬菜削皮器，将节瓜刨成细长条。）

2 杯去梗的嫩菠菜

以海盐调味

➤ 做法

· 制作酱料

1. 除了橄榄油以外，将所有材料放入搅拌机中，搅拌到滑顺。

2. 当搅拌机在运作时，缓慢地倒入橄榄油，直到油和其他材料混合均匀。

3. 将盐拌入调味，并置于一旁。

· 制作意大利面

1. 以中火在锅里加热橄榄油。

2. 加入青葱并炒约 3 分钟。

3. 将节瓜与菠菜拌入，烹煮约 5 分钟。

4. 加盐调味。

5. 加入绿色哈里萨辣酱，搅拌到酱汁与蔬菜彻底混合。

七彩烤根茎菜

＊由帕尔默·基波拉提供

这些是碳水化合物成分较高的蔬菜，食用的分量要少一点，并搭配大份炒绿色蔬菜或沙拉。

➤ 材料

1磅（约454克）抱子甘蓝，切对半，或1个菜花，把花的部分切成一口大小

1个洋葱，切成2.5厘米的小丁

切碎的防风草、芜菁、茴香、甜菜、胡萝卜、蘑菇（非必要）

10～15瓣大蒜，剥皮、切片

1～2大匙牛油果油或椰子油（已融化）

1/2小匙海盐

2～3枝新鲜的迷迭香或百里香，或1小匙干迷迭香或百里香，或其他你想加入的香料，如奥勒冈、鼠尾草、马郁兰等

适量干姜黄粉（我喜欢添加，但非必要。另外，干姜黄粉会使烤盘、料理台和双手暂时变成橘色）

➤ 做法

1. 将烤箱预热到350 °F（约177℃）。

2. 在烤盘上铺烘焙纸，再将蔬菜铺于其上。在蔬菜上淋牛油果油或椰子油，撒上其他香料和盐后，混合均匀。

3. 在烤箱中烤约20分钟，接着将蔬菜翻面。再烤15～25分钟（依烤箱种类而定），直到蔬菜柔软呈金黄褐色。

可搭配蛋白质（肉、鱼、禽肉），以及沙拉或炒绿色蔬菜。

按摩羽衣甘蓝沙拉

＊由帕尔默·基波拉提供

❧ 分量：2 ～ 4 份

❧ 材料

1/4 杯特级冷压橄榄油　　　　　　1 个柠檬的果汁

2 瓣切碎的大蒜　　　　　　　　　1/2 小匙盐

1 大匙营养酵母片，以添加坚果奶酪风味（非必要）

1 大把恐龙羽衣甘蓝（dinokale），切除梗并将叶片撕成一口大小

❧ 做法

1. 在碗中将油、柠檬汁、大蒜、盐和酵母片搅拌在一起。

2. 将上述酱料倒在羽衣甘蓝叶上，再揉捏或按摩以软化羽衣甘蓝叶坚硬的纤维，直到变柔软为止。将羽衣甘蓝叶在常温下静置 15 ～ 30 分钟。

3. 放入气密式容器内并冷藏，可保存 2 天。

注意·在 30 天美食假期之后，如果你能耐受胡椒类并喜欢辣味，可以加入 1/2 小匙碎红辣椒片。

简易炒蔬菜

＊由帕尔默·基波拉提供

❧ 材料

1 大匙椰子油或牛油果油或肉汤

4 盎司（约 113 克）混合绿色蔬菜（羽衣甘蓝、瑞士甜菜、芥菜，或你喜欢的绿色蔬菜），切碎

1 瓣大蒜，剁碎　　　　　　　　少许盐和橄榄油

❧ 做法

1. 以中低火在锅中加热油或肉汤。

2. 加入大蒜并搅拌到飘出蒜香。

3. 加入绿色蔬菜，搅拌混合并淋上油。煮到蔬菜变得柔软并出水。

4. 加盐和油调味。

◆ 甜点 ◆

生酮肉桂炸弹

＊由帕尔默·基波拉提供

可依硅胶模的大小，制作 12 ～ 18 颗肉桂炸弹。也可以使用双倍的食谱用料，保存在冷冻室中，当作零食或甜点。

➤ 材料

1/2 杯椰子奶油	1 杯椰子油
1 大匙肉桂	1 小匙香草
1 大匙 MCT 油（非必要）	喷 1 次用量的甜菊精（调味用）
1/8 小匙海盐	硅胶糖果模具

➤ 做法

1. 在平底锅中，以低温融化上述所有成分，并以搅蛋器搅拌均匀。尝尝味道，确认是否需要加更多的甜菊精或盐。

2. 倒入硅胶糖果模具中，放入冷冻室内。

3. 冷冻或冷藏保存，因为它在常温中会软化。

➤ 变化版

可以用姜来代替肉桂，做成姜炸弹。

生酮小豆蔻卡仕达酱

＊由帕尔默·基波拉提供

➤ 分量： 依布丁杯尺寸，制作 3 ～ 4 份

➤ 材料

1 罐（2 杯以内）全脂椰奶	1 大匙小豆蔻
喷 1 次用量的甜菊	2 大匙水
1 大匙明胶（使用由草饲猪制成的）	

➤ 做法

1. 在锅中加入椰奶、小豆蔻和甜菊，以低中火加热，并以搅蛋器搅拌混合。

2. 在小碗中混合水与明胶。

3. 将明胶水倒入锅中，搅拌到溶解。

4. 在椰奶混料顺滑且温热时，将其倒入 3 ～ 4 个小布丁杯中。

5. 在冰箱冷藏 30 ～ 45 分钟，或直接冷冻，可快速成型。

❧ 变化版

可使用姜、肉桂或香草，代替小豆蔻。

椰子奶油

＊由帕尔默·基波拉提供

❧ 材料

1 罐椰奶，冷藏过夜   1 小匙香草精

数滴或喷 1 次用量的甜菊，用以调味

❧ 做法

1. 在搅拌碗中倒入 1 罐椰奶，加入甜菊和香草精。

2. 使用手动搅拌器，以高速将椰奶打发到轻而蓬松。

注意·想要椰子奶油厚实，就只取用罐顶的硬奶油。想要比较轻盈的奶油就使用一整罐。可添加在莓果上，或舀 1 大匙享用。

◆其他◆

自制椰奶

＊由帕尔默·基波拉提供

❧ 分量：4 ～ 6 份

❧ 材料

2 杯未加糖，切成细丝的椰子   4 杯热的净化水（非煮开）

1 小匙香草精（非必要）   6 滴甜菊（非必要）

❥ 做法

1. 将椰子丝放入一碗净化过的热水（非煮开）中，浸泡 1 ～ 2 小时。

2. 使用搅拌机，将椰子丝、浸泡的水、香草精和甜菊，以最高速搅拌约 1 分钟。

3. 以坚果奶过滤袋或非常细的棉布，将所有液体扭挤入玻璃瓶（梅森罐）中。

4. 丢弃所有固体物质，或保存起来，之后可加到果昔中。

5. 立即食用或冷藏，最多可保存 3 天。

6. 由于此椰奶未添加防腐剂或填充物，若冷藏于冰箱中，椰奶的脂肪会上升到顶部，在食用前只需摇晃或搅拌均匀即可。

食物 – 症状追踪

在两天（48 小时）的时间内，一次将一种食物和饮料重新引进生活中。细节请阅读第 35 页。最重要的是慢慢来，一次引进一种新食物。多注意自己吃了之后的感觉如何。

日期	时间	食物	症状

附录
C

你的负面童年经历分数是多少？

以下 10 个问题是由服务于美国疾病控制与预防中心的罗伯特·安达（Robert Anda）医学博士，以及凯萨永久健康维护组织的文森特·费利蒂（Vincent Felitti）医学博士，这两位首席研究人员为负面童年经历研究所设计出的。

在你的 18 岁生日之前：

1. 双亲中的任一位或家中其他成年人，是否曾经常或频繁地咒骂你、羞辱你、奚落贬低你、污辱你，做出让你害怕且身体会受到伤害的举动？

不＿＿＿＿＿ 如果是，请写下 1＿＿＿＿＿

2. 双亲中任一位或家中其他成年人，是否曾经常或频繁地推你、抓你、掌掴你，或朝你丢东西，或甚至把你打到留下痕迹或受伤？

不＿＿＿＿＿ 如果是，请写下 1＿＿＿＿＿

3. 是否曾有成年人或大你至少 5 岁以上的人，曾触摸或爱抚你，或要你以性的方式触摸他们的身体，或尝试或实际与你进行口部、肛门或阴道的性交？

不＿＿＿＿＿ 如果是，请写下 1＿＿＿＿＿

4. 你是否经常或频繁地感到家中没人爱你，或认为你不重要也不特别，或你的家人不曾注意彼此，与彼此亲近，或支持彼此？

不＿＿＿＿＿ 如果是，请写下 1＿＿＿＿＿

5. 你是否经常或频繁地感到无足够的食物可吃，必须穿着肮脏的衣物，而且无人保护你，或你的父母曾酒醉或忙到无法照顾你，或无法在你需要时带你去看医生？

不＿＿＿＿＿　　　　　如果是，请写下 1＿＿＿＿＿

6. 你的双亲是否曾分居或离婚？

不＿＿＿＿＿　　　　　如果是，请写下 1＿＿＿＿＿

7. 你的母亲或继母是否曾经常或频繁地被人推、抓、掌掴，或朝她丢东西？有时、经常或频繁地被人踢、咬，以拳头击打，或以某种硬物击打？曾连续被击打至少超过数分钟，或被以刀威胁？

不＿＿＿＿＿　　　　　如果是，请写下 1＿＿＿＿＿

8. 你是否与任何有饮酒问题或有酒瘾的人居住在一起？

不＿＿＿＿＿　　　　　如果是，请写下 1＿＿＿＿＿

9. 家中是否有成员罹患抑郁症或精神疾病，或是否有任何家庭成员曾企图自杀？

不＿＿＿＿＿　　　　　如果是，请写下 1＿＿＿＿＿

10. 家中是否有成员曾入狱过？

不＿＿＿＿＿　　　　　如果是，请写下 1＿＿＿＿＿

现在将"是"的分数加总＿＿＿＿＿＿，这就是你负面儿童经历分数。

你的分数并未定义出你是谁，它只代表了可能的负面应对行为及健康结果。无论你的分数是多少，恢复与治愈都是可能的。第一步是找出负面童年经历是如何影响到你的。我希望你会选择将自己放在首位，拥抱治愈的可能性，朝着创造出更好的未来前行。重温"情绪健康照护方法"（222 页），查看治愈对策。

致　谢

这本书是爱的成果，我十分感激与我共享本书从动念到完成的整个过程的人，你们都是了不起的。

首先我想要谢谢超级经纪人玛丽莲·艾伦（Marilyn Allen），她热切地接受了本书的概念并在整个过程中给我提供了指导。衷心感激雅各布·泰特尔鲍姆医学博士慷慨地将玛丽莲介绍给我。感谢肯辛顿出版社（Kensington Publishing）才华横溢的编辑丹尼斯·席威斯托（Denise Silvestro），从一开始就相信我，并帮助此书美丽地成形。致安·普莱尔（Ann Pryor）以及肯辛顿出版社的整个团队。

感谢劳伦·帕维兹（Lauren Parvizi）这位自由编辑（同时也是作家），让本书中的一切变得更好，并一直给我鼓励。致我的第一位客户贝琪·毕格洛-泰勒（Betsy Bigelow-Teller），并成为我第一位合作者及BeatAutoimmune.com 的内容编辑，很高兴我们成了朋友。

汤姆·欧布莱恩（Tom O'Bryan，整脊疗法医生，认证临床营养师）慷慨地将我介绍给马克·海曼医学博士团队。感谢海曼医师企业（Dr. Hyman Enterprises）的总裁帝鲁·普罗希勒（Dhru Purohit）的好意，感谢内容负责人卡娅·普罗希勒（Kaya Purohit）热切地接受本书，以及马克·海曼医学博士强有力的推荐序与支持。

我很感激功能与综合医学先驱医生、执业医生、作家，以及科学家慷慨地提供时间与治愈故事：苏珊·布卢姆（医学博士、公共卫生学硕士），吉尔·卡纳汉医学博士，琳达·克拉克（医疗助理、认证营养顾问），米歇尔·科里（认证营养与健康顾问、功能医学教练），马克·海曼医学博士，多蕾亚·罗德理格斯（认证功能医学营养诊断医生），玛莉·鲁迪克（认证营养顾问），雅各布·泰特尔鲍姆医学博士，艾米·瓦尔波内（整体健康顾问、美国瘦身药医师协会执业医师），阿利斯托·维达尼博士，以及特里·华尔斯医学博士。你们鼓舞人心的故事与热忱，激励着我们更好地活着，而你们每天所做的工作，带给了每个人希望与治愈。

谢谢唐娜·杰克逊-中泽撰写的重要的书籍，增进了我对自体免疫流行病的了解。

十分感激功能／综合／自然疗法医学的匠人们，为所有人铺路并使我从中受益良多：杰弗瑞·布兰德（Jeffery Bland）博士、安·露易丝·吉特尔曼（理学硕士、临床专科护理师）、莎拉·戈特弗里德医学博士、马克·海曼医学博士、克里斯蒂安·诺斯鲁普医学博士、戴维·珀尔玛特医学博士、约瑟夫·皮佐诺自然疗法医生、雪莉·罗杰斯医学博士、鲍伯·朗特里（Bob Rountree）医学博士、汤姆·苏尔特（Tom Sult）医学博士。感谢互联网，让我有机会向顶尖健康教育者学习：扎克·布什医学博士、李·科登医学博士、迪特里希·克林哈特医学博士、约瑟·摩卡拉整脊疗法医生。还有杰出的健康教育者约翰·伯格曼（John Bergman）整脊疗法医生与芭芭拉·奥尼尔（自然疗法与营养学家）。

感谢在我首次接受功能医学研究所训练时，给我温暖的女性们：希瑟·曼狄（Heather Monday）医学博士、海蒂·拉斯马森（Heidi Rasmussen）医学博士，以及凯伦·劳特（Karen Rout）医学博士——我还真坐对地方了！谢谢你们！同时要谢谢功能医学与自然疗法医生在早些时候提供的指导与支持：娜塔莉·贝拉-米勒（Nathalie Bera-Miller，医学博士、公共卫生学硕士）、里奇·斯塔里亚诺（Rich Stagliano）医学博士、瑞贝卡·格林（Rebecca Green，自然疗法医生、持照针灸师、东方医学硕士）、致罗素·杰非（Russell Jaffe，医学博士、认证临床营养师）的慷慨对话，并介绍志趣相投者给我。玛莉·鲁迪克（认证营养顾问），谢谢你监督我的治愈饮食，并帮助我在为自己的客户提供咨询时建立起自信。感谢功能医学教练学院由桑迪·沙因鲍姆（Sandi Scheinbaum）博士领导的优秀教师们，还有我们超级善良的班长：谢尔比·加雷（Shelby Garay，功能医学认证健康教练）。

感谢慷慨献出时间提出反馈意见的专家：扎克·布什医学博士、斯科特·福斯格伦（功能医学营养诊断医师）、史蒂文·福克斯（Steven Fowkes，有机化学家及纳米技术专家）、海迪·汉纳博士、考特尼·强森（Courtney Jonson，持照针灸师）、约瑟夫·皮佐诺自然疗法医生、阿利斯托·维达尼博士。我向每位深深鞠躬。

特别感谢阿利斯托·维达尼医生，在我之前就看到本书的出现！万分感激你的支持、幽默与谦逊。

万分感谢生物黑客先锋史蒂文·福克斯，这位深具耐心的生物化学恩师、科学编辑。我也很感激生物黑客兼 Bulletproof 创办人戴夫·亚斯普雷与苏珊·唐斯（Susan Downs）医学博士为了健康寻求者，所领导的优秀非营利资源与社群的硅谷健康机构（Silicon Valley Health Institute）。

谢谢杰洛德·科恩（认证顺势疗法医生、整脊疗法医生）宽大的心胸，在下班后指导我关于自体免疫疾病的真相。

很感谢我原来的功能医学营养师考特尼·强森，很荣幸我现在能与她合作服务自体免疫客户，并能开心地称她为亲爱的朋友。

我很荣幸能与不可思议的客户合作，他们逆转了自体免疫疾病，并与家人、好友分享良好健康的方法。很感激在 BeatAutoimmune.com、我的脸书页面（Facebook/palmerkippola）、脸书私人社团"超越自体免疫"（Transcend Autoimmune）的忠实读者们，以及分享了鼓舞人心的自体免疫治愈历程的所有人。

我有好多的爱和感谢要献给亲爱的朋友们，在 19 岁那年，当多发性硬化症打击我时陪在我身旁，直到今天依然与我亲近的约翰·丹尼（John Denny）、卡罗琳·霍尔德曼·汉森（Carolyn Haldeman Hansen）、丽莎·柯克布莱德（Lisa Kirkbirde），以及艾莎·兰伯特（Elsa Lambert）。艾莎，谢谢你问了那个让我开始追求治愈的问题！

2014 年，我意外地通过 23andME 网站找到了生父。那是一个神奇的故事，我对于庞大的新家庭所给予的实时拥抱、爱与支持，感到敬畏与万分感激。我不再是孤儿，拥有了新的充满爱心的双亲、两位很棒的兄弟、四位超赞的侄女与侄子，以及一群令人惊喜到无法想象的阿姨叔叔们。特别感谢热忱又非常有帮助的"逗号妈咪"（comma momma）JeriMom，还有我侄子泰勒（Taylor）的深刻见解与精确的反馈。

我很幸运拥有充满爱心又非常支持我的公公婆婆。特别感谢玛丽·安（Mary Ann）来自密歇根州持续不断的鼓励。我们很感谢你和韦恩（Wayne），也迫不及待地想与你们在湖边相聚，烹煮好吃的食物、欢笑、不停地玩拼字游戏和扑克牌。

我的丈夫汤姆，大方地容忍我占据厨房的桌子来进行本书大部分的写作工作，谢谢你的耐心与担任我的第一名啦啦队长。你的理解、策略、忠告、爱与友谊激励了一切。我想该是带着好听的音乐来一趟公路之旅的时候了。如果没有父母的爱与支持，这一切都不可能发生。先驱旅游作家埃德加与贝弗利·贝尔·拉比，在我 3 岁时领养了我，带我走向冒险的世界，并牺牲一切给了我一生的机会。你们教了我旅行、教育、平等与幽默的价值。我永远感激所有的一切。我爱你们，想念你们的存在，也知道你们永远都和我在一起。然后，老爸，你是对的：我们打败了这个东西！